HATHA YOGA

Ihr Programm für die Gesundheit

HATHA

Sue Luby

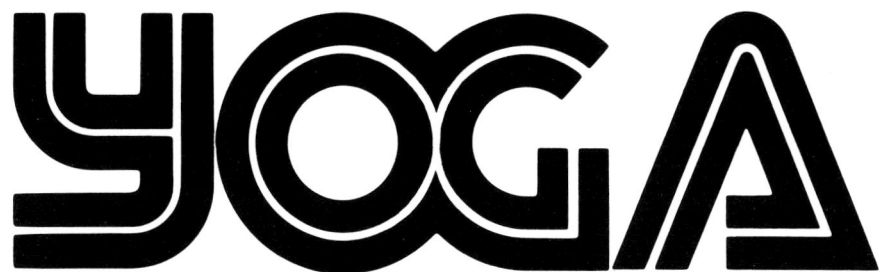

YOGA
Ihr Programm für die Gesundheit

Ehrenwirth Beratungsbuch

CIP-Titelaufnahme der Deutschen Bibliothek

Luby, Sue:
Hatha-Yoga : Ihr Programm für d. Gesundheit / Sue Luby. [Aus d. Amerikan. von Brigitte Stein. Fotos: Ruth Williams. Ill.: Fran McCormick]. – 2. Aufl. – München : Ehrenwirth, 1988.
    (Ehrenwirth-Beratungsbuch)
    Einheitssacht.: Hatha yoga for total health ⟨dt.⟩
    ISBN 3–431–02613–3

Aus dem Amerikanischen von Brigitte Stein. Fachliche Beratung von Helga Geigenberger.

© 1977 by Prentice-Hall, Inc.
Die amerikanische Originalausgabe erschien unter dem Titel
HATHA YOGA FOR TOTAL HEALTH. HANDBOOK OF PRACTICAL PROGRAMMS
bei Prentice-Hall, Inc., Englewood Cliffs, N. J. 07632
Fotos: Ruth Williams.
Illustrationen: Fran McCormick.

ISBN 3–431–02613–3
© 1984 für die deutsche Ausgabe by Ehrenwirth Verlag GmbH München
Satz + Druck: Friedrich Pustet, Regensburg
Umschlag: Kaselow Design München
Printed in Germany 1988 a

Inhalt

Vorwort

Nur wenige Menschen schöpfen ihre Möglichkeiten in bezug auf den Gebrauch ihres Körpers und ihre Herrschaft über ihn voll aus. In diesem Buch zeige ich Ihnen, wie Sie Ihren Körper beherrschen können, statt sich von ihm beherrschen zu lassen.

Durch Mißbrauch und Vernachlässigung geht die Figur aus dem Leim, der Körper wird schlaff und verspannt und verliert seine Elastizität und den Muskeltonus. Seit vielen Jahren studiert der Mensch die Beschaffenheit seines Körpers und wie er funktioniert. Aber erst seit kurzer Zeit hat man sich ernsthaft mit der Frage beschäftigt, wie wir uns hinsichtlich unseres Körpers fühlen – wie sich unser Körperbild und unsere Selbstauffassung eigentlich auf unser Verhalten auswirken. Ich glaube, daß die Vorstellung eines Menschen von sich selbst, das Bild, das er sich von seinem Körper macht, sein Verhalten sehr stark beeinflußt. Das vorliegende, individuell gestaltete Übungsprogramm hilft dem Leser und der Leserin, die höchste Bewußtseinsstufe zu erreichen und von diesem Ausgangspunkt aus zu arbeiten, ohne sich selbst zu überfordern.

Selbstbild und soziale Interaktion hängen weitgehend von der Selbstwahrnehmung und ihrer möglichen Veränderung ab. Durch das Kennenlernen der richtigen Methoden des Körpertrainings steigern Sie Ihre Muskelkräfte, Flexibilität, Gelenkigkeit, Balance und Koordination. Das Ziel meines Buches ist es, Ihnen zu helfen, Ihren Geist und Ihren Körper auf intelligente Weise beherrschen zu lernen und dadurch die Gesundheit und Spannkraft Ihres Körpers zu erhöhen. Diese Fortschritte werden Ihnen gestatten, ein positives Selbstwertgefühl zu entwickeln und auszustrahlen. Bei dem Weg, den ich Ihnen weise, geht es um die Gesundheit des ganzen Menschen durch Hatha Joga, dessen Übungen darauf abzielen, alle Teile des Körpers aufzufrischen.

Positive und negative Ströme fließen durch unseren Körper. Wenn diese Ströme in vollkommener Harmonie miteinander sind, erfreuen wir uns guter Gesundheit. Der Name Hatha Yoga stammt aus der alten Sprache des Orients. Der positive Strom wird durch die Silbe »HA« bezeichnet, die dieselbe Bedeutung wie »SONNE« hat. Der negative Strom heißt »THA«, das bedeutet »MOND«. Der Begriff umschließt aber auch die Gegensatzpaare links und rechts sowie vorwärts und rückwärts. Das Wort YOGA wird im Sinne von »zusammenfügen«, »Verbindung« und »Joch« gebraucht. Hatha Yoga versinnbildlicht also das vollkommene Wissen von den zwei Energien, der positiven Sonnen- und der negativen Mondenergie, ihrer Verschmelzung in perfekter Harmonie und in vollständigem Gleichgewicht und die Fähigkeit, ihre Energien zu beherrschen, sie unter das Joch der Kontrolle zu zwingen, die wir über unseren Körper haben.

Im Gegensatz zu anderen Gymnastikprogrammen zielt Hatha Yoga nicht unmittelbar auf die Entwicklung der Muskeln ab, denn es ist ein Fehler, starke Muskeln mit einem gesunden Körper gleichzusetzen. Hatha Yoga definiert Gesundheit als den Zustand, in dem alle Organe unter bewußter geistiger Kontrolle optimal funktionieren. Wir alle haben auch die Fähigkeit, Yoga zur Verbesserung unserer Gesundheit und unserer äußeren Erscheinung auf individuelle Weise auszuüben. Es ist deshalb wichtig, sich vor Augen zu halten, daß Hatha Yoga nicht auf Konkurrenz beruht. Vergleichen Sie Ihre Fähigkeiten und Fortschritte nicht mit denen anderer. Sie sind als Individuum einzigartig und sollten sich keine unmöglichen Ziele setzen und an den Leistungen anderer orientieren.

Die Bewegungen beim Hatha Yoga sind langsam, harmonisch und koordiniert; sie laufen fließend zu rhythmisch gesteuerter Atmung ab. Obwohl manche der Stellungen passiv oder entspannt erscheinen mögen, sind sie in Wirklichkeit aktiv und dynamisch. Muskeln langsam in ihrer vollen Länge zu strecken und sie dann völlig ruhig zu halten, bewirkt eine gleichmäßige Zirkulation des Blutes durch den Körper. Hatha Yoga bringt jede Muskelgruppe ins Spiel. Das hat zur Folge, daß sich das Bewegungsspektrum aller Muskeln, Sehnen, Bänder und Gelenke erweitert. Besonderer Wert wird auf die Steigerung oder Wiedergewinnung der Elastizität der Wirbelsäule durch Streckübungen gelegt. Ich sage oft zu meinen Gruppenteilnehmern: »Ihr seid so jung, wie euer Rückgrat biegsam ist.« Eine Anzahl der Übungen haben deshalb den ausdrücklichen Zweck, die Gesundheit, Kraft und Flexibilität der gesamten Wirbelsäule, von den Halswirbeln im Nacken bis hinunter zu den untersten Lendenwirbeln, zu fördern. Wenn Sie eines meiner Yogaprogramme durchüben, werden Sie bald bemerken, daß die »Jugend« in Ihre Wirbelsäule und Gelenke zurückkehrt, deren wiedergewonnene Elastizität alle Bewegungen müheloser machen kann.

Hatha Yoga lehrt tiefes und kontrolliertes Atmen. Dies ist ebenso grundlegend für diese Disziplin wie die Konzentration auf spezielle Körperbewegungen. Tiefes Atmen ist ein Tranquilizer und der Jungbrunnen der Natur. Wird der Körper ausreichend mit Sauerstoff versorgt, so verschwinden Müdigkeit und Schlaffheit. Langsames tiefes Atmen vermindert die Belastung des Herzens und der Blutgefäße. Eine Lunge, die durch richtiges Atmen gut durchtrainiert ist, erhöht die Fähigkeit des Körpers, Erkältungen und anderen Erkrankungen der Atmungsorgane Widerstand zu leisten.

Dieses Buch ist sowohl für Anfänger als auch für Fortgeschrittene verschiedenen Grades gedacht. Die Übungen sind so aufgebaut, daß jede(r) Schüler(in) bis zu seiner/ihrer eigenen Grenze vorstoßen kann. Halten Sie sich vor Augen, daß es nicht darauf ankommt, wie weit Sie es in einer Position bringen, sondern daß Sie jede Stellung, soweit es Ihnen möglich ist, genau und richtig ausführen, wobei Sie Ihren Fortschritt einzig und allein an sich selbst messen – und nur so weit gehen, wie es Ihnen möglich ist. Sobald Sie sich mit einer Position vertraut gemacht haben, können Sie die Tips, die Sie am hilfreichsten finden, in den leeren Platz um die Photos schreiben.

Ich hatte das Glück, in den 13 Jahren, seit ich Yoga unterrichte, eine außergewöhnlich bereichernde Beziehung zu meinen Schülern zu haben. Ich möchte deshalb allen meinen Schülern meinen Dank für ihre Begeisterung und ihre Unterstützung sagen. Die folgenden Schülerinnen und Schüler haben sich freundlicherweise als Modelle für die Photos zur Verfügung gestellt: Don Dion, Al Giglio, Ed Hasmer und Bob Knox; Cyndy, Mary Jo Murray und Terry Watson. Ich möchte Hilda Moss, meiner loyalen und klugen Beraterin, tiefen und bleibenden Dank sagen; ebenso Jane Vondell für ihre redaktionelle Hilfe; Fran McCormick, deren ausgezeichnete Illustrationen das Verständnis des Lesers fördern; Ruth Williams für ihre Fachkenntnisse als Yoga-Lehrerin und Photographin; Sandy Martinuk für ihre Geduld und ihr Schreibtalent; und Dr. Kirt Josefek für die Überprüfung der anatomischen Details. Jeder einzelne war unentbehrlich.

Beginnen wir jetzt, das zu lernen, was ich meinen Schülern vor Augen halte: Ihr beherrscht euren Körper; laßt euch nicht von ihm beherrschen.

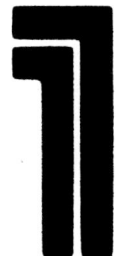

1 Vorbereitung auf Hatha Yoga

Das beste Rezept für eine gute Gesundheit ist richtiges Atmen, tägliches Körpertraining, guter Schlaf und richtige Ernährung. Tatsächlich kann man den Alterungsprozeß durch die richtigen Körperübungen verlangsamen.

Es gibt Hunderte verschiedener Yogapositionen. Manche Schüler werden feststellen, daß viele der Stellungen eine erstaunliche Gelenkigkeit der Wirbelsäule und Gliedmaßen erfordern, wozu viele Jahre des Übens erforderlich sein mögen.

Viele Menschen glauben fälschlicherweise, daß diese sehr schwierigen Übungen einen unentbehrlichen Bestandteil von Yoga bilden. Sie können sich einfach nicht vorstellen, daß ihr müder, verspannter und steif gewordener Körper manche der schwierigeren Positionen ausführen könnte. Sie fühlen sich entmutigt und verfolgen deshalb begreiflicherweise den Gedanken an oder das Studium von Yoga nicht weiter. An diese Menschen habe ich bei der Zusammenstellung der Übungen in diesem Buch gedacht – Menschen, die ein Hatha-Yoga-Programm brauchen, in dem jede Bewegung völlig natürlich ist und das es ihnen ermöglicht, auf dem ihnen gemäßen Niveau zu beginnen. Die erste Position oder Übung in jedem Kapitel dient dem Aufwärmen und der Konditionierung, und danach kann man zu den schwierigeren nachfolgenden Stellungen übergehen.

Das Wichtigste, was Sie bei diesem Hatha-Yoga-Programm beachten sollten, ist, jede Position genau nach den Anweisungen auszuführen. Studieren Sie die Technik, die Photos, und lesen Sie die »Tips«, damit Sie sich genau vorstellen können, worum es geht, bevor Sie die Übungen ausprobieren. Wenn Sie die Anleitungen bloß überfliegen und schlampig ausführen, könnten Sie sich eine Zerrung zuziehen, indem Sie die falsche Muskelgruppe benutzen. Wenn Sie die Übungen hingegen korrekt und systematisch machen, werden Sie jeweils eine bestimmte Muskelgruppe beanspruchen, sie stärken und den Muskeln Spannkraft verleihen, so daß sie funktionsfähiger werden, und gleichzeitig die Verkrampfung und Verspannung des Körpers *abbauen*.

Entmutigen Sie sich nicht selbst, indem Sie eine zufällig ausgewählte Position versuchen. Ich kann nicht genug auf die Bedeutung der richtigen Aufwärmübungen hinweisen; für den Anfänger ist die erste und vielleicht die zweite Position jedes Kapitels wichtig, für den Fortgeschrittenen der Gruß an die Sonne zum Aufwärmen. Sie werden sich vielleicht denken: »Ich will doch bloß, daß mein Bauch fester wird, ich lasse also die Aufwärmübungen weg.« Aber bitte folgen Sie meinem Rat. Üben Sie nie mit unvorbereiteten oder »kalten« Muskeln. Sie könnten sich einen Bänder- oder Muskelriß zuziehen. Nach den Aufwärmübungen werden Sie mit geringer Mühe bessere Leistungen erzielen; Ihr Körper wird warm und locker sein.

Beginnen Sie zunächst mit den ersten Positionen jeder Gruppe. Indem Sie so systematisch vorgehen, werden Sie von Ihrem eigenen Bezugspunkt ausgehen können, nämlich von dem Punkt, an dem Sie fühlen, daß Ihr Körper sich von innen her bewegt, ohne Unbehagen und mit ruhigem Atemstrom. Sie werden von diesem Punkt an spüren, wie Sie geschmeidig werden, Sie werden sich leicht und frei in Ihrem Körper fühlen, und es wird Sie ermutigen, sich selbst herauszufordern, bloß noch einen Schritt weiterzugehen. Sie sollten sich nie anstrengen, um eine Position zu schaffen, in der sich Ihr

Körper unbehaglich fühlt. Wenn Sie das tun, werden Sie Ihren Fortschritt im Gegenteil hemmen. Der Körper ist voll bewußt, er fordert sich ständig und wahrt dennoch ein wundervoll sicheres und freies Gleichgewicht.

Machen Sie die Übungen *langsam* und beherrscht, hetzen Sie sich nicht einmal bei den Aufwärmübungen. Yoga bedeutet, nicht nur den Körper zu bewegen, sondern auch, auf den Körper zu hören. Ihr Körper wird Ihnen sagen, in welchem Zustand er ist. Lernen Sie zwischen Schmerzen und Wehwehchen zu unterscheiden. Wenn Sie anfangs zu viel machen, werden Sie nur Ihren Körper ermüden. Ein tägliches Training von zehn bis fünfzehn Minuten ist weitaus besser als einmal in der Woche eine Stunde. Anfangs werden Sie vielleicht ein leichtes Ziehen verspüren, wenn Sie mit Muskeln arbeiten, die Sie einige Zeit lang nicht mehr trainiert haben. Aber wenn Sie langsam, stetig und kontrolliert arbeiten und lernen, sich *in* der Position zu entspannen, dann wird der Muskelkater vergehen.

SCHMERZEN sind jedoch etwas ganz anderes. Sie sind das Signal, das uns sagt, daß etwas nicht in Ordnung ist. Wenn Sie diesen Schmerz verspüren, hören Sie sofort auf, legen Sie sich hin und entspannen Sie sich mit tiefen, rhythmischen Atemzügen. Konsultieren Sie dann Ihren Chiropraktiker, Ihren Orthopäden oder Ihren Hausarzt. Sie könnten eine Gelenksverschiebung haben, die reguliert werden kann, und sollten danach ein kompensierendes Körpertraining machen, um die Muskeln der schwachen Partien zu stärken.

Ein fortgeschrittener Yogaschüler sollte sich mühelos bewegen, seine Bewegungen und sein Atem sollten einfach und ungekünstelt sein. Man ist sich instinktiv jeder ausgeführten Bewegung voll bewußt. Man kennt das Ausmaß der Bewegung jedes einzelnen Körperteils – der Gliedmaßen, Gelenke, Muskeln und Sehnen. Aufgrund dieses Bewußtseins kann man jede einzelne Körperpartie in angemessener Weise bewegen und so einen runden Bewegungsablauf in der jeweiligen Position erzielen.

Lesen Sie die folgenden Punkte sorgfältig, bevor Sie mit Ihrem Hatha-Yoga-Training beginnen.

1. Obwohl Yoga als nicht anstrengend gilt, empfiehlt es sich immer, den Arzt zu konsultieren, bevor Sie mit einem körperlichen Übungsprogramm beginnen. Wenn Sie in letzter Zeit nicht untersucht wurden, wird man Ihnen einen Termin für eine Generaluntersuchung geben, und bei diesem Anlaß können Sie die Übungen des Programms mit Ihrem Arzt besprechen. Die ersten Übungen jedes Abschnitts sind einfach und leicht auszuführen. Falls Sie einer der folgenden Kategorien angehören, sollten Sie unbedingt die Erlaubnis Ihres Arztes einholen, bevor Sie anfangen: abnormaler Blutdruck, falls er nicht im Einklang mit Ihrem Alter und Ihrem Zustand ist, Herz- oder Kreislaufbeschwerden und bestimmte Schädel- oder Augenprobleme.

2. Richtige Ernährung ist ein wesentlicher Teil eines guten Hatha-Yoga-Programms. Dem Yogi geht es weniger um die Nahrungsmenge, die er ißt, sondern um das Quantum an Lebenskraft in dieser Nahrung. Wenn man täglich drei schwere, fette Mahlzeiten zu sich nimmt, wird man feststellen, daß die Kraft, die Vitalität und die Ausdauer abnehmen und der Verstand nicht so gut funktioniert. Unser Organismus ist ein Präzisionsinstrument,

das mit geringen Mengen hochwertiger Nahrungsmittel seine höchsten Leistungen erbringt. Man wird immer sensibler für die Tatsache, daß leichte und hochwertige Nahrung unsere Lebenskraft erhöhen und dazu beitragen kann, den Körper zu regenerieren, während schwere, allzu üppige Kost oder synthetisch hergestellte Lebensmittel unsere Lebenskraft schwächen können. Wer Yoga ausübt, sollte sich angewöhnen, nur leicht verdauliche, bekömmliche und vollwertige Nahrung zu sich zu nehmen; essen Sie so viele Nahrungsmittel wie möglich im Naturzustand, und meiden Sie künstliche Aufputscher wie Zucker, Kaffee und Alkohol. Lesen Sie die Aufschriften auf Lebensmitteln, und meiden Sie künstliche Konservierungsmittel und Süßstoffe.

Der Yoga-Schüler muß sich vergewissern, daß seine Nahrung weder die bereits dem Organismus innewohnende Lebenskraft noch die neue Lebenskraft hemmt, die er durch die Yoga-Übungen erlangen wird.

3. Versuchen Sie nicht, eine Hungerdiät zu machen, wenn Sie abnehmen wollen. Gewöhnen Sie sich an, kleine, bekömmliche und nahrhafte Mahlzeiten zu essen. Nehmen Sie sich Zeit, tiefes Atmen zu üben. Das regt den Stoffwechsel an, verbessert ihn und verwandelt die Fettdepots des Körpers in Antriebskraft.

Fasten Sie nicht länger als zwei Tage ohne qualifizierte Aufsicht. Ich empfehle nicht jedem zu fasten. Fasten ist nicht dasselbe wie Hungern. Beim Fasten verzichtet man ihm Rahmen eines Regenerationsprogramms für eine bestimmte Zeitspanne auf Nahrung. Während dieser Zeit erhalten die Verdauungsorgane Gelegenheit zur Ruhe, und es wird ein Reinigungsprozeß eingeleitet.

Wenn Sie einen Fastentag halten wollen, so wählen Sie einen Tag, an dem Sie sich *ausruhen* und *entspannen* können; essen Sie an diesem Tag nichts. Trinken Sie bloß reines Wasser, wenn Sie Durst haben. Wenn Sie auf diese Weise fasten, tun Sie Ihrem Körper einen großen Gefallen. Nehmen Sie am nächsten Tag wiederholt kleine Mengen an leicht verdaulicher, naturbelassener und nahrhafter Kost zu sich.

4. Wenn wir tief und ruhig schlafen, vollzieht sich eine tiefgreifende Regeneration, aber die meisten Menschen kümmern sich wenig darum, wie sie den größten Nutzen aus ihrem Schlaf ziehen können. Man sollte auf einer festen Matratze schlafen, der Kopf sollte nur auf einem flachen Kissen ruhen, das der natürlichen Krümmung des Nackens entspricht. Man sollte niemals auf dem Bauch schlafen, sondern auf dem Rücken oder auf der Seite, mit geschlossenen Beinen. Zwei Stunden vor dem Zubettgehen sollte man keine Nahrung mehr zu sich nehmen. Um tief und ruhig zu schlafen, wenden Sie die am Ende dieses Buches angegebenen Entspannungstechniken an.

5. Rauchen schränkt Ihr Leben ein, aber zwingen Sie sich nicht, damit aufzuhören, wenn Sie Ihr Yoga-Programm beginnen. Konzentrieren Sie sich darauf, die Atemübungen zu machen, und arbeiten Sie an den Positionen, bis Sie spüren, daß sich Ihr Nervensystem beruhigt; es wird dann nicht mehr nötig sein, Ihre Nerven mit künstlichen Beruhigungsmitteln zu betäuben.

6. Die irrige Auffassung ist verbreitet, daß man den Körper zuerst in die eine Richtung beugen und dann das Ganze umkehren und sich zur anderen Seite beugen soll und daß man danach beide Seiten abwechselnd beugt. Auf diese Weise wird man nur steif werden. Richtig ist es, den Körper zu strecken, wobei man mit der ersten Bewegung des jeweiligen Kapitels beginnt, und dann dieselbe Streckübung das ganze Kapitel hindurch ständig zu steigern. Um die Wirbelsäule auszuruhen oder zu entlasten, können Sie jede Übung des Kapitels STRECKEN DER BEINE UND DES RÜCKENS ausführen. Legen Sie sich nieder und ruhen Sie Ihren Körper aus, bevor Sie zum nächsten Kapitel übergehen, dessen Übungen den Körper dann in anderer Weise strecken werden. Im Grunde zielen alle Positionen darauf ab, die Wirbelsäule zu dehnen und zu strecken.

7. Falls Sie eine ausgesprochen schwache Seite haben und dies ein Ungleichgewicht in Ihrem Körper hervorruft, dann arbeiten Sie sich nur so weit hoch oder seitwärts, wie Ihre schwache Seite es leisten kann. Auf diese Weise stärken Sie die schwache Seite, statt das Ungleichgewicht durch übermäßige Steigerung der Leistungen Ihrer guten Seite weiter zu vergrößern. Bald werden die beiden Seiten ausgeglichen sein, und Ihre Haltung wird sich verbessern.

8. Ihre tägliche Checkliste:

a) Tragen Sie lose, bequeme Kleidung.

b) Legen Sie Ihre Uhr, Ihre Ringe und einengende Kleidungsstücke ab.

c) Halten Sie Ihren Gürtel oder Ihre Krawatte bereit (Länge etwa eineinviertel Meter).

d) Halten Sie Ihr Badetuch zusammengefaltet zur Benutzung bereit.

e) Üben Sie auf einer mittelfesten Unterlage (idealerweise eine Schaumgummimatratze, 2 bis 3 cm dick, im Format von ca. 1×2 Meter). Übungen im Stehen sind auf dem bloßen Fußboden auszuführen.

f) Wählen Sie zum Üben einen ruhigen, gut gelüfteten, möglichst telephonfreien Raum, der Ihnen genug Platz bietet, ohne Möbel schieben zu müssen.

g) Nehmen Sie sich vor, täglich 15 bis 30 Minuten zu üben. Stundenpläne siehe Kapitel **24**.

h) Die beste Übungszeit ist frühmorgens, bevor Sie in die Unternehmungen des Tages verwickelt sind.

i) Bevor Sie irgendwelche Übungen machen, warten Sie nach einer schweren Mahlzeit mindestens zwei Stunden und nach einem kleinen Imbiß eine Stunde.

j) Atmen Sie vor der Übung ein und beim Einnehmen der Position aus. Ausatmen und Bewegung enden gleichzeitig.

9. Kleine Gedanken für den Tag:

a) Das Endresultat einer Position hängt vom Anfang ab.

b) Wenn der Körper bereit ist, werden Sie die Position ausführen konnen.

c) Hatha Yoga ist etwas, das jetzt lebt; nicht in der Vergangenheit.

d) Schließen Sie die Augen, um sich Ihrer selbst bewußt zu sein, um zu erleben und zu fühlen – statt nur den Verstand zu gebrauchen.

e) Wir müssen fühlen – um zu sehen und zu begreifen.

f) Wie beim Töpfern einer Vase, kann man erst an die Spitze gelangen, wenn die Basis solide ist.

g) Ein Magnet bleibt in genügendem Abstand, aber nicht so fern, daß er seine Macht verliert.

h) Wie du gibst, wirst du empfangen.

i) Ein harmonischer Geist geht mit einer eher langsamen und regelmäßigen Atmung einher.

M. = Musculus (Muskel)

A M. Temporalis (Schläfenmuskel)
B M. Sternocleido mastoideus
    (Schräger Halsmuskel)
C M. Trapezius (Trapezmuskel)
D M. Deltoides (Deltamuskel)
E M. Pronator teres
    (runder einwärtsdrehender
    Muskel)
F M. Rectus abdominis
    (gerader Bauchmuskel)
G M. Tensor fasciae Latae
    (Spannmuskel der Oberschen-
    kelfaszie)
H M. Adductor longus
    (langer Schenkelanzieher)
I M. Gracilis (Schlankmuskel)
J M. Vastus lateralis
    (großer vierköpfiger Oberschen-
    kelmuskel)
K M. Extensor digitorum Longus
    (langer Zehenstrecker)
L M. Peroneus longus
    (langer Wadenbeinmuskel)
M M. Frontalis (Stirnmuskel)
N M. Platysma
    (Hautmuskel des Halses)
O. M. Pectoralis major
    (großer Brustmuskel)
P M. Biceps brachi
    (zweiköpfiger Armmuskel)
Q M. Brachioadialis
    (Oberarmspeichenmuskel)
R M. obliquus externus abdominis
    (äußerer schräger Bauchmuskel)
S M. Extensor carpi radialis Longus
    (langer radialer Handstrecker)
T M. Pectineus (Kaumuskel)
U M. Sartorius (Schneidermuskel)
V M. Rectus femoris
    (Teil des großen Oberschenkel-
    muskels (s. J.))
W M. Vastus medialis
    (Teil des großen Oberschenkel-
    muskels)
X M. Tibialis anterior
    (Vorderer Schienbeinmuskel)
Y M. Soleus (Schollenmuskel)
Z M. Malleolus (Knöchel)

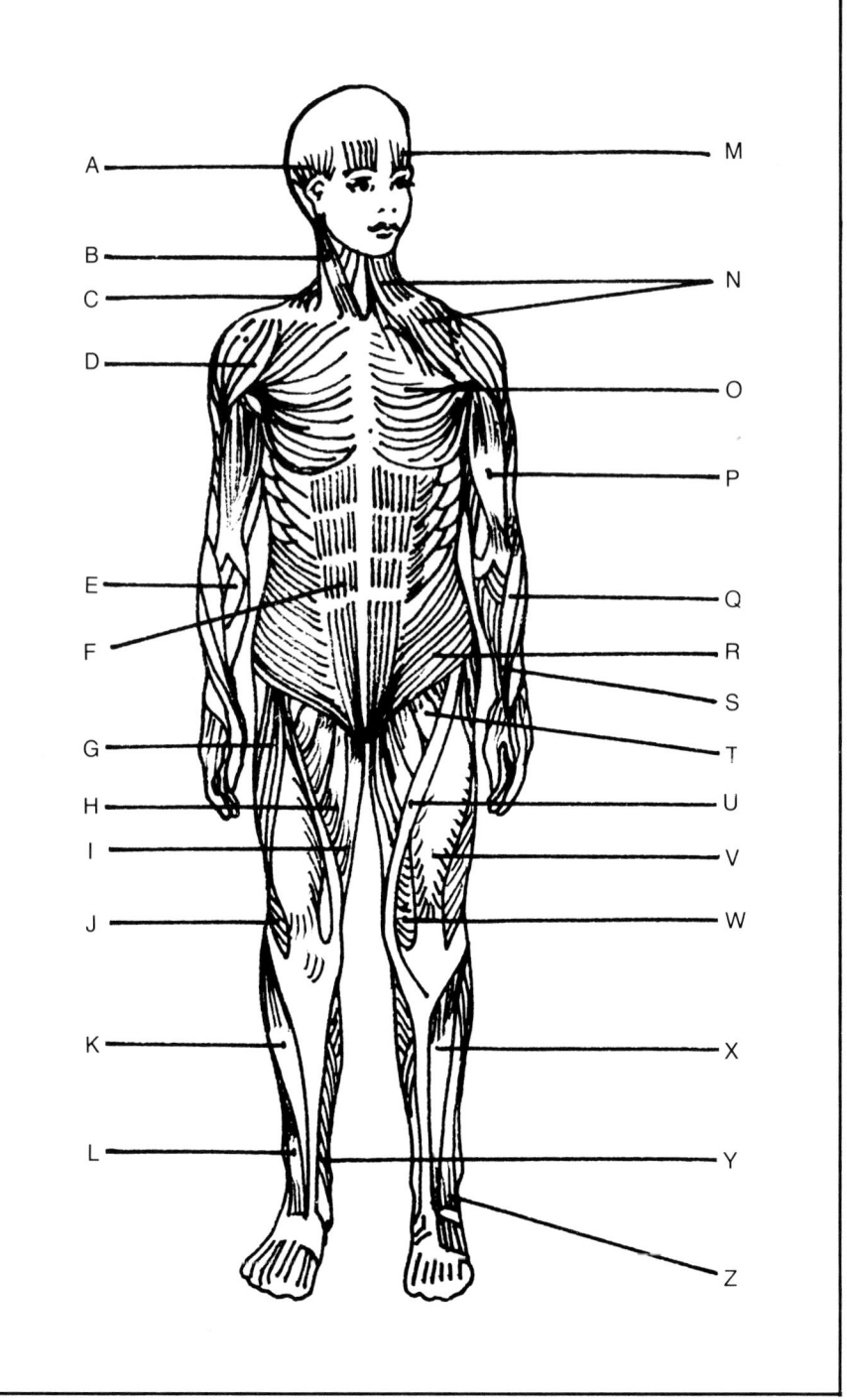

4

A Schädel
B Halswirbel
C Schlüsselbein
D Schulterblatt
E Brustbein
F Brustwirbel
G Lendenwirbel
H Kreuzbein
I Darmbein
J Steißbein
K großer äußerer Rollhügel
L Oberschenkelknochen
M Kniescheibe
N Wadenbein
O Schienbein
P Fußwurzel
R Rippen
S Oberarmknochen
T Speiche
U Elle
V Becken
W Sitzbein
X Handwurzelknochen
Y Mittelhandknochen
Z Fingerknochen

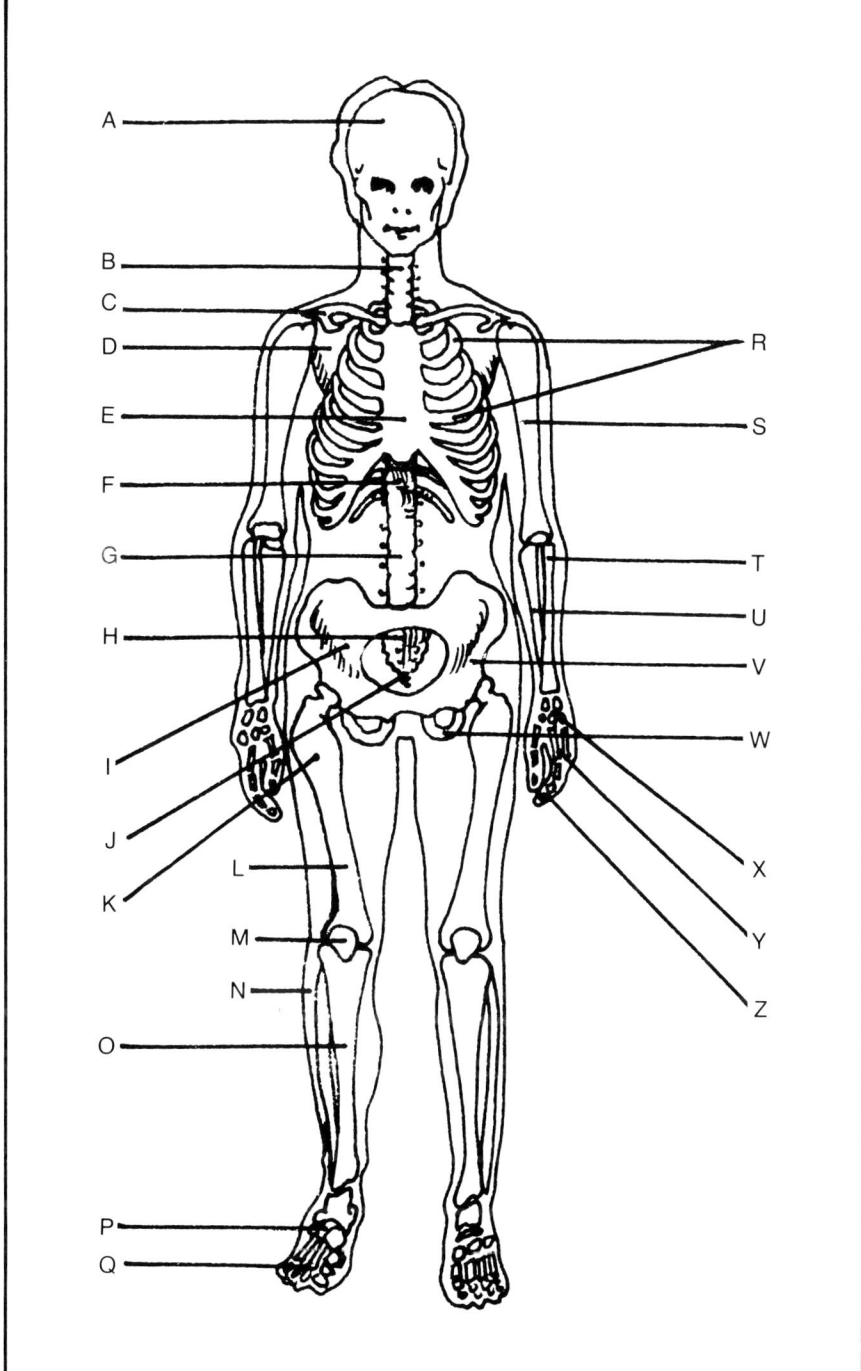

2 Lernen Sie Ihren Körper kennen

Lernen Sie Ihren Körper kennen

Der menschliche Körper ist eine wundervolle Schöpfung, die sowohl unter den besten Bedingungen für uns arbeitet als auch unter den schlechtesten, von denen wir viele durch falsche Gewohnheiten selbst herbeiführen. Sein Grundgerüst ist das Skelett, das aus etwa 260 Knochen besteht. An diesem Skelett sind mehr als 600 Muskeln befestigt, und diese Muskeln sind, was uns aufrechthält und es uns ermöglicht, uns durch die fast unbegrenzte Zahl von Positionen hindurchzubewegen, die wir im Laufe unseres Lebens einnehmen.

Im Hatha Yoga befassen wir uns mit den Knochen und Muskeln, weil die richtige Körperhaltung (unser Ziel) eine notwendige Voraussetzung für die korrekte Ausführung der Übungen ist. Richtige Körperhaltung und Atmung sind die Grundlagen meines Unterrichts, und ich werde Ihnen zunächst zeigen, wie Sie die richtige Haltung einnehmen können.

Sicher haben Sie in bezug auf sogenannte »gute« Körperhaltung ähnliche Erfahrungen gemacht wie ich. Immer wieder haben Sie von Eltern, Turnlehrern oder einem Unteroffizier zu hören bekomen: »Steh gerade! Zieh den Bauch ein! Schultern zurück! Sitz gerade!« Wahrscheinlich hat man Ihnen das ebenso oft wie mir gesagt und mit denselben Resultaten – dem Bemühen um Vollkommenheit, das in einem großen Teil des Körpers ein Unbehagen zurückließ. Aller Wahrscheinlichkeit nach waren Sie im Kreuz verspannt, das Sie durchdrückten, um den Oberkörper in dieser unnatürlichen Haltung zu stützen. Auf meiner eigenen persönlichen Suche nach diesem schwer erreichbaren Ideal – einer vollkommen geraden Haltung – entdeckte ich, daß man den Körper nicht von oben, sondern von den Füßen her ausrichten muß.

Stellen Sie sich hin und schauen Sie sich ihre eigenen nackten Füße an. Pressen Sie Ihre Zehen? Ist das ganze Körpergewicht in den Fersen? Wippen Sie auf den Füßen einwärts und auswärts? Fühlen Sie einen Druck im Kreuz?

Es gibt eine bestimmte Technik für die richtige Fußstellung, um den Körper entsprechend zu stützen.

Stehen Sie gerade, schauen Sie auf Ihre Füße und heben Sie beide große Zehen, wobei die kleinen Zehen auf dem Boden bleiben wie in **Fig. 2-1a**. Bleiben Sie in dieser Stellung und zählen Sie bis fünf.

Senken Sie die großen Zehen und heben Sie die kleinen wie in **Fig. 2-1b**. Behalten Sie diese Stellung bei und zählen Sie bis fünf.

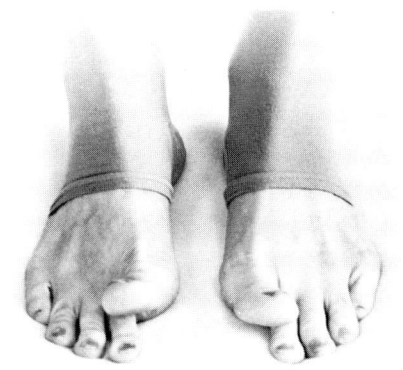
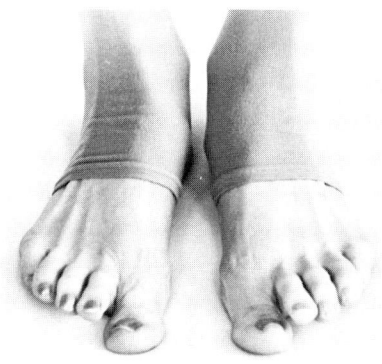
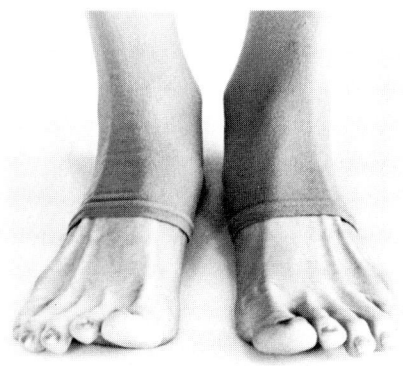

FIG. 2-1a   *FIG. 2-1b*   *FIG. 2-1c*

Heben Sie jetzt alle Zehen, und pressen Sie gleichzeitig die Fußballen auf den Boden wie in **Fig. 2-1c**. Bleiben Sie so.

Das Gewicht sollte gleichmäßig zwischen den Fersen und Fußballen verteilt sein. Entspannen Sie die Zehen.

Jetzt, da Ihre Füße richtig plaziert sind, schauen Sie Ihre Knie an. Sind sie durchgedrückt, o-beinig, x-beinig oder »schielen« sie (Tibialdrehung)? Wenn ich mir die Kniestellung meiner Schüler ansehe, kann ich daran fast die Partien »ablesen«, in denen der Körper einen Haltungsfehler aufweist – so deutlich zeigt sich in den Knien der Zug und Druck, der aus entfernten Knochen und Muskeln herrühren kann.

Wenn das Becken aus dem Gleichgewicht ist, so daß eine Hüfte höher als die andere steht, zeigt sich das in den Knien. Eine gewohnheitsmäßig schief gehaltene Schulter kann die Schrägstellung eines Knies zur Folge haben. Manche der Belastungen, die das Knie zu tragen hat, sind die Folge tatsächlicher Mißbildungen des Knochengerüsts, aber die meisten sind auf jahrelangen falschen Gebrauch der Muskeln und falsche Bewegungsabläufe oder Haltungsfehler zurückzuführen.

Die Knie sind die zweite »Stufe« unserer Ausrichtungspunkte. Durch Ausrichten der Knie nach den Füßen, entsprechend den folgenden Anweisungen, werden Sie vielleicht zum erstenmal erleben, was gute Haltung wirklich ist. Wenn Sie daran arbeiten, werden Sie schließlich eine gute Standfestigkeit erzielen. Obwohl die richtige Kniehaltung Mißbildungen der Knochen oder Muskeln nicht beseitigen kann, trägt sie dazu bei, bestimmte Mängel zu vermindern, weil andere Körperteile dadurch in ein besseres Gleichgewicht kommen.

Es gibt vier Beinformen, die besonderer Aufmerksamkeit bedürfen. Wenn Sie Ihre Beinhaltung überprüfen, lassen Sie sich nicht von den Muskelkonturen irreführen, sondern versuchen Sie, sich das darunterliegende Knochengerüst vorzustellen.

1. *Durchgedrückte Knie* (Figur 1). Diese Kniestellung zeigt, daß der/die Betreffende den größten Teil des Gewichts auf die Fersen verlagert hat, statt eine gleichmäßige Balance zwischen Fersen und Fußballen herzustellen. So oft ich Sie in diesem Buch anweise, durch Anheben der Kniescheibe die Beine zu strecken, achten Sie darauf, das Bein nicht nach hinten durchzudrücken. Nehmen Sie stattdessen eine senkrechte Stellung ein.

Dann heben Sie die Kniescheiben zum Schenkel hoch.

2. *X-Beine* (Figur 2). Wenn sich Ihre Knie berühren und zwischen den Fersen mehr als zweieinhalb cm freibleiben, dann haben Sie X-Beine. Das kann auf einer Seite stärker ausgeprägt sein als auf der anderen, was eine Asymmetrie des Beckens und eine Verkürzung eines Beines bewirkt. Ob die Oberschenkel nun sehr stark sind oder nicht – X-Beine gehen gewöhnlich mit Knickfüßen

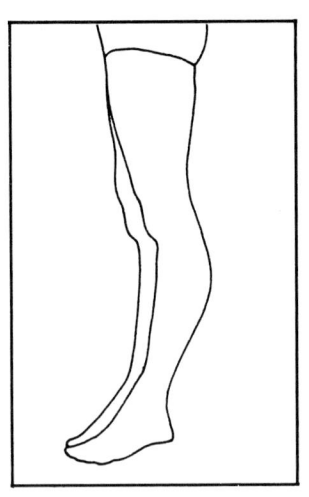

Figur 1

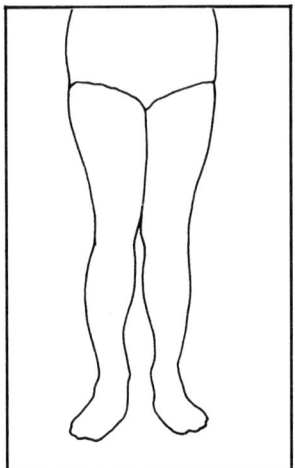

Figur 2

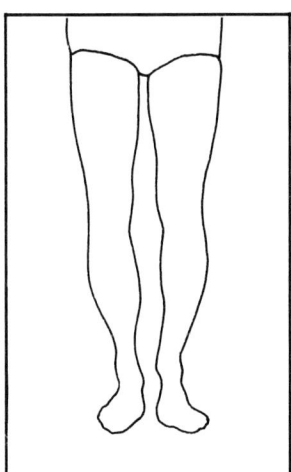

Figur 3

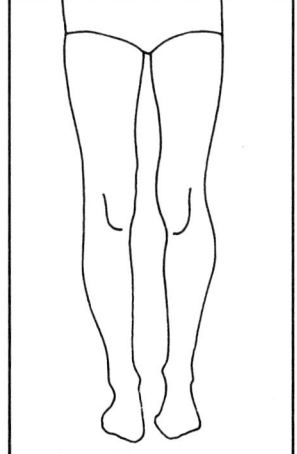

Figur 4

einher. Achten Sie genau auf die Anweisungen, die Kniescheiben zu heben und den Körper zu strecken. Das wird Ihnen sehr helfen, eine korrekte Haltung zu erreichen.

3. *O-Beine* (Figur 3) sind oft die Folge von Haltungsschäden, die in früher Kindheit entstanden sind. Zu den Ursachen zählen **a)** die Ermutigung des Kindes zum Gehen, bevor es bereit ist, und **b)** schlecht passende Schlittschuhe, die es veranlaßten, auf den Knöcheln statt auf der Lauffläche zu fahren. O-Beine kann man feststellen, wenn man die Füße parallel stellt, so daß sie sich berühren, das Gewicht nach vorne verlegt und die Knie entspannt. Je größer der freibleibende Raum zwischen den Knien, desto stärker die O-Beine. Eine gute Übung gegen O-Beine ist folgende: Schließen Sie die Füße. Heben Sie die Kniescheiben, spannen Sie das Gesäß an und neigen Sie das Becken etwas nach vorn; dadurch schließen sich die Fußknöchel und die Knie. Machen Sie Übungen, die die Kniesehnen strecken, und achten Sie speziell darauf, die Kniescheiben zu heben.

4. »*Schielende Knie*« (Figur 4). Wenn Sie mit den Füßen parallel und etwas auseinander stehen und feststellen, daß Ihre Kniescheiben nach innen rutschen, dann haben Sie Schielende Knie, ein Haltungsfehler, der nicht leichtfertig übergangen werden sollte. Die geringfügige Korrektur dieses Mangels kann für viele Positionen das Gleichgewicht stark verbessern. Das ist mein wunder Punkt – meine eigenen Schielenden Knie, an dem ich selbst fleißig arbeiten muß.

Zur Korrektur einer Tibialdrehung stellen Sie sich gerade mit geschlossenen Füßen hin. Heben Sie die Kniescheiben, spannen Sie das Gesäß an, neigen Sie das Becken vor und drehen Sie die Schenkel nach außen. Sobald Sie sich ausgerichtet haben, entspannen Sie das Gesäß, aber lassen Sie die Beine angespannt und gedreht.

Um die Auswärtsdrehung des Schenkels zu spüren, machen Sie folgende Übung. Legen Sie sich auf den Bauch, das Kinn auf die verschränkten Hände gestützt. Lassen Sie die Zehen beisammen und öffnen Sie die Fersen. Heben Sie die Kniescheiben an. Spannen Sie langsam das Gesäß an, während Sie allmählich die Fersen schließen. Behalten Sie diese Drehung bewußt bei. Wiederholen Sie diese Übung, bis Sie das Gefühl haben, daß Sie die Drehung im Stehen beibehalten können. Welcher »Knie«-Kategorie Sie auch angehören mögen, machen Sie die Übungen bis hier hin durch, denn auch wenn Sie einen tadellosen Körper haben, müssen Sie die Kniescheiben heben. Die neue Stellung wird Ihnen wahrscheinlich zunächst unbehaglich sein, da Sie vermutlich schon lange eine falsche Haltung haben. Je länger Sie die Korrekturübungen machen, desto mehr wird sich Ihre Haltung bessern und ausgleichen, und Sie werden sich dabei wohler fühlen.

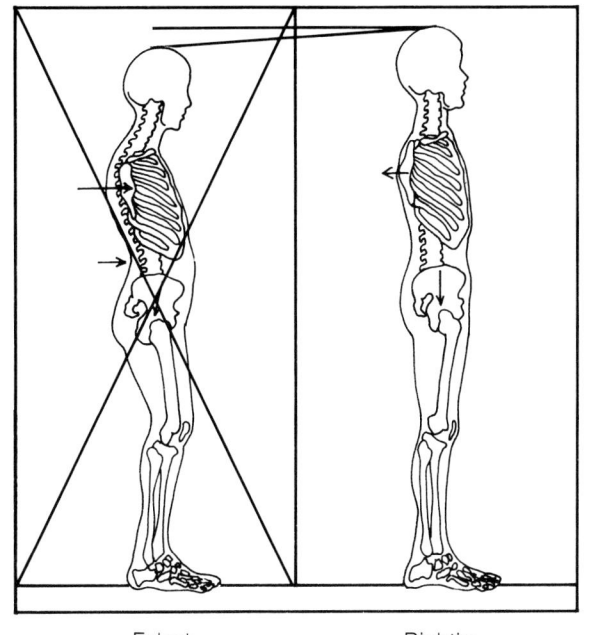
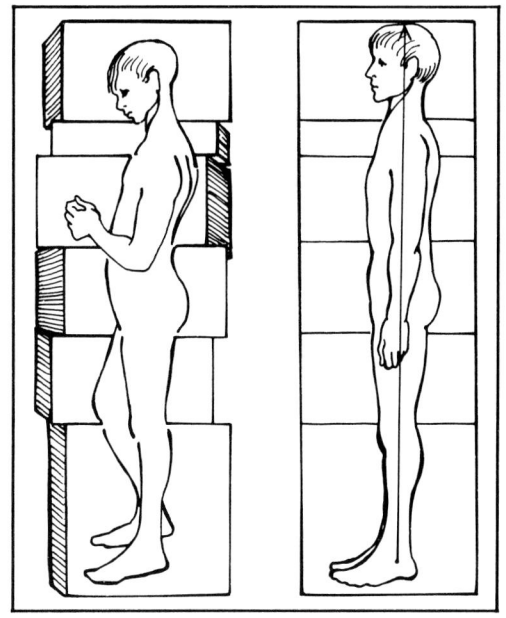

Falsch   Richtig

Die erste Aufbaustufe sind die Füße, die zweite die Knie und die dritte das Becken. Um den Körper weiter geradezurichten, spannen Sie das Gesäß an, um das Becken in eine ausgeglichene Stellung zu bringen, die weder völlig entspannt noch extrem geneigt ist. Wenn sich Ihre Füße und Knie in der richtigen Stellung befinden, so sollte das nicht schwierig sein, sondern Ihnen ein angenehmes Gefühl geben.

Merken Sie, wie wichtig das Fundament einer guten Haltung ist? Erst jetzt können Sie dazu übergehen, am Oberkörper zu arbeiten. Strecken Sie sich in der Taille, heben Sie den Brustkorb und das Brustbein. Drücken Sie nicht die Brust heraus (nach vorn). Heben Sie nicht die Achseln, sondern ziehen Sie die Schultern nach hinten und unten zur Rückenmitte (leichte Berührung der Schulterblätter). Lassen Sie die Arme in dieser Stellung entspannt. Um die Ausrichtung zu vervollständigen, strecken Sie den Nacken und halten ihn gerade. Um das zu erreichen, versuchen Sie mit dem Kopf eine imaginäre Hand zu berühren, die sich einige Zentimeter über Ihrem Scheitel befindet. Das Gewicht Ihrer ganzen Körpersäule sollte gleichmäßig zwischen den Fersen und Fußballen verteilt sein.

Wenn Sie sich von dieser stabilen Grundlage aus ständig darum bemühen, wird es Ihnen gelingen, die Wirbelsäule nicht durch Muskelkraft, sondern durch Konzentration zu strecken. »Groß denken« wird zu einer Realität. Lernen Sie 24 Stunden täglich mit einem geraden, gestreckten Rückgrat zu leben. Wegen all der anatomischen Abweichungen gibt es Rückfälle in schlechte Gewohnheiten. Es ist sehr wichtig, daß sich sowohl die Lehrer als auch die Schüler ein Bild von der physischen Gesamtstruktur machen und sich dessen bewußt bleiben. Wenn mehr Vorsicht walten würde und orthopädische Untersuchungen vorgenommen würden, könnten die Schüler ihr eigenes Problem besser verstehen und davon ausgehend arbeiten, statt ihren Körper in Stellungen zu zwingen, die unnatürlich für sie sind.

9

3 Grundatmen

Tiefes, rhythmisches Atmen ist die erste Lektion im Yoga und liegt allen seinen Lehren zugrunde. Diese Atemtechnik ernährt buchstäblich das Gewebe, die Organe und Drüsen des Körpers mit Sauerstoff, beseitigt einen Großteil der Schlacken und erhält die Gesundheit, die Widerstandskraft und die hormonelle Balance. Tiefes Atmen hat einen günstigen Einfluß auf Geist und Seele und die Gefühle, entspannt das Gemüt, stärkt das Gedächtnis und fördert die psychische Stabilität. Außer dieser günstigen Wirkung auf Leib und Seele verhilft einem die kontrollierte Atmung zu einem gewissen Maß an Herrschaft über Geist und Körper, denn mit jedem tiefen Atemzug verleibt sich der Mensch eine Ladung Energie ein, die nicht nur die Lungen füllt, sondern auch die Persönlichkeit und das Selbstvertrauen steigert.

Der Sauerstoff gelangt in den Körper durch die Nase, wo er gefiltert, befeuchtet und gewärmt, kurz, den Bedingungen des Organismus angepaßt wird. Aus diesem Grund wird beim Yoga mit geschlossenem Mund eingeatmet. Die »aufbereitete« Luft setzt ihren Weg zur Lunge durch die in **Figur 1** gezeigten Atemkanäle fort und tritt schließlich aus den letzten Verästelungen der Luftwege, den mikroskopisch kleinen Alveoli (Lungenbläschen) aus. Diese in Luftplasma gehüllten Luftzellen sind von einem Plasmasack und Blutgefäßen, Nerven und Lymphgefäßen umgeben, und hier tritt der Sauerstoff aus den Lungen in die Kapillarwände und schließlich in die Arterien ein, die das lebenspendende Blut in das Gewebe transportieren. Kohlendioxyd wird in den Venen aus der Lunge abtransportiert, durch die Kapillaren in die Alveoli abgegeben und dann ausgeatmet, nachdem der Atem den umgekehrten Weg passiert hat, über den er durch die Nase in den Körper gelangte.

Die in beiden Seiten des Brustkorbs gelegene Lunge ist von den Rippen umgeben und unten durch das Zwerchfell abgeschlossen. Die Atmung erfolgt durch die Bewegungen des Zwerchfells und der Rippen. Beim Ausatmen hebt sich das Zwerchfell und drückt die verbrauchte Luft von der Unterseite der Lunge nach oben, wie in **Figur 2** dargestellt. Beim Einatmen senkt sich das Zwerchfell und erzeugt im unteren Teil der Lunge ein Vakuum. Die Lunge füllt sich von unten her mit frischer Luft, die nach oben dringt, die Rippen dehnt und dann wie in **Figur 3** zu sehen in die Brust hochsteigt. Denken Sie also daran, daß Ihre Nase und Ihr Hals ein Teil der Atemwege sind; sorgen Sie dafür, daß sie entspannt und offen sind.

Wir im Westen messen dem Einatmen größere Bedeutung bei. Yoga geht hingegen davon aus, daß gute Atmung zunächst mit einem langsamen und vollständigen Ausatmen beginnt, auf das ein vollständiges, tiefes Einatmen folgt.

A. Gaumen
B. Zunge
C. Kehldeckel
D. Luftröhre
E. Bronchien
F. Geruchssinn
G. Rachenöffnung des
   Gehörgangs
H. Rachenhöhle
I. Kehlkopf

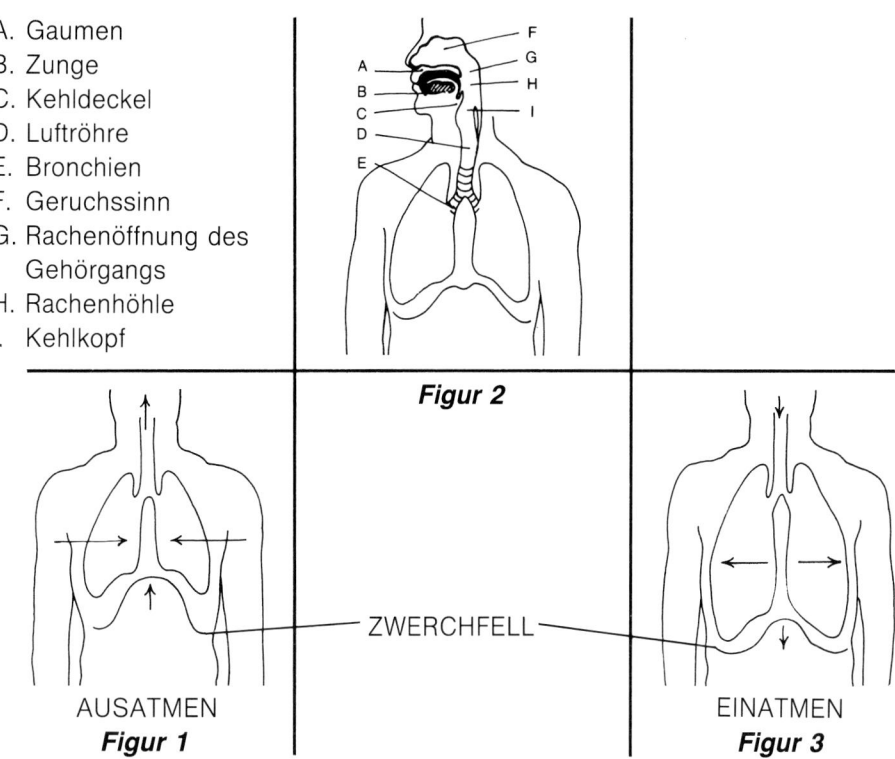

Figur 2

ZWERCHFELL

AUSATMEN
Figur 1

EINATMEN
Figur 3

In meinem Unterricht widme ich jedem Anfänger viel Zeit, um mich zu vergewissern, daß der oder die Betreffende richtig atmet. Für mich ist das der wichtigste Teil des ganzen Yoga-Programms. Aber wenige Lehrer wenden die nötige Zeit auf, um dem Schüler die richtige Atmung beizubringen, und noch weniger, um die Fortschritte zu überprüfen, die er oder sie beim Atmen macht.

Yoga unterscheidet drei verschiedene Formen der Atmung, von denen jede einen anderen Teil des Atmungsapparats einbezieht, von unten beginnend. Kombinationen dieser Atmungsformen bilden die verschiedenen Yoga-Atemübungen.

Zwerchfell- (oder Bauch-)Atmung. Die Luft wird beim Einatmen eingesogen, während der domförmige Zwerchfellmuskel nach unten auf den Bauch preßt und diesen leicht vortreten läßt. Schultern und Brust heben sich nicht. Die Ausatmung erfolgt langsam und gleichmäßig, wobei der Bauch eingezogen wird.

Rippen- oder kostale Atmung. Wie der Name sagt, wird bei dieser Form der Atmung durch das Aufblähen der Lunge beim Einziehen der Luft der Brustkorb gedehnt. Um die Rippenatmung richtig durchzuführen, müssen Sie zuerst die Lunge völlig entleeren und die Bauchmuskeln angespannt lassen, so daß es unmöglich ist, den Bauch durch die Atemluft zu dehnen. Die Rippen dehnen sich beim Einatmen nach außen und füllen auf diese Weise die Lunge. Es ist ein Atemfehler, wenn die Rippen vorne nach unten expandieren; achten Sie deshalb genau auf die seitliche Ausdehnung. Nach einer tiefen Einatmung wird die Luft langsam und vollständig ausgeatmet.

Brustatmung. Die Luft wird eingesogen, wobei nur der obere Teil der Lungen frische Luft erhält; dies ist ein charakteristischer Atmungsfehler vieler Frauen, die als erstes ihr Schlüsselbein und ihre Schultern heben und den Lungenraum einschränken. Aber Yoga-Schüler arbeiten daran, die Schultern zu entspannen, und konzentrieren sich erst in der letzten Phase des Einatmens auf das Schlüsselbein und auf die Hebung des Brustbeins.

Vollständige Atmung. Diese schließt alle drei Yoga-Atemtechniken ein und integriert sie zu einem einzigen, umfassenden und rhythmischen Bewegungsablauf. Sobald der Schüler alle drei Stadien dieser Methode kennengelernt hat, wird die Technik verfeinert, indem man einen glatteren Ablauf anstrebt. Atmen Sie aus, bevor Sie beginnen einzuatmen. Entspannen Sie jetzt den Bauch, da von der Senkung des Zwerchfells, das die Luft in den unteren Teil der Lunge ansaugt, noch ein leichtes Nachzittern vorhanden ist. Diese Bewegungswelle setzt sich nach oben fort, sobald die Rippen reagieren, indem sie nach hinten und zur Seite expandieren, wobei man spürt, wie sich die Lunge im Brustkorb ausdehnt. Wenn das Einatmen abgeschlossen und die Lunge gefüllt erscheint, erfolgt eine leichte Hebung des Brustbeins (achten Sie darauf, dadurch vergrößert sich das Atemvolumen noch mehr). Diese Hebung des Brustbeins nach oben ist sehr wichtig, denn in den vielen Positionen, die ein Strecken des Rumpfes erfordern, geht die Bewegung vom gehobenen Brustbein aus. Die Ausatmung erfolgt jetzt durch Zusammenziehen des Bauches, wodurch sich das Zwerchfell nach oben hebt und die Luft hinauspreßt. Um die Leerung der Lunge zu unterstützen, ziehen Sie auch die Rippen ein, um restliche verbrauchte Luft hinauszupressen.

Es ist wichtig, daß sich dieser vollständige Atemfluß in einem langsamen, gleichmäßigen, flüssigen und kontinuierlichen Rhythmus vollzieht. Ich habe zu viele Schüler gesehen, die nur einige wenige Yoga-Lektionen mitgemacht oder nur den ersten Teil eines Buches gelesen haben und nie über das erste Stadium des Vollständigen Atmens hinausgekommen sind, und die deshalb immer mit vorstehendem Bauch atmen. Es fällt ihnen nicht nur schwer, mit einem Kugelbauch Übungen zu machen, sondern sie sind auch sehr rasch erschöpft, weil sie nur ein Drittel ihrer Atemkapazität nutzen.

Atemübungen sollten in einem Raum gemacht werden, der sauber und gelüftet, aber frei von Zugluft ist. Am besten ist es, jeden Morgen ins Freie zu gehen und einige vollständige Atemzüge zu machen. Machen Sie an den ersten paar Tagen nicht mehr als zwei Vollständige Atemzüge pro Tag. Erhöhen Sie die Zahl allmählich bis auf 60 volle Atemzüge täglich. Dies sollte ein langsamer Prozeß sein, und Sie sollten sich Zeit lassen, bevor Sie die volle Quote von 60 pro Tag versuchen. Begnügen Sie sich anfangs, jeweils nur einige Vollständige Atemzüge zu machen, denn Übereifer im tiefen Atmen kann bei einem Körper, der nicht daran gewöhnt ist, große Energiemengen in sich aufzunehmen, Benommenheit, Schwindel oder andere Symptome der Hyperventilation (Überatmung) auslösen. Bitte beherzigen Sie diese Mahnung zur Vorsicht und steigern Sie sich allmählich und ohne zu forcieren bis zur vollen täglichen Anzahl Vollständiger Atemzüge.

Die Atmung, die man während eines ganzen Tages macht, ist in der Regel nicht so konzentriert wie ein Vollständiger Atemzug, aber sie ermöglicht es der Lunge dennoch, sich zu füllen, und zwar in einem tiefreichenden, natürlichen, rhythmischen Bewegungsablauf, an dem der ganze Rumpf beteiligt ist.

Während der Übungen sollte sich das Atemtempo nach der jeweiligen Anstrengung richten. Je anstrengender die Übung, desto tiefer atmen wir ein.

In meinem Unterricht bezeichne ich diese Vollständige Atemtechnik als Rippenatmung, weil ich meine Schüler ermuntern möchte, ihre Rippen vollständig zu dehnen, sie zur Seite und nach hinten zu weiten, und weil ich ihnen abgewöhnen möchte, bloß »Bauch«- oder »Brust«-Atmung zu praktizieren. Wir wollen daran arbeiten, unsere Lunge vollständig zu füllen.

Ebenso wie man ein Akkordeon nicht zwingen kann, sich abrupt zu füllen oder zu leeren, sondern es langsam auseinanderziehen oder zusammendrükken muß, damit die Luft ein- oder ausströmen kann, so reagieren auch Lunge und Rippen bei der Rippenatmung.

Wenn sich der Schüler an diesen Vergleich erinnert, dann wird sich seine Rippenatmung in gleichmäßiger und entspannter Weise vollziehen. Stellen Sie sich noch einmal vor, wie der Akkordeonspieler mit einem zunächst leeren Instrument zu spielen beginnt, das sich dann mit Luft füllt. Ebenso beginnt die normale Atmung – und insbesondere die Yoga-Atmung – mit einem langsamen, ruhigen **Ausatmen**, um die verbrauchte Luft vollständig aus den Lungenbläschen hinauszupressen, bevor diese aufs neue mit der Energie gefüllt werden, die man für die Übungen braucht. Atmen Sie immer ruhig, aber bewußt aus, bevor Sie eine neue Atemrunde beginnen.

Die Atmung erscheint uns als etwas Selbstverständliches. Richtig atmen zu lernen, ist eine Grundvoraussetzung für jede Art von Sport, Gymnastik, Tanz und alle Fitnessprogramme, leider wird jedoch richtige Atmung in den Lehrplänen für Leibesübungen oft vernachlässigt. Auch der Nichtsportler zieht einen Nutzen aus richtiger Atmung. Korrektes Einatmen versorgt schlecht durchblutetes Gewebe mit Sauerstoff und trägt dazu bei, das Gewicht Über- oder Untergewichtiger zu normalisieren, und gründliches Ausatmen hilft dem Körper, sich von Abfallprodukten zu befreien, die sich in Form von Fett oder Atemgiften angesammelt haben.

Sobald Sie die richtige Atemtechnik erlernt haben, beginnen Sie den Tag noch im Bett liegend mit einigen langsamen, tiefen Atemzügen. Nutzen Sie jede Chance, sich im Freien aufzuhalten. Denken Sie während des Tages bei der Arbeit oder anderswo daran, sich die Zeit für einige tiefe Rippenatemzüge zu nehmen. Wenn Sie »Asanas« (Positionen) üben, achten Sie darauf, Ihre tiefen Atemzüge mit dem Bewegungsablauf Ihres Körpers zu synchronisieren. Nehmen Sie sich vor dem Einschlafen einige Augenblicke Zeit für Atemübungen im Bett. Sie werden danach wahrscheinlich gleich einschlafen.

Sich tagsüber häufig kurze Zeit für Atemübungen zu nehmen, wird Ihnen zur Gewohnheit werden, und Sie werden bald feststellen, daß Sie die meiste Zeit richtig atmen. Vollständiges Atmen wird Ihnen einen gesünderen und schlackenfreieren Körper, einen klareren und ruhigeren Verstand und ein gesteigertes Bewußtsein bescheren.

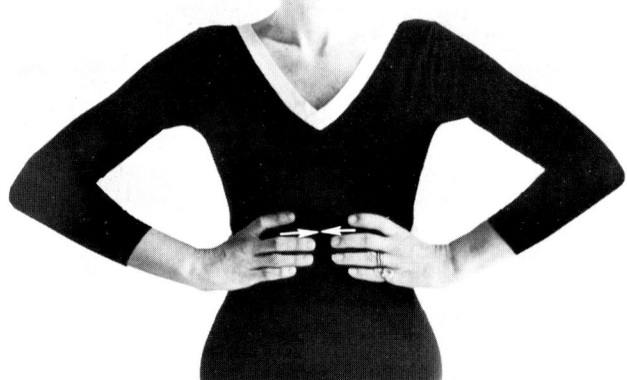

FIG. 3-1a

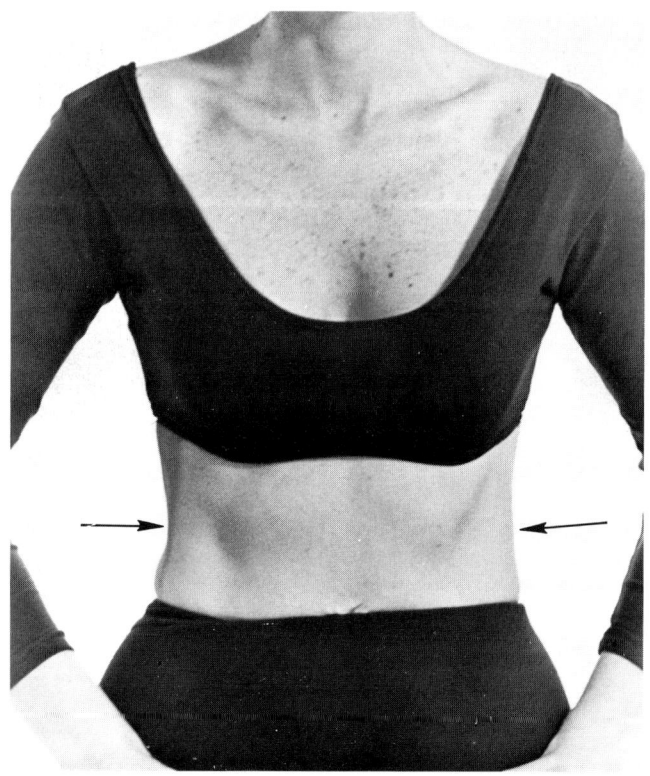

FIG. 3-1b

Vollständige Atmung
Rippenatmung
Technik

1. Sitzen Sie mit geradem Rückgrat und während der ganzen Zeit mit *geschlossenem Mund*.
2. Konzentrieren Sie sich auf die Rückenwand Ihrer Kehle.
3. Verändern Sie die Stellung Ihres Mundes und Ihrer Kehle, so daß Ihre Zungenspitze leicht gegen die Unterseite der oberen Schneidezähne drückt und die Kehle offen ist, als ob Sie ein Gähnen unterdrückten.
4. Achten Sie darauf, daß die Nase und die Kehle frei und entspannt sind. Wenn es Ihnen schwerfällt, ohne Schnüffelempfindung in der Nase zu atmen, stellen Sie sich vor, daß die Luft auch durch die Ohren eindringt und sich tief in der Kehle konzentriert oder summen Sie beim Ein- und Ausatmen, um die entsprechende Empfindung in der Kehle, *nicht* in der Nase, zu verspüren.
5. Beim Ausatmen ziehen Sie den Bauch zusammen, das trägt dazu bei, das Zwerchfell hochzuheben und dadurch die verbrauchte Luft von unten nach oben zu drücken. Ziehen Sie jetzt die Rippen zusammen, um die restliche Luft aus der Lunge zu drücken. Entspannen Sie die Kehle und Nase, die Luft wird allein durch die Bewegung des Zwerchfells und der Rippen hinausgepreßt.
6. Beim Einatmen entspannen Sie den Bauch und ziehen die Luft tief in das untere Ende der Lunge, als ob Sie an der Unterseite Ihrer Lunge eine Saugpumpe hätten (dies ist das Zwerchfell, das sich senkt und ein Vakuum schafft). »Zielen« Sie konzentriert auf die Mitte hinter den untersten Rippen. Wenn sich die Lunge aufbläht, dehnen sich die Rippen nach hinten und zur Seite. Wenn Sie spüren, daß sich die Lunge nicht weiter seitlich dehnen kann, strecken Sie Ihr Brustbein vor und füllen Sie die Lunge bis oben mit Luft. Nase und Kehle sind immer noch entspannt. Denken Sie daran, daß diese bloß die Atemwege sind und daß Einatmen und Ausatmen die Aufgaben des Zwerchfells und der Rippen sind.
7. Denken Sie wieder an ein Akkordeon. (Man kann es nicht mit Gewalt auf- oder zumachen, überstürzen Sie deshalb Ihre Atmung nicht.) Anfangs sollten Sie bewußt und gleichmäßig alle Stadien durchlaufen, und das Ansauggeräusch sollte deutlich zu hören sein.
8. Achtung! Stemmen Sie die Hände seitlich in die Rippen mit dem Daumen nach hinten, den Mund geschlossen, das hintere Ende der Kehle offen. **Atmen Sie aus** und zählen Sie dabei bis acht, ziehen Sie dabei den Bauch ein und drücken Sie mit der

Handfläche gegen die Rippen, während sich diese zusammenziehen wie in **Fig. 3-1a** und **3-1b**, um das gesamte Kohlendioxyd hinauszupressen.

9. Zählen Sie bis zwei. Es sollte eine natürliche Pause sein. Verspannen Sie sich nicht.

10. **Atmen Sie ein** und zählen Sie dabei bis vier, entspannen Sie den Bauch, während Sie die frische Luft einsaugen, dehnen Sie dabei die Rippen nach außen; nicht vorne, sondern zur Seite und nach hinten, wie in **Fig. 3-1c** und **3-1d**. Am Schluß des Einatmens heben Sie das Brustbein. Dadurch füllt sich die Lunge vollständig mit Luft.

11. Wiederholen Sie das und konzentrieren Sie sich darauf, daß sowohl Einatmen als auch Ausatmen in einem langsamen, gleichmäßigen, flüssigen Rhythmus erfolgen. Falls der vorgeschlagene Rhythmus (beim Ausatmen bis acht zählen; dann stillhalten und bis zwei zählen; einatmen und dabei bis vier zählen) nicht angenehm für Sie ist, dann erarbeiten Sie sich allmählich Ihre eigene Zählweise.

Tips

1. Machen Sie so weiter, bis die Rippen rhythmisch an der Atmung beteiligt sind. Lassen Sie dann die Arme hängen, konzentrieren Sie sich auf die innere Atmung.

2. Wenn Sie mehr Übung bekommen, wird es nötig sein, allmählich die Dauer des Einatmens, Stillhaltens und Ausatmens auf eine Zählweise zu erhöhen, die Ihnen natürlich erscheint.

3. Achten Sie darauf, daß diese drei Atmungsstadien fließend ineinander übergehen. Keine Stakkatos!

4. Bemühen Sie sich, entspannt zu sein, auch die Kehle, und lassen Sie Luft einfach hereinströmen.
Falls Sie hastig atmen oder Ihrem Körper Zwang antun, schränken Sie seine Atmungskapazität ein. (Denken Sie an das Akkordeon.)

5. Manche Anfänger können ihren Rumpf im Sitzen nicht entspannen, sie beginnen deshalb ihre Atemübungen im Liegen.

6. Um das richtige Gefühl der gefüllten Lunge und (vom Rücken aus) zur Seite gedehnten Rippen zu erleben, machen Sie aus einem Handtuch eine feste Rolle. Plazieren Sie diese Rolle der Länge nach zwischen Ihre Schulterblätter und legen Sie sich auf den Rücken. Dadurch ist der Rücken in der Position, in der das Brustbein vorgestreckt wird und sich die Schultern nach hinten drehen, und der Brustkorb kann sich dann beim Einatmen entsprechend ausdehnen. Machen Sie mit dieser Hilfe Vollständige Atemzüge, bis Sie auch im Stehen den richtigen Bewegungsablauf nachvollziehen können.

7. Dies ist die Atmung, die Sie während Ihrer Yogaübungen machen werden.

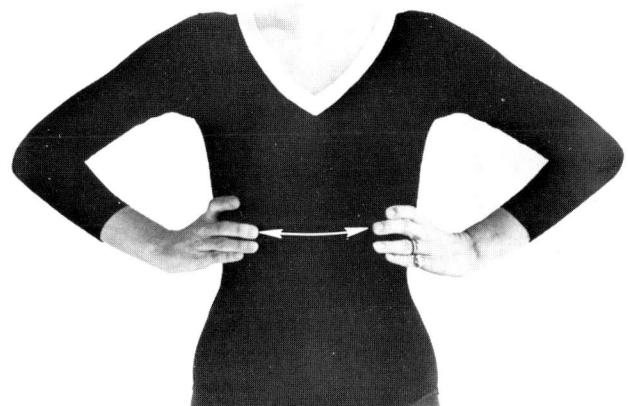

FIG. 3-1c

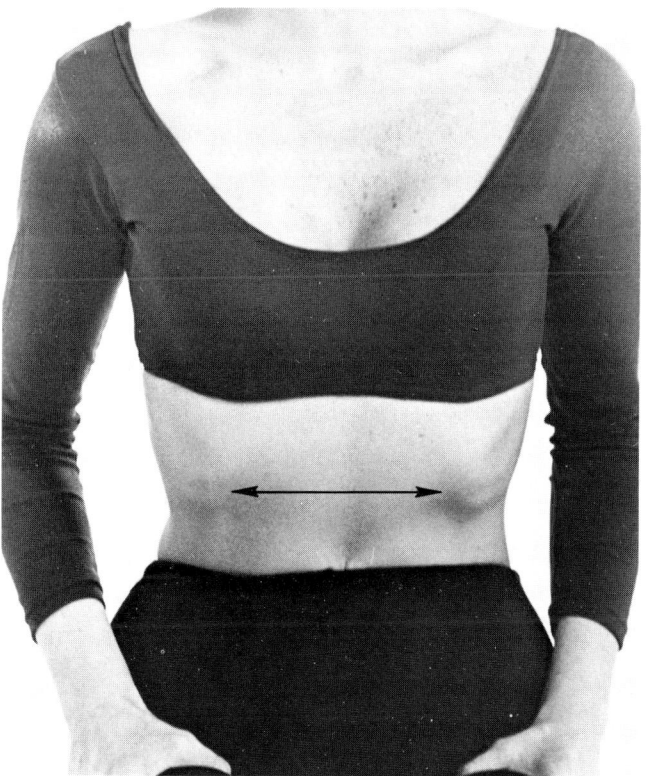

FIG. 3-1d

4 Der Bauch und das Becken

Die Bauchmuskeln zählen zu den wichtigsten Muskelgruppen, die an den Bewegungen der Wirbelsäule beteiligt sind. Beim Training der Bauchmuskulatur sollte man sich vor Augen halten, daß das Becken stabilisiert sein muß, um die Bauchmuskeln optimal entwickeln zu können.

Bevor sie sich mit Yoga befaßten, haben viele Leute, die an ihrem Körper arbeiten wollen, gymnastische Übungen gemacht, um die Bauchmuskeln zu kräftigen, aber sie lernten dabei nie, welche Stellung das Kreuz einnehmen muß, um das Becken zu stabilisieren. Wiederholte Bauchmuskelübungen (Aufsetzen, Beinheben etc.) ohne ein vorgeneigtes, *stabilisiertes* Becken verstärkt nur eine Schwäche im Kreuz und läßt den Bauch hervortreten. Viele haben gewissenhaft trainiert, um ihren Bauch loszuwerden, der durch Schwangerschaft, Gewichtsveränderung oder Vernachlässigung schlaff geworden war, und das Problem hat sich dadurch leider nur noch vergrößert.

Das stabile Becken ist leicht vorgeneigt und biegt sich nicht über einen bestimmten Punkt hinaus, um die Bauchmuskeln optimal zu kräftigen. Zu den wichtigsten Muskeln, die diese Partie beherrschen und die trainiert werden sollen, zählen: die Rectus Abdominis Muskeln, die der Krümmung der Lendenwirbelsäule entgegenwirken und die Rippen nach unten ziehen. Es ist wichtig, sich vor Augen zu halten, daß diese Muskeln die Neigung des Beckens und die Krümmung des unteren Rückgrats kontrollieren. Obliquus Externus Abdominis ist ein Muskelpaar, das zu beiden Seiten des Unterleibs arbeitet. Es hilft bei der Drehung des Rumpfes mit, wenn es unabhängig voneinander funktioniert. Wenn es gemeinsam arbeitet, unterstützt es den Rectus-Abdominis-Muskel in seiner Bewegung (die rechte Seite des Muskels dreht nach links). Der Transversus-Abdominis-Muskel forciert die Ausatmung, indem er die Bauchwand nach innen zieht. Die Obliquus Internus Abdominis-Muskeln verlaufen diagonal in der entgegengesetzen Richtung zum Obliquus Externus.

Durch die Kippbewegung des Beckens liegt das Kreuz so flach wie möglich auf dem Boden auf. Das Steißbein ist auf dem Boden und versucht, sich zum Schambein hinaufzubiegen, das zum Brustbein hochgezogen werden soll. Die richtige Stellung ist wie beim »Baucheinziehen«, das man im Stehen beim Einnehmen der Grundstellung vornimmt.

Der Angelpunkt für das Kippen des Beckens befindet sich am Hüftknochen. Ich lasse meine Schüler, sich diesen Knochen wie einen Schalthebel oder eine Kurbel vorstellen, die zum Oberkörper gedreht werden müssen.

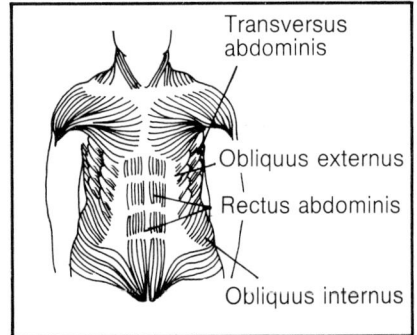

Transversus abdominis

Obliquus externus

Rectus abdominis

Obliquus internus

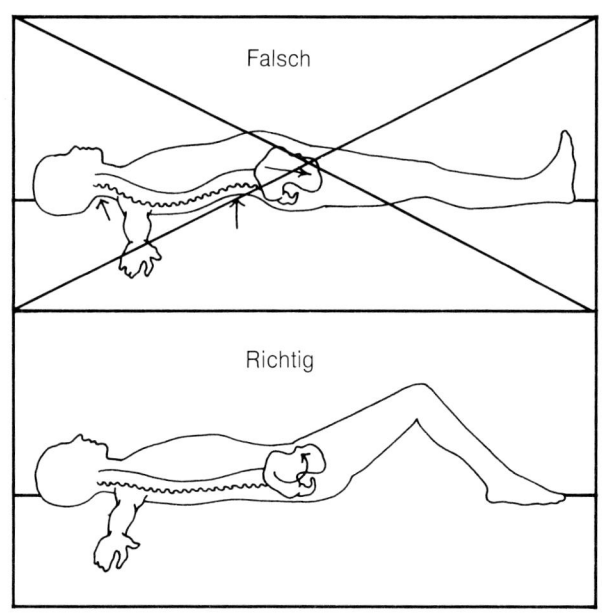

Falsch

Richtig

Außer der Hebeldrehung der Hüfte, die einem das Gefühl gibt, daß Steiß- und Schambein etwas höher und Kreuz- und Weichbein etwas tiefer liegen, muß der Bauch selbst entspannt und eingezogen sein; dies ist ein scheinbarer Widerspruch. Um das zu erreichen, legen Sie sich mit leicht gebeugten und auf Hüftbreite geöffneten Knien auf den Rücken. Atmen Sie ein und senken Sie die Arme so, daß die Hände gegen die Hüftknochen nach unten drücken. Atmen Sie aus, während Sie die Schultern nach hinten drehen, und drücken Sie zum Hüftknochen herunter, dabei drehen Sie Ihren Hüft-»Hebel«, um das Becken so weit wie möglich zu kippen. Am Ende des Ausatmens ziehen Sie das Zwerchfell unter die Rippen (Bauch hinein), indem Sie zum Schein einatmen, bevor Sie wirklich einatmen. Das zieht den Bauch und die Eingeweide unter die Rippen hoch und den Nabel zum Rückgrat. Nehmen Sie diese Position ein, so oft Sie im Begriff sind, eine Übung zu machen, die in liegender Stellung beginnt (falls ich keine anderen Angaben mache), insbesondere bei den Übungen für den Unterleib und das Kreuz. Dieses Beckenkippen wird in fast allen Positionen vorgenommen, und die richtige Stabilisierung dieser Partie ist entscheidend für den Erfolg oder Mißerfolg eines Übungsprogramms zur Straffung des Bauches.

Beinheben ist eine grundlegende Therapie für die Kreuz- und Bauchmuskeln. Kehren Sie wieder zum »Hebel« am Hüftknochen zurück und stellen Sie sich das Bein als einen Kran vor, den Sie mit einer Kette (den Muskeln) zu heben versuchen. Viele Beinhebeübungen, die gewissenhaft gemacht werden, versäumen es, das Becken durch Drehung des »Hebels« zu stabilisieren, so daß es eine Achse bildet, wobei die Kraft der Muskeln (Ketten) darauf konzentriert wird, das Bein (den Kran) zu heben. Die Arbeit des Beinhebens kommt nicht aus dem Bein, sondern aus dem gekippten, gedrehten, stabilisierten Becken, auf dem die Bauchmuskeln dann in perfekter Position ruhen und trainiert werden können, ohne herauszuspringen oder das Kreuz heraufzuziehen.

Der Gürtel wird bei Beinhebeübungen benutzt, um die Verlängerung und Streckung der Beinmuskeln von der gestreckten Ferse bis zum Schenkel aufrechtzuerhalten. Auf diese Weise sind die Muskeln nicht schlaff, und die Belastung des Bauches ist geringer.

Personen, die an Rückenschmerzen, vorstehendem Bauch, Hohlrücken, schwachen Beinmuskeln und flacher Atmung leiden, sollten den Übungen, die die Bauchregion stärken, besondere Aufmerksamkeit widmen.

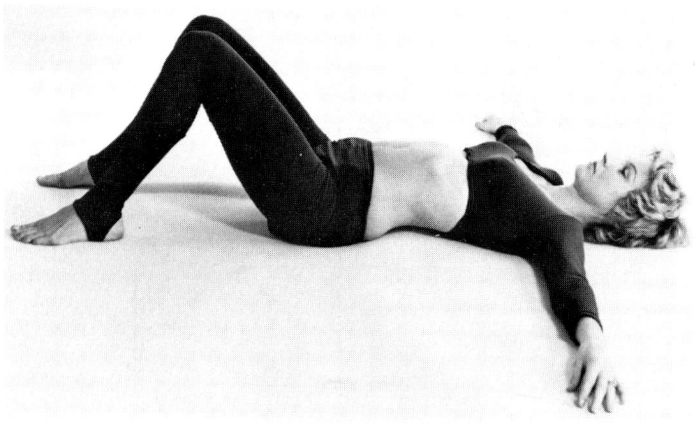

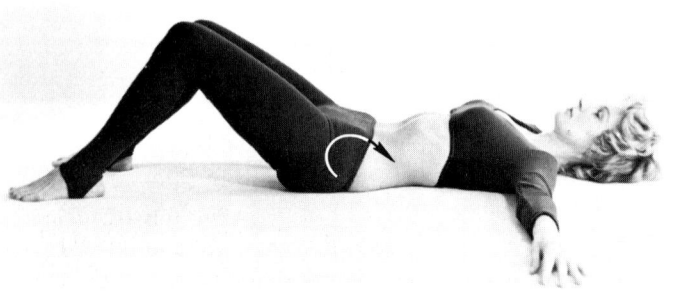

FIG. 4-1a

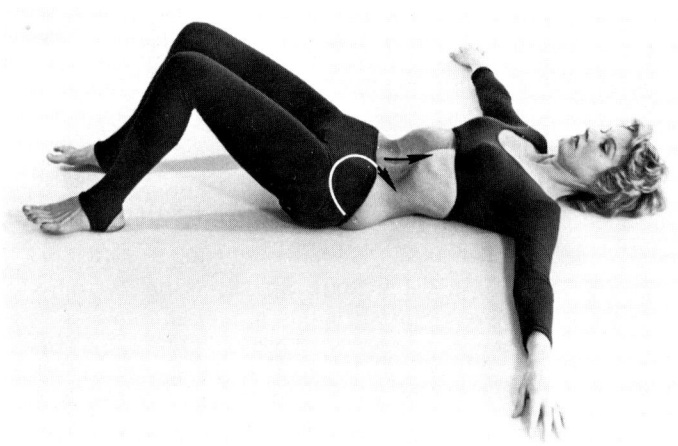

FIG. 4-1b

Bauchbeherrschung

Beckenkippen

Technik

1. Legen Sie sich auf den Rücken. Fast jeder hat eine Wölbung im Kreuz, wie in **Fig. 4-1a** zu sehen ist, und wenn Sie fortfahren, die Übungen zu machen, ohne mit dem Kreuz flach auf dem Boden aufzuliegen, werden Sie nicht nur Ihre Bauchmuskeln schwächen, sondern auch Ihren Rücken überbeanspruchen. Dessen eingedenk, vollziehen wir nun gewissenhaft alle folgenden Schritte.

2. Beugen Sie die Knie und kippen Sie das Becken, indem Sie Ihr Steißbein nach oben recken, während Sie das Kreuz auf den Boden drücken **(Fig. 4-1b)**. Atmen Sie aus und ziehen Sie den Bauch ein **(Fig. 4-1c)**, ohne einzuatmen. Danach können Sie die normale Atmung wieder aufnehmen. Aber beim Einatmen dehnen Sie die Rippen zur Seite und lassen Sie den Bauch nicht unter die Taille rutschen.

3. Lassen Sie das Becken in dieser gekippten Stellung, während Sie langsam Ihre Beine bis kurz vor den Punkt senken, an dem Ihr Kreuz wieder hochkommen möchte **(Fig. 4-1d)**. Bei manchen von Ihnen werden die Füße tiefer als auf diesem Bild sein, bei anderen weniger tief.

4. Verstärken Sie an diesem Punkt die Kippstellung des Beckens, um das Kreuz am Boden zu halten, und achten Sie darauf, daß Ihr Bauch eingezogen bleibt. Das funktioniert alles mühelos, wenn Sie die Wirbelsäule gestreckt halten.

5. Üben Sie die Schritte 1 bis 4, bis es ein automatischer Vorgang wird, sooft Sie im Liegen oder Stehen das Becken kippen.

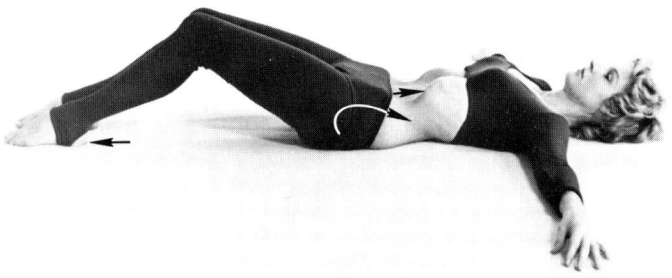

FIG. 4-1c

FIG. 4-1d

Bauchheben Aufwärmen

Technik

1. Legen Sie sich mit hüftbreit geöffneten Beinen auf Ihre Matte. Beugen Sie die Knie, bis Ihre Füße flach auf dem Boden ruhen (siehe **Fig. 4-2a**).

2. Machen Sie zwei Vollständige Rippenatmungen. Nach dem dritten Einatmen, wenn das Brustbein oben und die Schultern unten sind, blasen Sie kräftig die *gesamte* Luft aus, die in Ihrer Lunge ist, ohne den Bauch ein- und hochzuziehen, bis Ihre Rippen völlig zusammengezogen sind **(Fig. 4-2b)**.

3. Bilden Sie mit der Zunge ein »Ventil«, das keine Luft hereinläßt, indem Sie sie gegen den Gaumen drükken. Atmen Sie erst wieder ein, nachdem Sie die ganze Übung abgeschlossen haben.

4. Kippen Sie das Becken (während Sie die ganze Bauchpartie nach hinten zur Wirbelsäule ziehen) und heben Sie es zum Brustbein hoch. Um sich zu strekken, drücken Sie mit Ihren Händen gegen Ihre Hüften **(Fig. 4-2c)**. Das wird Ihnen helfen, das Becken noch stärker zu kippen und Ihre Wirbelsäule ganz flach auf den Boden zu drücken.

5. Sobald Sie die richtige Bauchhaltung eingenommen haben, spüren Sie das Vakuum in Ihrer Kehle. Nützen Sie dieses Vakuum, indem Sie das Gesäß leicht anspannen und versuchen, den Bauch noch etwas weiter ein- und hochzuziehen. Bleiben Sie so, während Sie bis fünf zählen. Jetzt können Sie den Bauch entspannen und einatmen **(Fig. 4-2d)**. Machen Sie zwei langsame Rippenatemzüge, um Ihre Atmung wieder zu normalisieren.

6. Wiederholen Sie das Ganze zweimal, aber achten Sie darauf, sich zwischen jeder Übung zu entspannen.

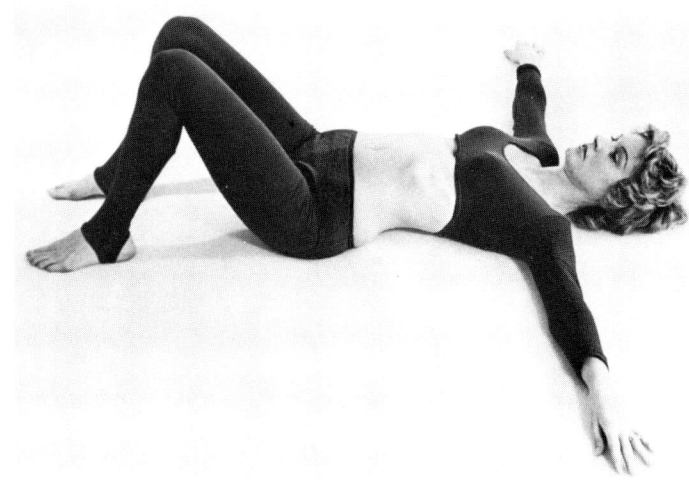

FIG. 4-2a

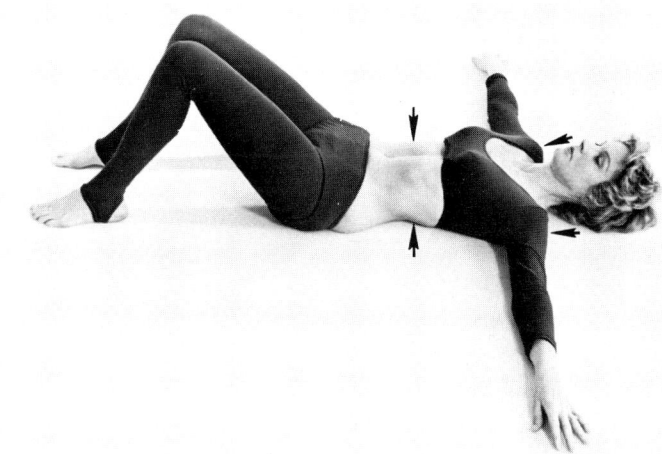

FIG. 4-2b

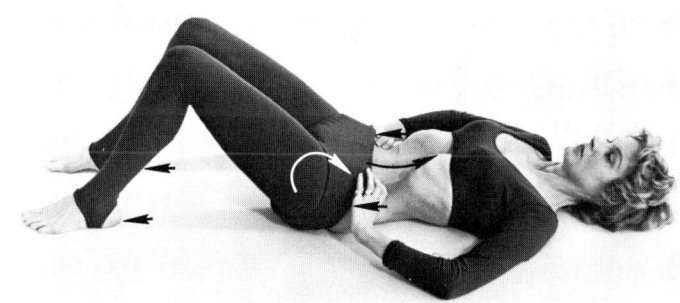

FIG. 4-2c

FIG. 4-2d

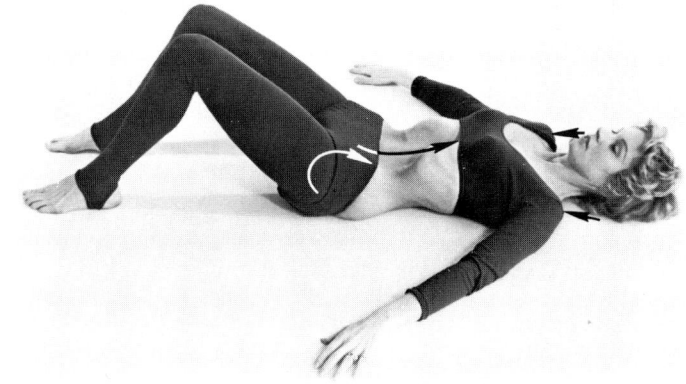

19

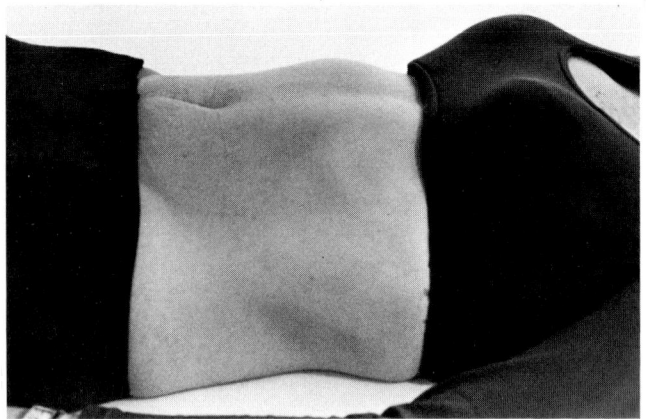

FIG. 4-3a

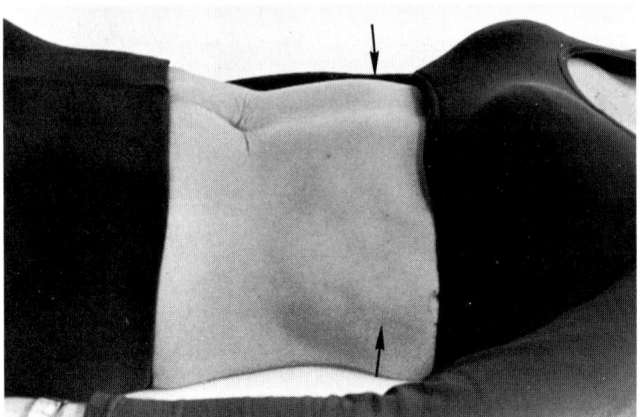

FIG. 4-3b

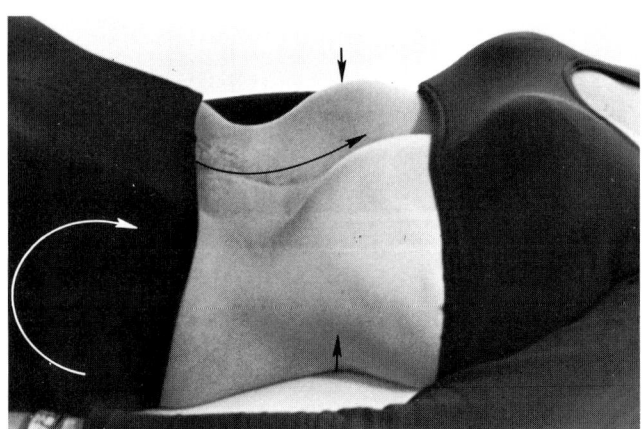

FIG. 4-3c
FIG. 4-3d

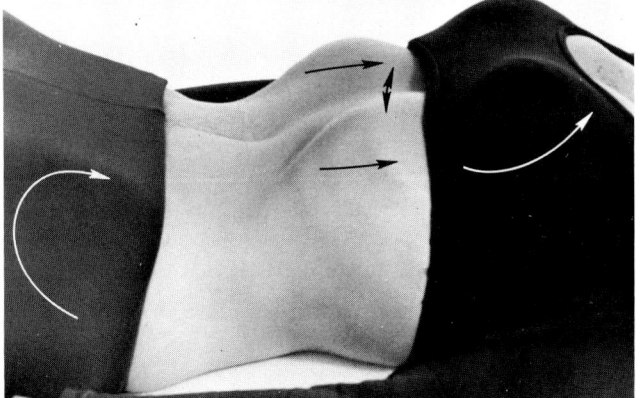

Baucheinziehen

Technik

1. Jetzt haben Sie sich aufgewärmt und Ihre Bauchmuskeln beherrschen gelernt. Dieses Baucheinziehen werden Sie praktizieren, wenn Sie Ihre Übungen machen.

2. Entspannen Sie sich wie in **Fig. 4-3a** mit den Armen neben dem Körper. Atmen Sie ein, wobei Sie das Brustbein heben. Atmen Sie aus, ziehen Sie Bauch und Rippen zusammen und senken Sie die Schultern dabei zum Boden. Atmen Sie weiter aus und spannen Sie dabei das Gesäß an. Lassen Sie das Brustbein oben, während die Rippen völlig zusammengezogen sind **(Fig. 4-3b)**.

3. *Atmen Sie nicht ein.* Kippen Sie das Becken, atmen Sie *zum Schein* ein und ziehen Sie den Bauch zum Brustbein hoch **(Fig. 4-3c)**. Sobald Sie das gemacht haben, lassen Sie Ihren Atem in ein tiefes Einatmen strömen **(Fig. 4-3d)**. Dieses »Baucheinziehen« sollte fließend in ein ruhiges Einatmen übergehen. Das Einatmen sollte kein starkes Keuchen sein.

4. Spüren Sie, wie sich Ihre Lunge mit Luft füllt und die Rippen sich zur Seite dehnen. Man beachte: das Becken ist immer noch gekippt und der Bauch flach. Während dieses ganzen Vorgangs sollten Ihre Schultern entspannt sein.

5. Wiederholen Sie das, bis Sie fließend ein- und ausatmen und dabei das Baucheinziehen praktizieren können. Dies ist ein Grundvorgang, der sich in diesem Buch ständig wiederholt; er muß befolgt werden, um die Positionen richtig auszuführen, mit einer Ausnahme (eine Position, bei der Sie *auf* dem Bauch liegen).

Tips

1. Achten Sie darauf, daß Ihre Füße in der richtigen Position sind, nicht zu nahe am Gesäß.

2. Für die Aufwärmübung Bauchhochziehen müssen Sie viel Anstrengung und Kraft darauf verwenden, die gesamte Luft aus Ihrer Lunge auszuatmen. Das ist überaus wichtig und ermöglicht es Ihnen, die richtige Hebung zu erreichen.

3. Falls Sie einen Hustenreiz verspüren, haben Sie vermutlich leicht eingeatmet, achten Sie deshalb darauf, daß das nicht mehr passiert.

4. Bei der Aufwärmübung Baucheinziehen sollten Sie den Bauch nicht so stark zusammenziehen, daß Sie beim Einatmen zu würgen beginnen. Dieser Vorgang sollte fließend in das Einatmen übergehen und zur zweiten Natur werden.

5. Eine gute Regel, an die man sich erinnern sollte, ist, nach jedem Ausatmen den Bauch neu einzuziehen und dadurch die Streckung zu erreichen, die man beim Einatmen in jeder Position braucht.

6. Bleiben Sie in beiden Variationen beim Ausatmen und Zusammenziehen der Bauchmuskeln und des Brustkorbs gestreckt und konzentrieren Sie sich darauf, Ihren Bauch unter Kontrolle zu halten. Das wird Ihnen leichter fallen, wenn Ihre Muskeln kräftiger geworden sind und Sie sich die nötige Disziplin angeeignet haben.

Nutzen

Hilft bei der Ausscheidung.
Festigt und stärkt die Bauchmuskeln.
Verleiht der Haut und den Bauchorganen Spannkraft.

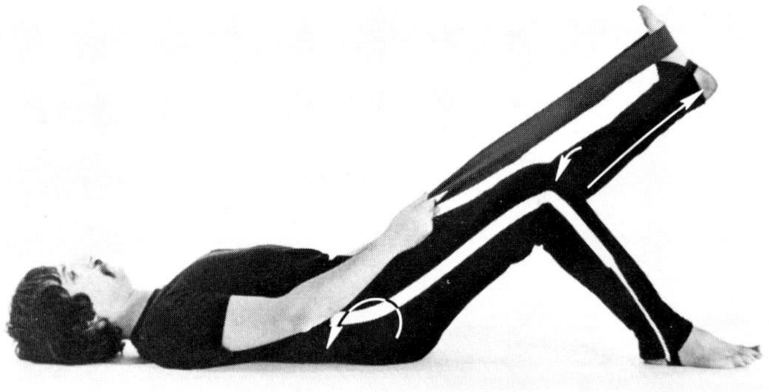

Einseitiges Beinheben

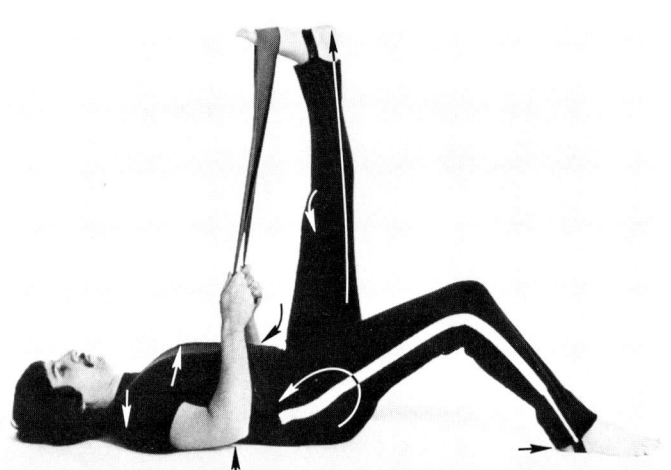

FIG. 4-4a

FIG. 4-4b

Technik

1. Legen Sie sich hin und beugen Sie die Knie. Heben Sie das linke Knie zur Brust und schlingen Sie den Gürtel um den Ballen des linken Fußes. Strecken Sie das Bein und ziehen Sie dabei die Kniescheibe zum Schenkel hoch. Senken Sie das Bein, so daß beide Knie auf derselben Höhe sind (Fig. 4-4a).
2. Atmen Sie in dieser Stellung ein und strecken Sie dabei die Ferse. Atmen Sie aus, wobei Sie Bauch und Rippen zusammenziehen und das Becken kippen, heben Sie das Bein senkrecht zur Decke (Fig. 4-4b).
3. Drücken Sie, ohne Ihren Rumpf zu bewegen, mit der linken Ferse nach oben, wobei Ihre rechte Ferse das Steißbein hochdrückt, soweit die Verschiebung der Haut dies zuläßt.
4. Dadurch wird Ihr Becken noch stärker gekippt. Nach Vollständigem Ausatmen machen Sie das Bauch-einziehen, das fließend in ein Einatmen übergeht. Recken Sie die Ferse mit gestrecktem Bein hoch.
5. Halten Sie den Gürtel so, daß Ihre Ellbogen neben dem Körper etwa 2 cm über dem Boden sind. (Fig. 4-4b).
6. Ziehen Sie den Bauch ein und kippen Sie das Becken. Atmen Sie aus und strecken Sie dabei das ganze Bein, aber nicht so stark, daß das Gesäß vom Boden abhebt. Spüren Sie die Streckung aus der Hüfte heraus.
7. Sobald Sie die obige Übung mit geradem Rücken, eingezogenem Bauch und ohne Verspannung beherr-schen, können Sie den Gürtel weglassen. Achten Sie darauf, Ihren Bauch gut unter Kontrolle zu halten, so daß er fest eingezogen bleibt und nicht vorsteht. Und halten Sie das Bein senkrecht und gestreckt.
8. Atmen Sie noch einmal ein. Atmen Sie aus und sen-ken Sie das linke Bein dabei mit gestreckter Ferse. Senken Sie es bloß bis zu dem Punkt, an dem beide Knie in gleicher Höhe sind, beugen Sie dann das Knie und stellen Sie den Fuß auf den Boden. Wiederholen Sie die Übung mit dem rechten Bein und dann beide Seiten noch zweimal.

Beidseitiges Beinheben

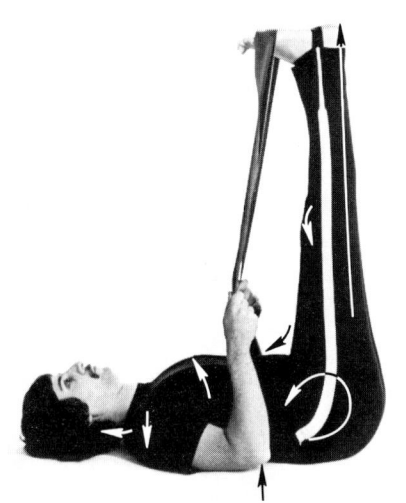

FIG. 4-4c

Technik

1. Beugen Sie beide Knie zur Brust. Schlingen Sie den Gürtel um die Ballen beider Füße.
2. Atmen Sie ein. Atmen Sie aus, während Sie die Beine heben und ausstrecken (Fig. 4-4c). Nehmen Sie die Armstellung ein (Schritt 5).
3. Atmen Sie ein, praktizieren Sie dabei das Bauch-

einziehen, während Sie die Fersen strecken. Die Kniescheiben bleiben zum Schenkel hochgezogen.

4. Atmen Sie aus und senken Sie dabei Ihre Schultern weg von den Ohren, strecken Sie den Nacken und senken Sie das Kinn, bis die Wirbelsäule möglichst gerade auf dem Boden aufliegt.

5. Machen Sie in dieser Stellung drei rhythmische Atemzüge. Beim Einatmen strecken Sie die Ferse und beim Ausatmen ziehen Sie Bauch und Rippen ein. Drücken Sie Ihre Schultern nach unten. Bauch unten lassen.

6. Sobald Sie Ihren Bauch besser unter Kontrolle haben, werden Sie merken, daß Sie den Gürtel nicht mehr brauchen. **(Fig. 4-4d)**

7. Atmen Sie nochmals ein. Beim Ausatmen strecken Sie die Ferse, lassen Sie das Becken gekippt; senken Sie langsam die Beine so weit, wie Ihr Kreuz auf dem Boden und Ihr Bauch eingezogen bleibt.

8. Knapp bevor Sie spüren, daß Sie die Kontrolle verlieren, beugen Sie die Knie und stellen Sie die Füße auf den Boden. Machen Sie einige Atemzüge zur Entspannung. Nach Wunsch wiederholen.

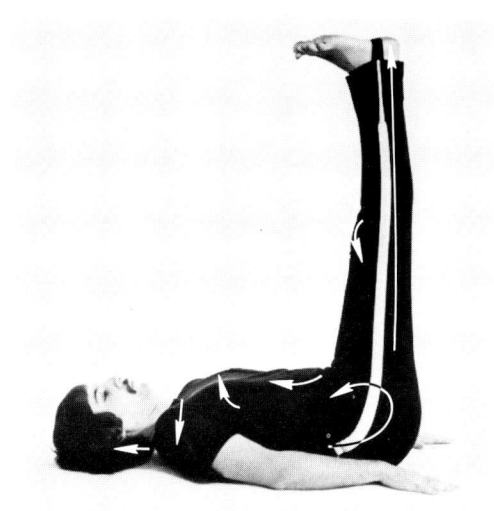

FIG. 4-4d

Tips

1. Achten Sie darauf, daß der Gürtel auf dem Fußballen sitzt. Lassen Sie ihn nicht in die Wölbung gleiten.

2. Achten Sie darauf, bei jedem Ausatmen die Schultern auf den Boden hinunter und weg von den Ohren zu drücken. Heben Sie das Brustbein bei jedem Einatmen nach dem Baucheinziehen nach oben. Das erhöht Ihr Atmungsvolumen und erleichtert die Schulterdrehung.

3. Versuchen Sie am Anfang nicht, beide Beine zu heben und zu senken. Das würde nur Ihr Kreuz überanstrengen. Erst wenn Sie die oben beschriebenen Schritte mit einem Gürtel ausführen und die Beine auf den Boden senken können, wobei das Kreuz gerade und der Bauch eingezogen bleibt, sind Sie in der Lage, es auch nur zu versuchen. Wenn Ihr Bauch hochkommt und Ihr Kreuz sich vom Boden hebt, sind Sie noch nicht so weit.

4. Konzentrieren Sie sich auf das Strecken der Muskeln an der Hinterseite des Beines, wenn Sie die Ferse recken. Dadurch vermeiden Sie einen Krampf in der Vorderseite des Schenkels.

5. Zählen Sie während dieser Übung beim Ein- und Ausatmen jeweils bis vier, mit Ausnahme des letzten Ausatmens, bei dem Sie gleichzeitig mit dem Senken des Beines bis acht zählen.

Nutzen

Kräftigt und festigt die Bauchorgane.
Entspannt die Beine und ist gut gegen Krampfadern.

5 Der Schultergürtel

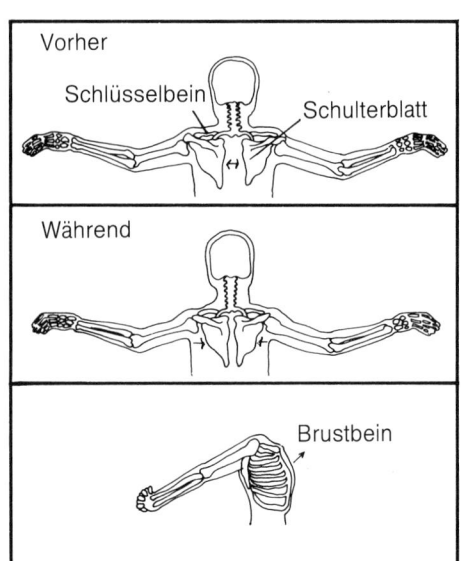

Vorher

Schlüsselbein

Schulterblatt

Während

Brustbein

Gewohnheitsmäßige schlechte Haltung und falsche Atmung sind die üblichen Gründe, weshalb die Muskeln der Brust und des Schultergürtels nicht richtig funktionieren. Der Wert des tiefen Atmens besteht weniger in der Wirkung auf die Lunge als im Mobilisierungseffekt für den Brustkorb und sogar für die Wirbelsäule.

Wer eine Tanzausbildung oder ein Konditionstraining macht, konzentriert sich meist auf die Entwicklung und Kräftigung der Beine und übersieht dabei oft die Wichtigkeit der Entwicklung einer kräftigen Brustpartie und der richtigen Atmungsgewohnheiten.

Eine eingesunkene, schmale Brust läßt den Schüler rasch ermüden und macht ihn anfällig für Verletzungen der Rückenwirbel. Ein kurzer Überblick über die Anatomie dieser Region wird die wechselseitige Abhängigkeit und das Zusammenwirken aller ihrer Teile veranschaulichen.

Die Arme sind durch den Schultergürtel, der aus der Verbindung des Schlüsselbeins mit dem Schulterblatt gebildet wird, mit dem Rumpf verbunden. Das Schlüsselbein ist seinerseits mit dem Brustbein verbunden.

Der verbreitetste Haltungsfehler im Bereich des Schultergürtels sind die »vorhängenden Schultern«. Die sind durch eine Schwäche der Muskeln bedingt, die das Schulterblatt an der oberen Hinterwand des Brustkorbs halten. Menschen, die in dieser Region außergewöhnlich verspannt sind, verkrampfen diese Muskeln extrem, ihre Schultern werden starr, und das wirkt sich auf die gesamte Körperhaltung aus.

Die anatomische Skizze der Schulterblätter zeigt, wie sich diese zur Wirbelsäule und hinunter bewegen und zwar mit Hilfe der oberen Rückenmuskeln – nicht der Arme – und das Brustbein in die richtige Position bringen, nämlich diagonal nach vorne und hoch.

Durch die folgenden Übungen werden Sie den Brustkorb und Schultergürtel kräftigen. Ihre Bewegungen werden freier, Ihre Haltung besser und Ihre Atmung natürlicher werden. Sie werden auch feststellen, daß Ihr Rückgrat, Ihre Arme und Ihr Beckengürtel elastischer werden.

Achten Sie darauf, daß Sie in der »Halteposition« gute, komplette Rippenatemzüge machen. Dadurch wird sich Ihr Atmungsvolumen erhöhen.

Brustkorbdehnen

Technik

1. Stehen Sie gerade wie in **Fig. 5-1a**, die Füße etwas auseinander, und halten Sie mit den Händen einen Gürtel etwa in Hüftabstand. Beachten Sie, daß die Handflächen zum Gesäß zeigen.

2. Atmen Sie ein und heben Sie dabei das Brustbein, atmen Sie dann aus und senken Sie dabei die Schultern nach unten und hinten von den Ohren weg. Entspannen Sie den Nacken. Strecken Sie die Hände mit dem Gürtel nach unten und drehen Sie gleichzeitig die Ellbogen nach innen, bis die Arme gestreckt sind wie in **Fig. 5-1b**.

3. Atmen Sie ein und strecken Sie sich dann, wobei Sie das Brustbein heben. Beim Ausatmen drücken Sie die Schultern noch weiter nach hinten, bis Sie zwischen den Schulterblättern einen noch stärkeren Druck verspüren – ohne Anspannung oben im Hals.

4. Lassen Sie die Schulterblätter in dieser Stellung zusammengepreßt. Atmen Sie ein, wobei Sie das Brustbein wieder heben, und diesmal heben Sie die Arme beim Ausatmen, wobei Sie die Schulterblätter zusammengepreßt lassen wie in **Fig. 5-1c**. Opfern Sie nicht die Stellung der Schulterblätter, die Streckung und das hochgereckte Brustbein, indem Sie die Arme zu hoch heben.

5. Wenn Sie den für Sie richtigen Punkt gefunden haben, atmen Sie ein und heben Sie dabei das Brustbein; atmen Sie aus und drücken Sie dabei die Schultern noch weiter zurück. Senken Sie die Arme langsam wieder und machen Sie drei weitere Runden.

Tips

1. Wenn Sie ein Hohlkreuz machen, dann kippen Sie das Becken. Es ist wichtig, gerade zu stehen.

*2. Wenn Sie die Übung so machen können, daß sich die Hände auf dem Gürtel berühren, dann sind Sie in der Lage, sie ohne Gürtel zu machen. Verschränken Sie Ihre Hände auf dem Rücken, zuerst mit offenen, dann mit geschlossenen Handflächen wie in **Fig. 5-1d**. Beginnen Sie noch einmal von Punkt 1 und wiederholen Sie die weiteren Schritte.*

Nutzen

Der Brustkorb wird gedehnt, die Atmung wird voller.
Die Haltung bessert sich, vorhängende Schultern werden korrigiert.
Die Muskeln des Nackens, der Schultern und des oberen Rückens entspannen sich.

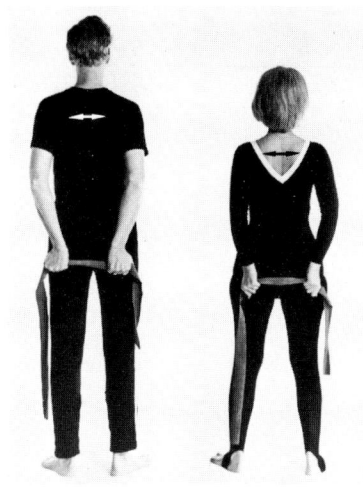

FIG. 5-1a

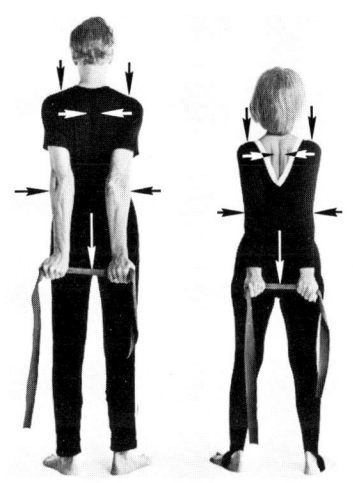

FIG. 5-1b

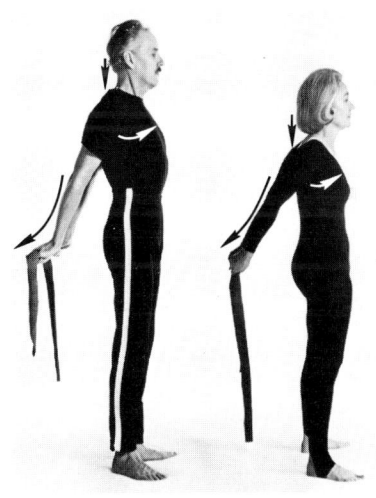

FIG. 5-1c

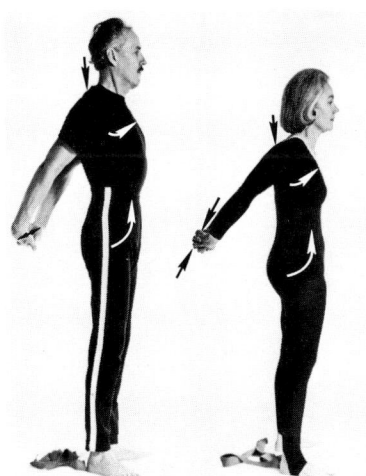

FIG. 5-1d

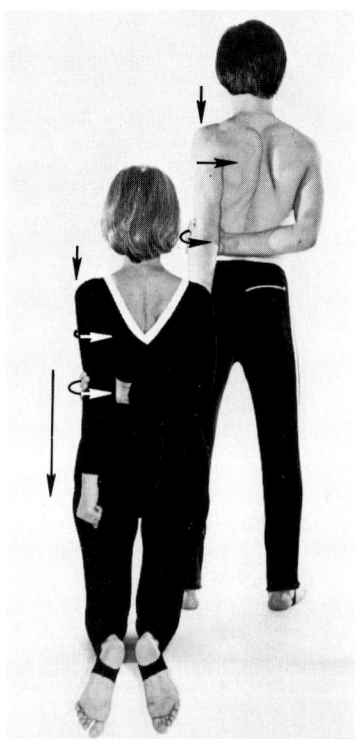

FIG. 5-2a

Schulterblätter zusammendrücken

Technik

1. Sie können entweder stehen oder knien, aber Sie müssen das Rückgrat gerade halten.

2. Machen Sie mit der linken Hand eine Faust. Strecken Sie den linken Arm. Drehen Sie Ihre linke Schulter nach hinten und nach unten, weg vom Ohr.

3. Beugen Sie den rechten Arm am Ellbogen. Fassen Sie von hinten den linken Arm knapp über dem Ellbogen. Beugen Sie den linken Ellbogen nicht. Atmen Sie ein, während Sie sich nach oben strecken. Atmen Sie aus, während Sie die linke Schulter nach hinten drehen und spüren, wie das linke Schulterblatt zur Mitte zieht, wie in **Fig. 5-2a**. Halten Sie die Stellung und zählen Sie bis fünf und wiederholen Sie dann die Übung mit dem anderen Schulterblatt.

4. Sie sind jetzt aufgewärmt für die Schulterblattübung. Atmen Sie ein, während Sie die Arme auf Schulterhöhe seitwärts strecken. Lassen Sie Ihre Schultern nicht zu den Ohren hochkommen, wie in **Fig. 5-2b**. Halten Sie sie unten. Beim Ausatmen strecken Sie die Hände so weit wie möglich zur Seite und spüren Sie dabei, wie sich die Arme verlängern, wie in **Fig. 5-2c**. Halten Sie die Stellung, während Sie bis fünf zählen.

5. Atmen Sie jetzt aus und drücken Sie Ihre Schulterblätter zusammen, als wollten Sie eine Münze dazwischen festhalten, ohne Ihre Arme nach hinten zu bewegen und mit entspannten Handgelenken und Ellbogen, wie in **Fig. 5-2d**. Bleiben Sie in dieser Stellung, während Sie bis fünf zählen. Spannen Sie den Hals nicht an. Lassen Sie los und senken Sie langsam die Arme. Sie können die Schritte 4–5 viermal wiederholen.

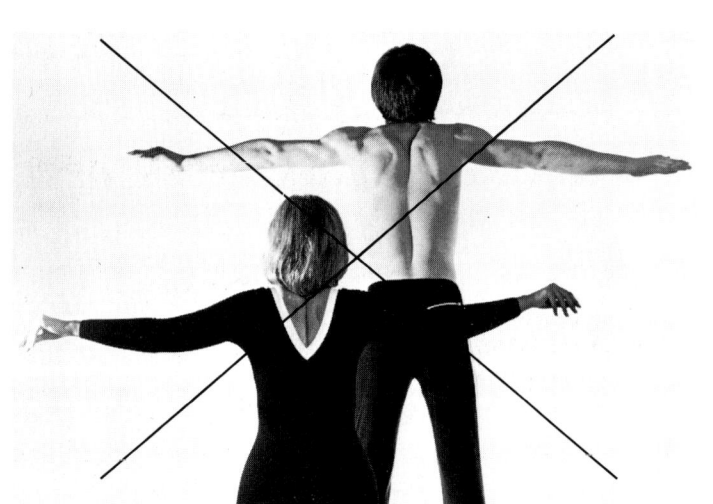

FIG. 5-2b

Tips

1. *Heben Sie die Schultern nicht zu den Ohren hoch.*

2. *Wackeln Sie mit den Armen und Schultern nicht auf und ab.*

3. *Die ausgestrecken Arme müssen ganz gerade sein, aber wenn Sie die Schulterblätter zusammendrücken, beugen sich die Ellbogen ganz leicht ab.*

4. *Die Schulterblätter pressen sich nur gegeneinander und lassen dann wieder los. Die Arme bewegen sich nicht vor und zurück.*

Nutzen

Festigt die Muskeln des oberen Rückens und der Brust. Bekämpft Bursitis (Schleimbeutelentzündung) und arthritische Schmerzen.

Baut die Verspannungen in den Schultern und im oberen Teil des Rückens ab.

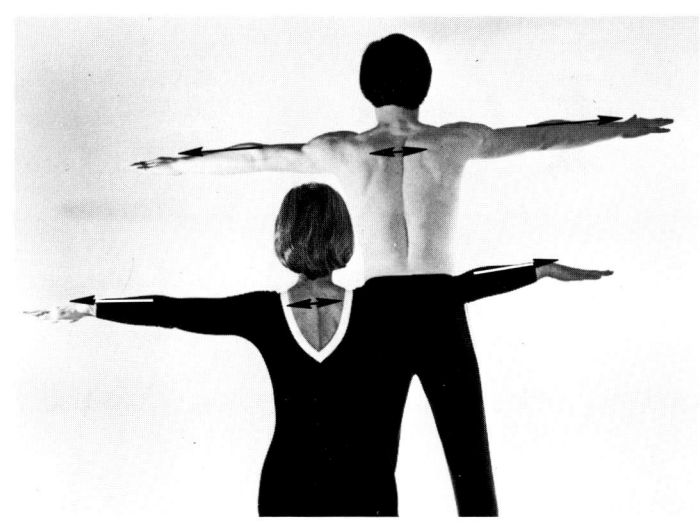

FIG. 5-2c

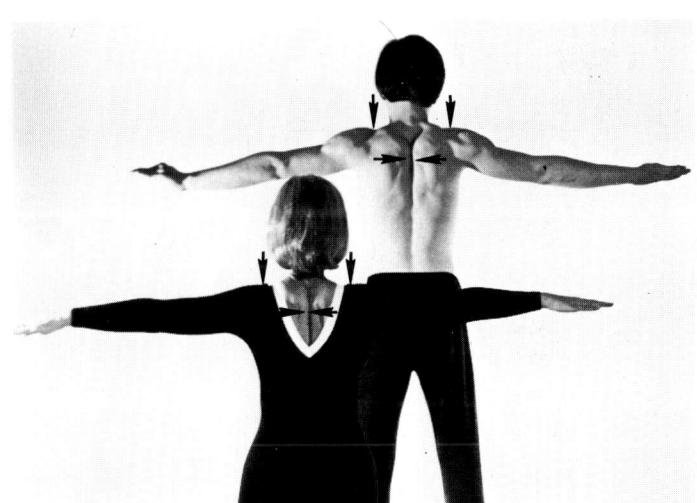

FIG. 5-2d

27

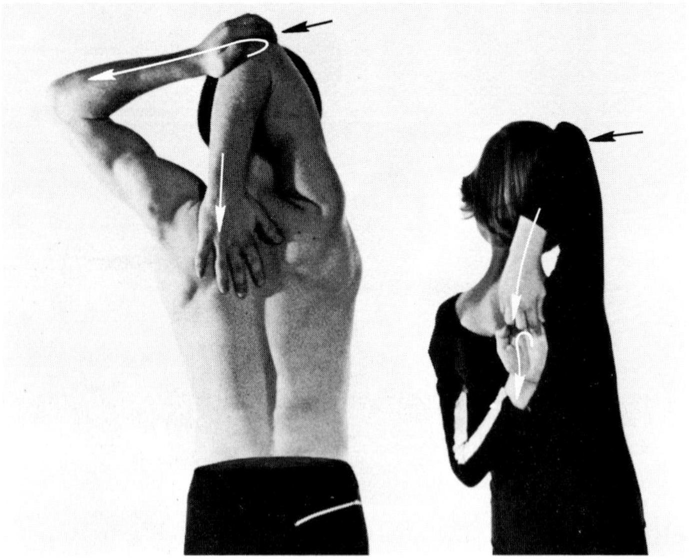

FIG. 5-3a

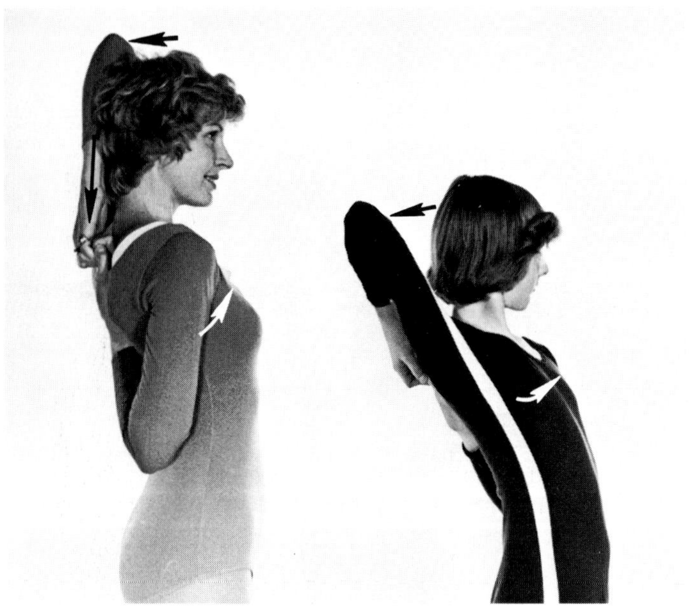

FIG. 5-3b

Schulterstrecken

Händeverschränken auf dem Rücken

Technik

1. Sitzen oder stehen Sie mit geradem Rückgrat. Heben Sie den rechten Arm nach oben. Beugen Sie ihn am Ellbogen und führen Sie Ihre rechte Hand zur linken Schulter. Fassen Sie mit Ihrer linken Hand den rechten Ellbogen. Ziehen Sie den rechten Ellbogen unmittelbar hinter den Kopf, wie in **Fig. 5-3a** (links). Halten Sie den Kopf gerade. Ihre rechte Hand liegt jetzt tiefer auf der Wirbelsäule auf.

2. Senken Sie Ihre Hand noch tiefer entlang der Wirbelsäule nach unten, während Sie die linke Hand sinken lassen und dann hinter dem Rücken damit nach der rechten Hand greifen, wie in **Fig. 5-3a** (rechts).

3. Sobald Sie das korrekt ausgeführt haben, versuchen Sie, den rechten Arm und Ellbogen vom Kopf wegzuziehen, wie in **Fig. 5-3b** (links). Atmen Sie ein, strekken Sie sich und atmen Sie dann aus, während Sie den Arm noch weiter nach hinten ziehen, wie in **Fig. 5-3b** (rechts). Machen Sie noch zwei Atemzüge. Denken Sie daran, daß der Kopf gerade bleibt. Wiederholen Sie den gleichen Vorgang mit dem linken Arm.

Händefalten auf dem Rücken

Technik

1. Sitzen oder stehen Sie mit geradem Rückgrat. Legen Sie die Handflächen beider Hände in Gürtelhöhe auf dem Rücken zusammen, wobei die Finger nach unten zeigen, wie in **Fig. 5-3c** (links).
2. Drehen Sie die Fingerspitzen zur Wirbelsäule und nach oben, gleiten Sie mit den Händen entlang der Wirbelsäule nach oben und stoppen Sie zwischen den Schulterblättern, wie in **Fig. 5-3c** (rechts).
3. Atmen Sie ein, während Sie das Brustbein heben und das Becken kippen. Atmen Sie aus, während Sie die Schultern nach hinten drehen und mit den Ellbogen nach hinten wippen, wie in **Fig. 5-3d** (links) und **5-3d** (rechts).
4. Lassen Sie los und wiederholen Sie den gesamten Ablauf noch zweimal.
   Lassen Sie los und entspannen Sie sich, indem Sie sich vorbeugen und die Arme vor sich auf den Boden baumeln lassen.

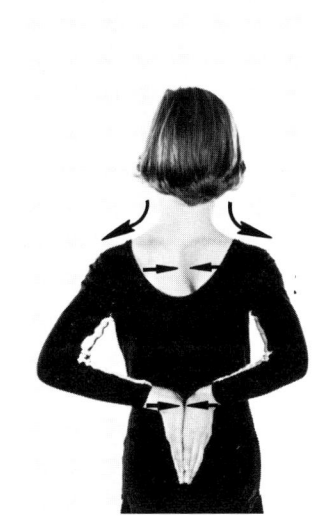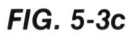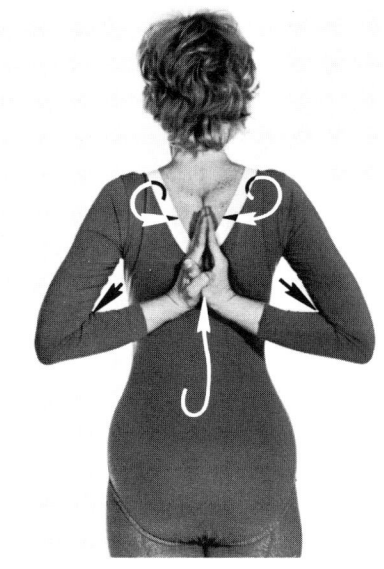

FIG. 5-3c

Tips

1. *Wenn Sie Ihre Finger nicht zur Wirbelsäule drehen können, hat es keinen Sinn, diese Übung zu machen. Üben Sie weiterhin das Zusammendrücken der Schulterblätter und das Dehnen des Brustkorbs.*
2. *Achten Sie bei diesen beiden Stellungen darauf, daß Sie die Schultern nicht nach vorn drücken, um Ihr Ziel zu erreichen. Es ist besser, die Schultern nach hinten zu drehen, selbst wenn Sie dadurch nicht so weit kommen.*
3. *Versuchen Sie den Kopf gerade zu halten, obwohl er die Tendenz hat, sich vorzubeugen.*

Nutzen

Löst die Verspannung in den Schultern.
Korrigiert Rundrücken.
Gut gegen Arthritis in den Schultern.

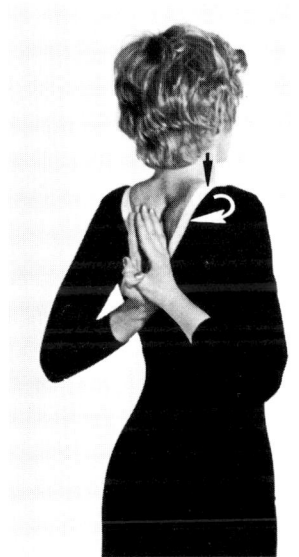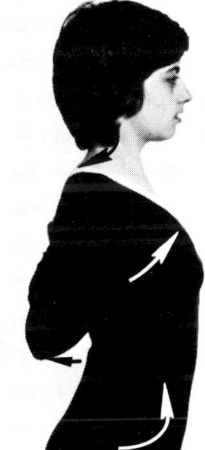

FIG. 5-3d

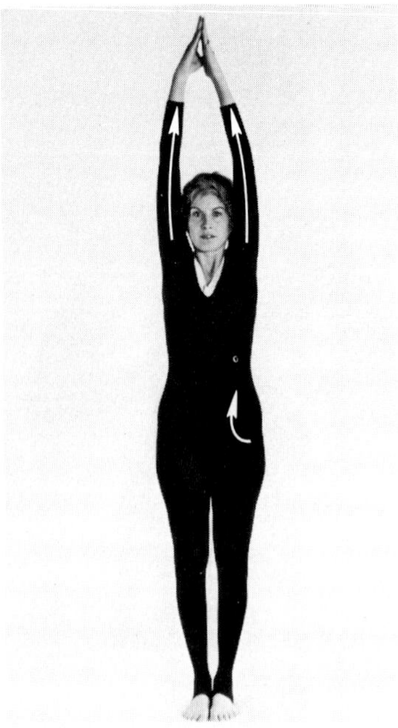

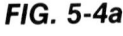

FIG. 5-4a

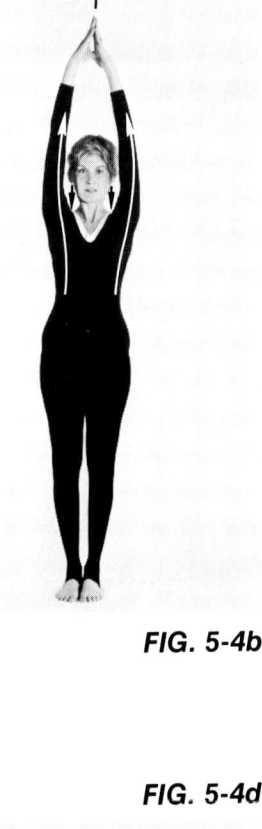

FIG. 5-4b

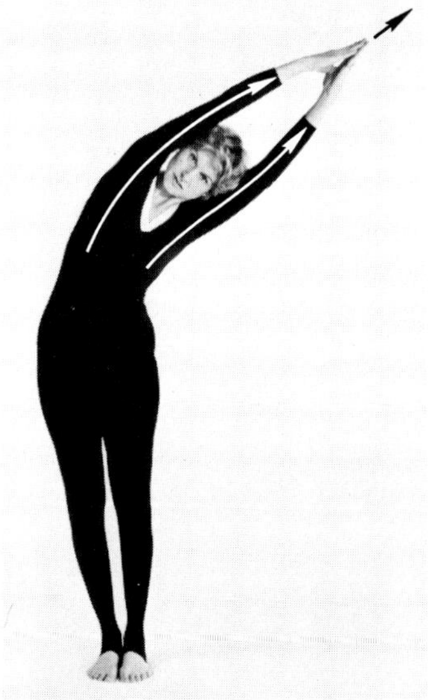

FIG. 5-4d

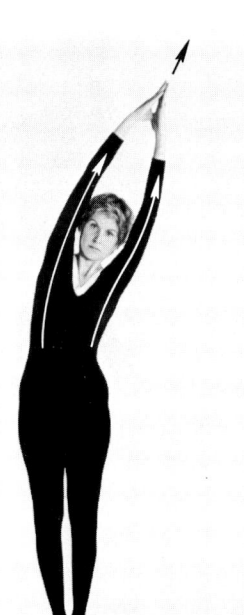

FIG. 5-4c

Streckübungen im Stehen

Technik

1. Stehen Sie gerade mit geschlossenen Füßen. Atmen Sie ein, während Sie die Arme über den Kopf heben und die Daumen miteinander verschränken. Halten Sie den Rücken gerade. Kippen Sie das Becken. Atmen Sie aus, während Sie sich noch stärker zur Decke strecken, wie in **Fig. 5-4a**.

2. Atmen Sie ein, und bleiben Sie gestreckt; senken Sie die Schultern, so daß der Hals entspannt ist, wie in **Fig. 5-4b**. Atmen Sie aus, während Sie sich wieder zur Decke strecken, aber spüren Sie dabei die Hebung vom Unterarm und vom Brustkorb aus.

3. Atmen Sie ein, behalten Sie diese Stellung bei und spannen Sie das Gesäß an. Atmen Sie aus, während Sie sich so weit wie möglich nach links beugen, ohne Ihre Hüften zu bewegen, wie in **Fig. 5-4c**.

4. Atmen Sie in dieser Stellung nochmals ein, während Sie sich zur Seite strecken. Atmen Sie jetzt aus, und Sie werden feststellen, daß Sie Ihren Körper noch weiter strecken und noch tiefer zur Seite neigen können, wie in **Fig. 5-4d**.

5. Atmen Sie ein und kehren Sie in die aufrechte Stellung zurück. Wiederholen Sie dasselbe nach rechts.

Tips

1. Es ist sehr wichtig, sich darauf zu konzentrieren, tief und gleichmäßig zu atmen.

2. Achten Sie darauf, daß Sie sich nach jedem Ausatmen, wenn Sie glauben, sich nicht weiter zur Seite neigen zu können, durch Einatmen während des Streckens und Ausatmen während des Entspannens noch weiter zur Seite beugen können. Denken Sie während der ganzen Übungen daran, daß Ihr Atmungsrhythmus Sie in die Bewegung führen soll. Forcieren Sie niemals eine Bewegung.

3. Schauen Sie mit dem Gesicht immer nach vorn und lehnen Sie sich weder vor noch zurück, während Sie sich so zur Seite neigen, daß die Arme an den Ohren bleiben. Spannen Sie das Gesäß an, das hilft Ihnen, die Hüftstellung unverändert beizubehalten.

Nutzen

Ein Mittel gegen Bursitis.
Erhöht die Lungenkapazität.
Macht die Taille schlank, bekämpft den Fettansatz um die Körpermitte.

6 Durchbiegen und Strecken der Wirbelsäule

Das menschliche Rückgrat ist durchschnittlich siebzig Zentimeter lang. Es weist vier normale Krümmungen auf: die der Hals-, Brust- und Lendenwirbel und die des Kreuzbeins und Steißbeins.

Die Krümmungen des Rückgrats kommen durch die verschiedenartige Form und Dicke der einzelnen Wirbel zustande; die Bandscheiben sind Polster aus knorpeligem Material, die die einzelnen Wirbelkörper voneinander trennen. Jede bleibende Veränderung einer Krümmung wirkt sich auf die darüber oder darunter liegenden Bögen aus.

Wenn man die Wirbelsäule in der in **Fig. 1** gezeigten Weise überdehnt, zerrt oder überhebt, dann überlastet man die untere Lendenwirbelpartie und setzt sie einem übermäßigen Druck aus.

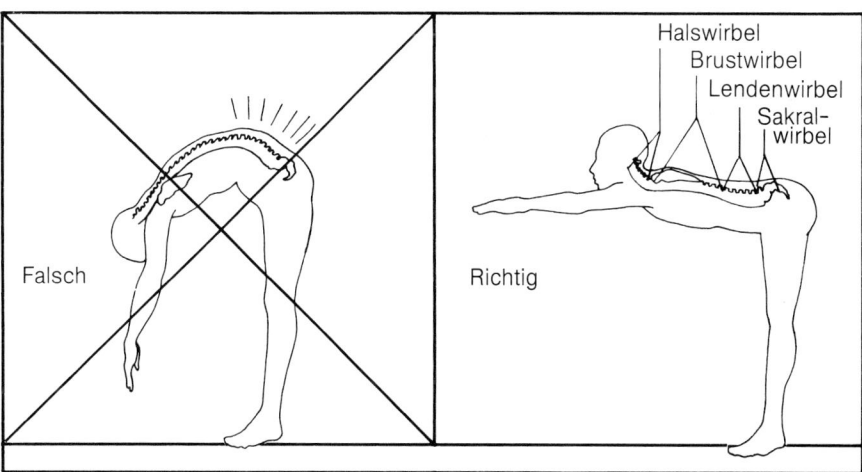

Falsch

Richtig

Halswirbel
Brustwirbel
Lendenwirbel
Sakral-
wirbel

Figur 1

Wenn eine Bandscheibe beschädigt wird, tritt eine gelatineartige Masse aus, und der Druck auf die spinalen Nervenwurzeln verursacht starke Schmerzen.

Die vier normalen Krümmungen der Wirbelsäule ermöglichen eine optimale Beweglichkeit, wenn sie innerhalb ihres Bewegungsspektrums gedehnt oder gestreckt werden. In meinem Unterricht, der darauf abzielt, eine gesunde Wirbelsäule zu bekommen und zu erhalten, lasse ich meine Schüler fleißig an zwei grundlegenden Übungsreihen arbeiten. Die erste, das Strecken der Wirbelsäule, stellt eine Kombination aus Atem- und Bewegungsübungen dar. Der Schüler atmet zuerst aus und hält kurz inne, wenn die ganze Luft ausgestoßen ist, damit er den Bauch in Rippenhöhe zum Rückgrat ein- und hochziehen kann, während das Zwerchfell gehoben wird (Baucheinziehen). Gleichzeitig mit einem tiefen, langsamen Einatmen werden die Schultern nach hinten und unten gedreht, so daß sich der Brustkorb mit dieser Bewegung und der Luftaufnahme dehnt und das Brustbein den Rumpf nach vorn und nach oben dehnt. Tatsächlich kann die Anweisung »Bauch einziehen, einatmen und strecken« als ein einziger Bewegungsablauf angesehen werden.

Das Durchbiegen des Rückens, die zweite Grundübung für die Wirbelsäule, die in dieser Übungsreihe vorkommt, bedeutet, daß der Rücken vom Kopf bis zum Gesäß so gestreckt wird, daß die Wirbelsäule eine konkave Wölbung aufweist, in die die einzelnen Wirbel hineinfallen und »verschwinden«, statt wie Höcker herauszuragen. Sie können selbst überprüfen, ob es Ihnen gelungen ist, diese konkave Wölbung herbeizuführen, indem Sie die Wirbelsäule vom Kreuzbein ausgehend nach oben mit den Fingerspitzen abtasten.

Wenn Sie sich richtig gestreckt haben, indem Sie mit Kopf und Gesäß in entgegengesetzte Richtungen »zielen«, dann sollten Ihre Finger eine glatte Rille tasten. Wenn Ihnen das gelungen ist, *kippen Sie das Becken leicht nach vorn. Jetzt* werden Sie die Streckung der Wirbelsäule spüren und erleben. Das konkave Durchbiegen entspricht der natürlichen Krümmung der Lendenwirbel und ermöglicht es, das gesamte Rückgrat entsprechend zu strecken. Damit es kein Mißverständnis gibt, ein konkav durchgebogener Rücken ist *kein* Hohlrücken. Der konkav durchgebogene Rücken wölbt sich nur leicht nach innen, während der Hohlrücken viel stärker gewölbt ist und vermieden werden sollte.

Der konkav durchgebogene Rücken ist ein Grundprinzip vieler Positionen sowohl im Stehen als auch im Liegen und sollte geübt werden, bis er in Fleisch und Blut übergeht. Beachten Sie die Rolle, die er in den folgenden Positionen spielt.

32

Streckübung im Stehen mit Hilfsmitteln

Streckübung mit Gürtel

Technik

1. Stellen Sie sich hin, die Füße einen knappen Meter von einander entfernt. Fassen Sie Ihren Gürtel wie beim Brustkorbdehnen. Die Einzelheiten siehe dort.

2. Atmen Sie ein und strecken Sie sich, während Sie das Brustbein heben. Atmen Sie aus, drehen Sie Ihre Schultern nach hinten und unten und pressen Sie dabei die Schulterblätter fest zusammen.

3. Atmen Sie ein und strecken Sie sich; straffen Sie Ihre Beine, indem Sie die Kniescheiben zu den Schenkeln hochziehen. Atmen Sie aus, senken Sie die Hüften und recken Sie das Gesäß nach hinten, wie in **Fig. 6-1a** (links).

4. Atmen Sie ein, strecken Sie sich, heben Sie Ihr Brustbein. Atmen Sie aus, drehen Sie die Schultern zurück, strecken Sie die Arme weiter nach hinten und unten, während Sie daran arbeiten, den Rücken durchzubiegen. Nach jedem Vollständigen Ausatmen ziehen Sie den Bauch ein. Beim Einatmen strecken Sie sich. Lassen Sie die Kniescheiben oben.

5. Machen Sie mehrere tiefe Atemzüge im Rhythmus mit dieser Bewegung und senken Sie dabei den Oberkörper, wie in **Fig. 6-1a** (rechts).

6. Sie führen mit dem Brustbein und beugen sich aus der Hüfte nach unten. Wenn Sie parallel mit dem Fußboden sind und Ihr Rücken konkav durchgebogen ist, achten Sie darauf, daß Ihr Becken leicht nach innen gekippt ist, um den Rücken noch stärker zu strecken.

7. Während Sie das Brustbein noch weiter nach vorn strecken, recken Sie gleichzeitig das Gesäß nach hinten. Machen Sie mehrere tiefe Atemzüge im Rhythmus mit dieser Bewegung. Richten Sie sich danach auf und entspannen Sie sich.

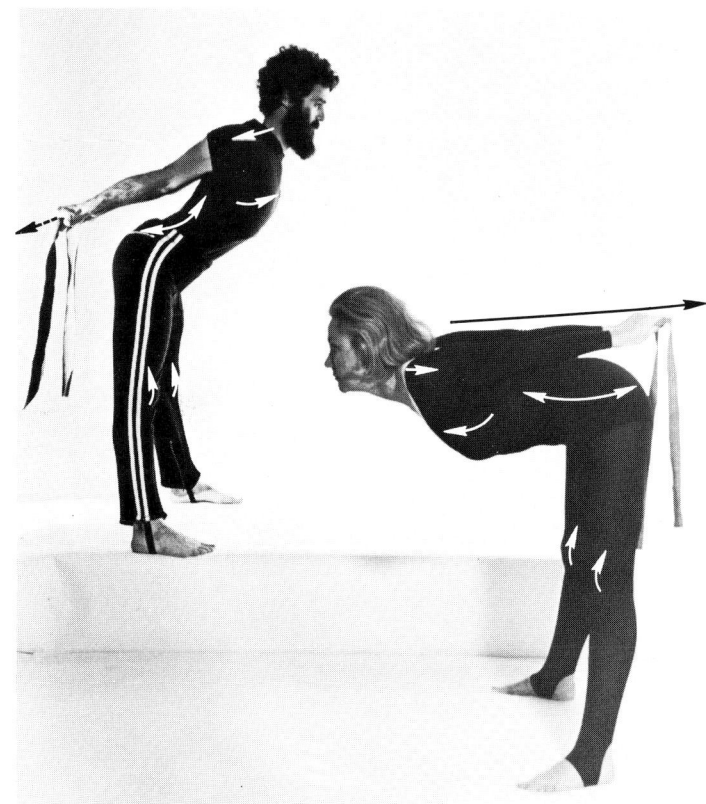

FIG. 6-1a

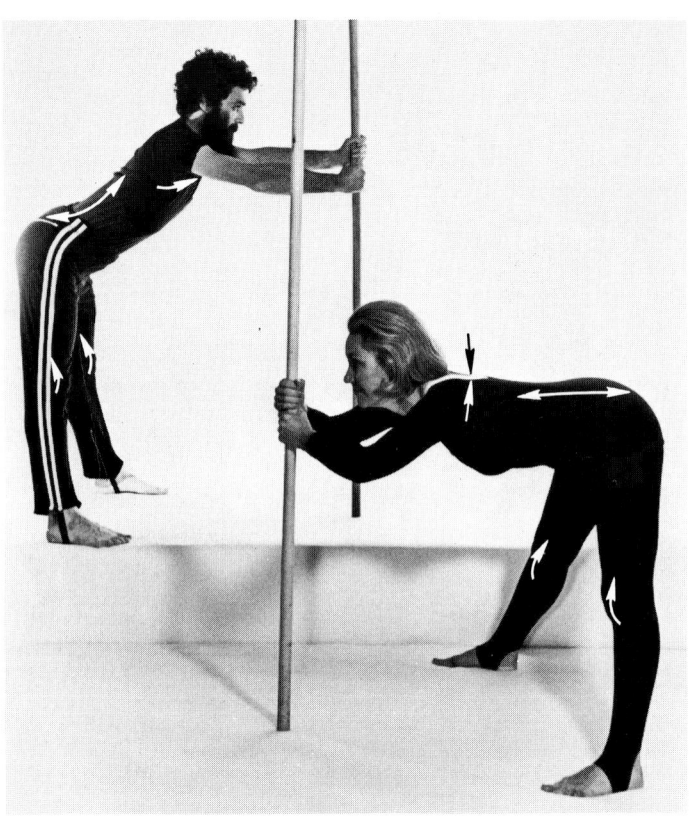

FIG. 6-1b

Streckübung im Stehen mit Stange

Technik

1. Halten Sie sich in Brusthöhe an einer festen Stange oder Türfüllung fest, wie in **Fig. 6-1b** (links). Strecken Sie sich und gehen Sie zurück, bis Ihre Füße genau unter Ihren Hüften sind.

2. Atmen Sie ein und strecken Sie sich, wobei Sie das Brustbein dehnen, die Kniescheiben heben und Ihr Gesäß so weit Sie können nach hinten recken. Strecken Sie Ihr Kinn mit erhobenem Kopf vor und atmen Sie aus, während Sie die Hüften nach unten drehen und das Gesäß nach hinten recken. Biegen Sie die Wirbelsäule durch, einen Wirbel nach dem anderen, beginnend vom Steißbein bis hinauf zu den zusammengepreßten Schulterblättern.

3. Lassen Sie mit einer Hand die Stange los und befühlen Sie Ihre Wirbelsäule. Wenn Sie richtig durchgebogen sind, sollten Sie die Wirbel nicht spüren. Die Höcker verschwinden. Wenn nicht, senken Sie Ihre Hände nicht, sondern fassen Sie die Stange wieder in Brusthöhe an. Senken Sie Ihre Schultern erst, wenn Sie spüren, daß Ihr Kreuz durchgebogen ist.

4. Machen Sie drei bis fünf Atemzüge und arbeiten Sie sich in diese Streckposition vor, während Sie Ihren Rücken weiter durchdrücken und mit Ihren Händen die Stange hinuntergehen, bis sie auf gleicher Höhe wie die Hüften sind, wie in **Fig. 6-1b** (rechts). Nach jedem Vollständigen Ausatmen ziehen Sie den Bauch ein und hoch und strecken Sie sich beim Einatmen.

5. Atmen Sie ein, dann strecken Sie sich und dehnen Sie Ihr Brustbein; atmen Sie aus, während Sie sich strecken und das Gesäß nach hinten drücken, um die Wirbelsäule konkav zu machen.

6. Sobald das Rückgrat konkav durchgebogen ist, kippen Sie das Becken leicht nach innen, um den Rücken zu strecken. Drücken Sie das Brustbein noch stärker nach vorn und das Gesäß gleichzeitig in die entgegengesetzte Richtung und machen Sie im Rhythmus mit dieser Bewegung mehrere tiefe Atemzüge. Wenn Sie dann langsam wieder hochkommen, werden Sie sich größer und schlanker als zuvor fühlen.

Streckübung im Stehen mit Kommode

1. Wenden Sie dieselbe Technik an wie oben, aber verschränken Sie die Arme. Stützen Sie Ihre Ellbogen auf die Kommode, wie in **Fig. 6-1c**. Führen Sie die Schritte 2–6 aus und pressen Sie die Schulterblätter fest zusammen. Denken Sie daran, die Kniescheiben hochzuziehen.

Streckübung im Stehen mit Stuhl

1. Knien Sie sich vor einen Stuhl und verschränken Sie die Arme, wobei die Ellbogen auf der Sitzfläche aufliegen. Strecken Sie den Rücken und recken Sie das Gesäß so weit nach hinten wie möglich, richten Sie dabei Ihre Knie, so daß diese genau unter den Hüften plaziert sind, wie in **Fig. 6-1d**. Verfahren Sie nun weiter wie bei den Schritten 5 und 6 der Streckübung mit Stange.

Tips

1. Sie müssen mit dem Durchdrücken der Wirbelsäule vom Steißbein aus beginnen und dieses dann Wirbel um Wirbel systematisch nach oben fortsetzen, bis Sie bei den zusammengepreßten Schulterblättern angekommen sind. Verstärken Sie die konkave Wölbung des Rückens erst dann, wenn Sie spüren, daß das Kreuz tatsächlich durchgedrückt ist. Die Wirbelsäule »verschwindet« dann im Körper. Es geht nicht darum, bloß den Rücken durchzudrücken, um eine konkave Krümmung zu erzeugen. Das gesamte Rückgrat muß merklich gestreckt werden, wobei das gedehnte Brustbein und das Gesäß in entgegengesetzte Richtungen zielen. Sobald der Rücken durchgebogen ist, ist es sehr wichtig, das Becken nach innen zu kippen, um die Streckung noch zu verstärken.

2. Achten Sie darauf, daß Ihre Knie gehoben sind, wie in den Fig. 6-1a, b und c. Das hilft Ihnen, die Hüften nach unten zu drehen und das Gesäß zu strecken.

3. Sobald Sie den ersten Schritt in jeder Variante ausführen können und ein gut durchgebogenes Kreuz haben, senken Sie den Kopf, so daß die Ohren an Ihren Armen anliegen. Der Nacken sollte nicht verspannt sein.

Nutzen

Das gesamte Rückgrat wird gestreckt.
Der Bauch wird gestrafft.
Die Schulterpartie wird durchgearbeitet.

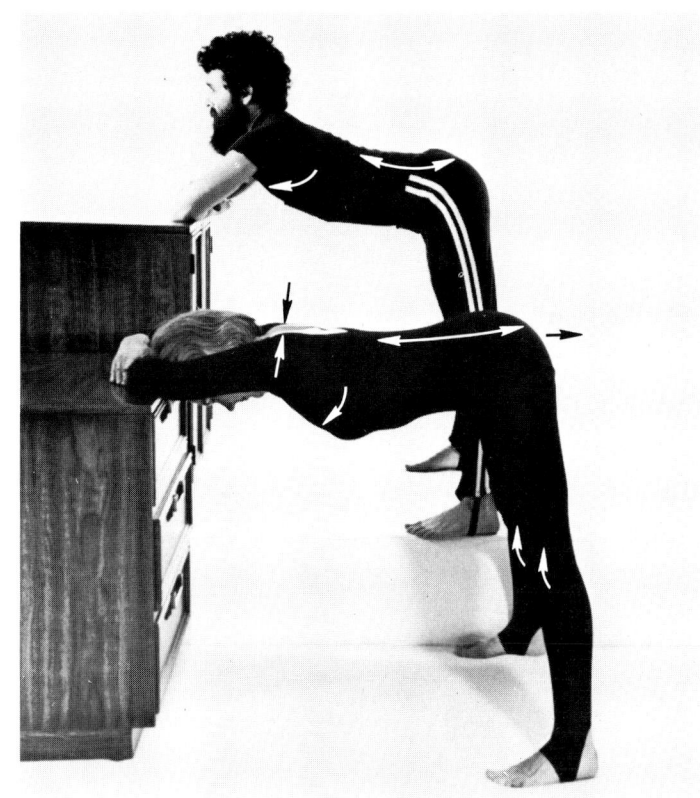

FIG. 6-1c

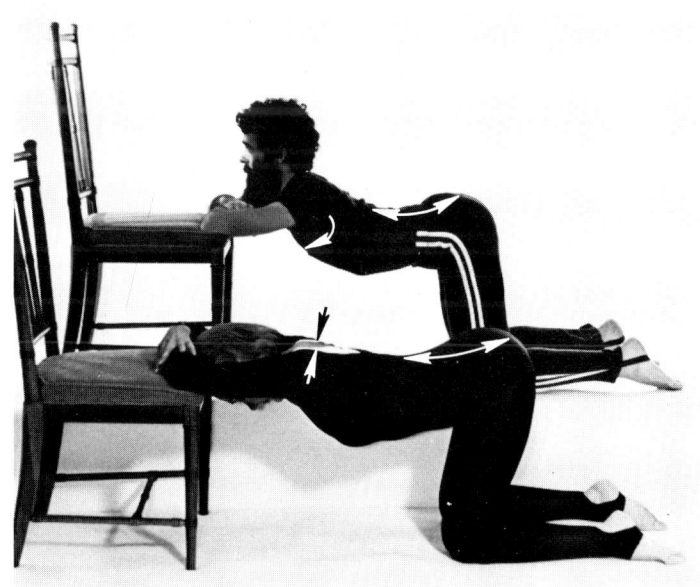

FIG. 6-1d

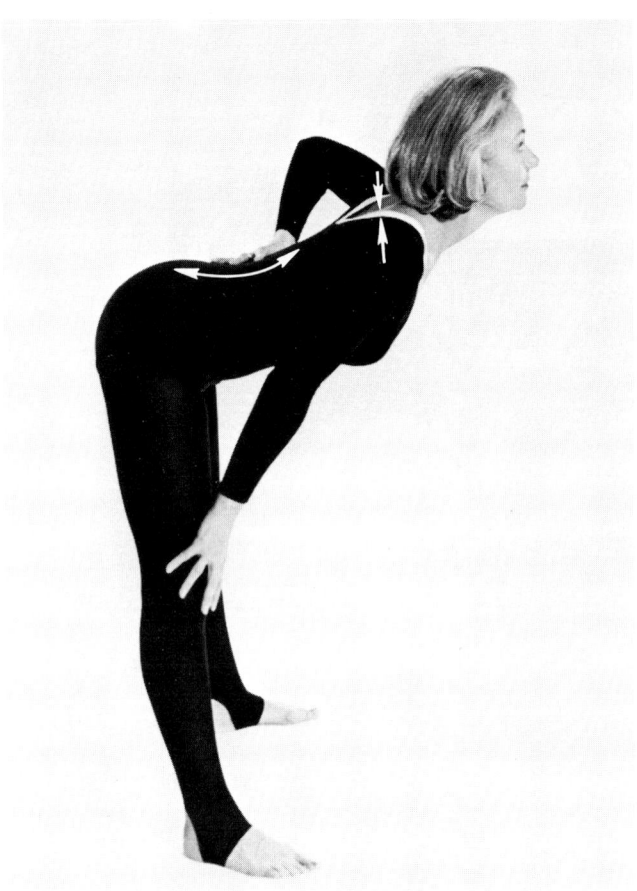

FIG. 6-2a

FIG. 6-2b

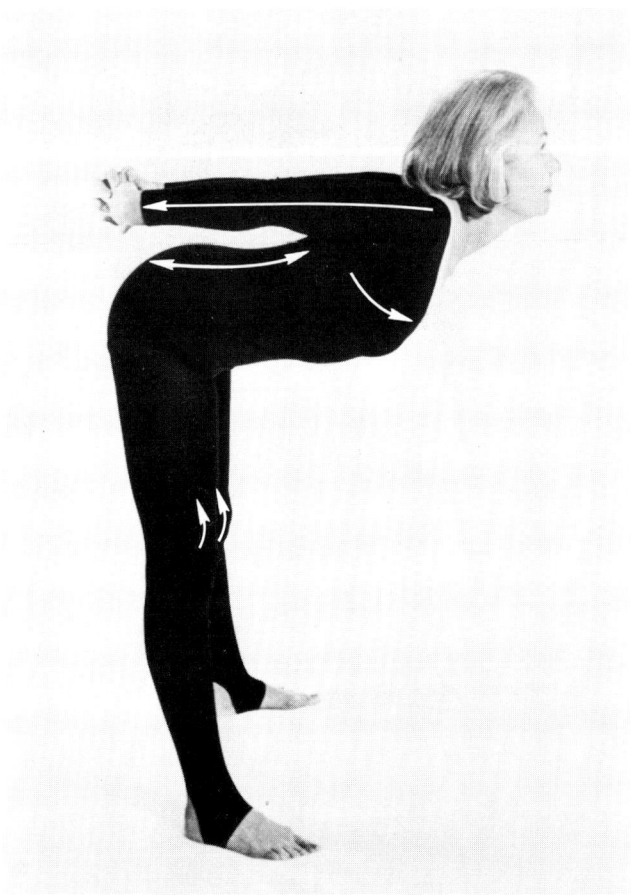

Strecken der Beine und des Rückens

Grundlegendes Aufwärmen

Technik

1. Stehen Sie gerade, die Füße einen knappen Meter auseinander, und beugen Sie sich vor. Legen Sie Ihre Hand in Kreuzhöhe auf die Wirbelsäule. Heben Sie beim Einatmen die Kniescheiben, strecken Sie das Brustbein vor und drehen Sie die Hüften, während Sie das Gesäß öffnen. Atmen Sie aus, während Sie vom Steißbein ausgehend Ihr Rückgrat senken, einen Wirbel nach dem anderen. Um sich zu strecken und das Gleichgewicht zu halten, recken Sie das Gesäß immer weiter nach hinten. Das verstärkt auch die konkave Wölbung des Rückens.

2. Lassen Sie das Kinn oben und spüren Sie, wie die Wirbelsäule beim Einatmen und Vorstrecken des Brustbeins verschwindet. Dann atmen Sie aus und strecken die Wirbelsäule dabei noch stärker und biegen sie konkav durch, wie in **Fig. 6-2a**. Setzen Sie diesen Atmungsrhythmus über drei weitere Runden fort. Vergessen Sie nicht, die Kniescheiben oben zu lassen.

3. Verschränken Sie jetzt die Hände, wobei Sie Ihre Schultern nach hinten drehen und die Schulterblätter zusammenpressen. Dann ziehen Sie mit verschränkten Händen und aneinandergelegten Handflächen über Ihr Gesäß hinauf nach hinten, wie in **Fig. 6-2b**.

4. Atmen Sie ein, strecken Sie Ihr Brustbein vor, heben Sie die Kniescheiben und drehen Sie die Hüften. Atmen Sie aus, während Sie Ihre Schultern nach hinten drehen, die Wirbelsäule strecken und gleichzeitig das Gesäß in die andere Richtung recken. Wiederholen Sie diese rhythmischen Atemzüge weitere dreimal. Gehen Sie nicht zu den nächsten Schritten über, wenn Sie die Höcker Ihrer Wirbelsäule noch spüren können, sondern wiederholen Sie die Übung.

Verschiedene Handstellungen

Technik

1. Zur Verstärkung dieser Streckübung setzen Sie das Verfahren beim Einatmen fort, aber beim Ausatmen lassen Sie die Schultern hinten und heben Sie die Arme und Hände zur Decke, wie in **Fig. 6-2c**. Fahren Sie fort, die Wirbelsäule zu strecken, indem Sie das Gesäß zur Hinterwand des Raumes recken.

2. Benutzen Sie die grundlegende Aufwärmtechnik, um Rücken und Beine in die richtige Position zu bringen. In dieser Variante verschränken Sie die Finger leicht hinter dem Kopf und halten Sie die Arme parallel zum Fußboden, wie in **Fig. 6-2d** (links). Fahren Sie mit Schritt 4, Seite 36, fort.

3. Wiederholen Sie wie oben, aber verschränken Sie die Arme über dem Kopf. Die Arme sollen neben den Ohren liegen, der Kopf wird nicht gesenkt. Setzen Sie die rhythmische Atmung fort, während Sie die Arme noch weiter von Ihrem Scheitel wegstrecken, wie in **Fig. 6-2d** (rechts). Lockern Sie die Schultern und achten Sie darauf, daß sich der Nacken nicht verspannt.

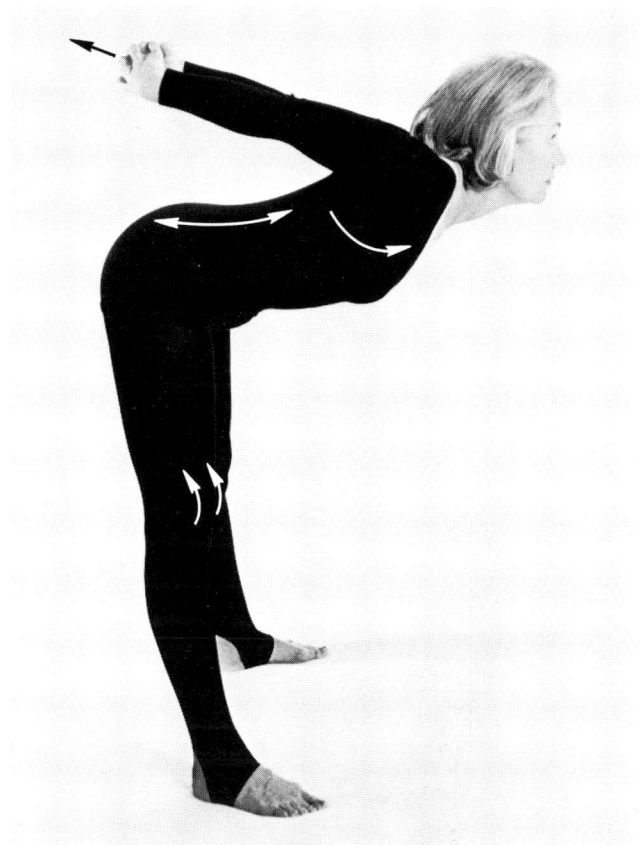

FIG. 6-2c

Tips

1. *Ich kann die Wichtigkeit der hochgezogenen Knie, der Hüftdrehung, durch die sich das Rückgrat vom Steißbein an nach innen zieht, des nach hinten gestreckten Gesäßes und schließlich des vorgestreckten Brustbeins nicht genug betonen, um den vollen Nutzen aus dieser Position zu ziehen.*

2. *Versuchen Sie die verschiedenen Armpositionen erst, wenn Sie **Fig. 6-2a** und **6-2b** gemeistert haben.*

3. *Sobald Ihre Wirbelsäule eingesunken ist, ziehen Sie das Becken noch stärker an, um Ihr Rückgrat noch weiter zu strecken. Diese Bewegung ist wichtig für Schüler, die Rückenbeschwerden haben.*

Nutzen

Streckt die Kniesehnen.
Verlängert den Rücken.
Massiert die Schultern.

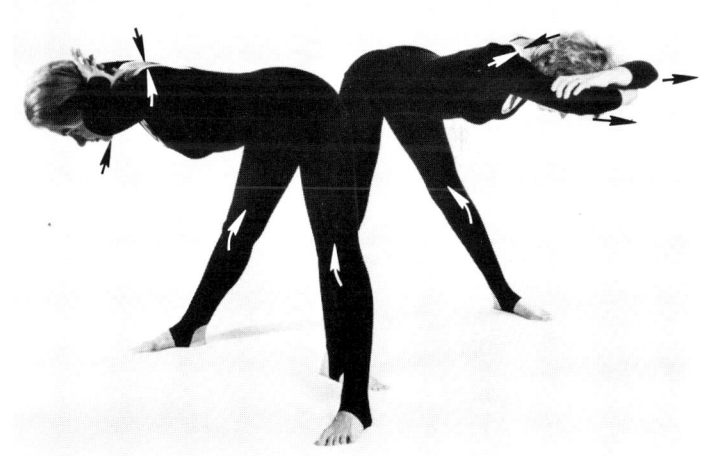

FIG. 6-2d

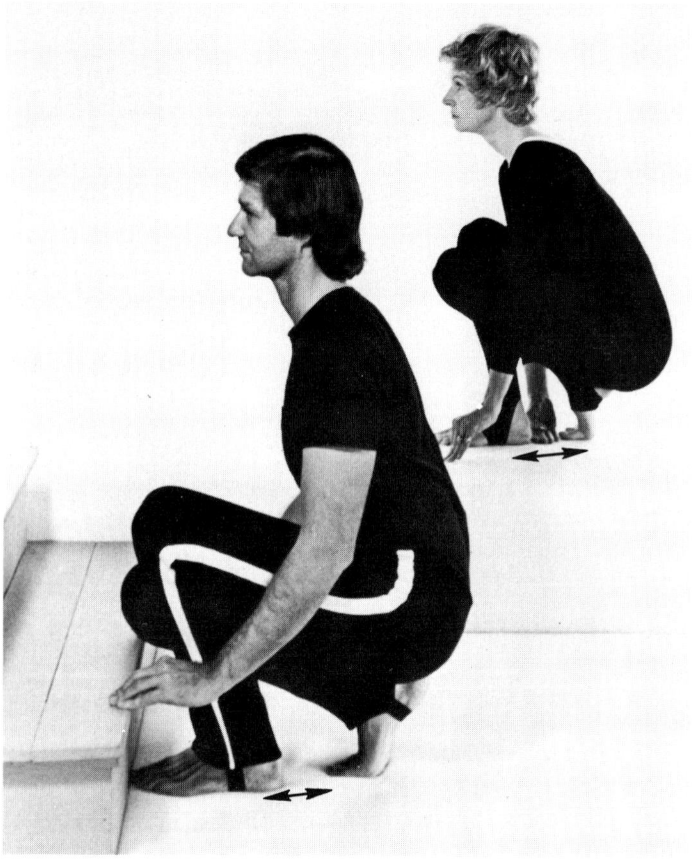

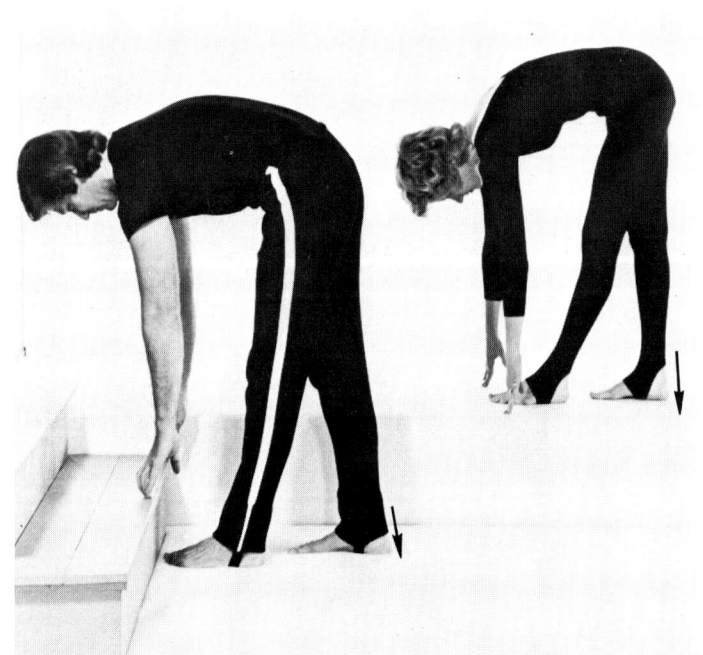

FIG. 6-3a

FIG. 6-3b

Hüft- und Knieaufwärmen

Technik

1. Wenn es Ihnen schwerfällt, den Boden zu berühren, üben Sie bitte an einer Treppe.

2. Stellen Sie sich mit geschlossenen Füßen vor die unterste Stufe. Jetzt rutschen Sie mit dem rechten Fuß etwa 10 cm hinter den linken zurück, wie in einer Gehstellung.

3. Gehen Sie in die Hocke und heben Sie dabei die rechte Ferse. Um die richtige Entfernung zu überprüfen, legen Sie die Hand zwischen linke und rechte Zehen, wie ich es in **Fig. 6-3a** (rechts) mache. Setzen Sie Ihre Finger jetzt an der Stufenkante oder vor Ihren Zehen, wie in **Fig. 6-3b** (links), auf.

4. Atmen Sie in dieser Position ein. Atmen Sie aus, während Sie die Beine strecken, wie in **Fig. 6-3b** (links und rechts). Beachten Sie den Buckel. Wir werden das korrigieren.

5. Atmen Sie ein, während Sie die Kniescheiben hochziehen, die Wirbelsäule konkav durchbiegen, den Bauch einziehen und sich strecken, wie in **Fig. 6-3c** (links und rechts).
Atmen Sie aus, während Sie sich bemühen, die Handflächen zum Boden zu bringen, wie in **Fig. 6-3d**. Machen Sie dabei keinen Buckel. Strecken Sie sich weiterhin.

6. Atmen Sie ein, dann atmen Sie aus, während Sie die Knie beugen und wieder in die Hockstellung gehen.

7. Kurz gesagt: Sie atmen in der Hocke ein, atmen beim Hochkommen aus, atmen ein, während Sie die Wirbelsäule strecken, atmen aus, während Sie das Brustbein senken, atmen ein und wiederholen das Strecken und atmen aus, während Sie in die Hocke zurückkehren.

8. Wiederholen Sie diesen Rhythmus 5 bis 10 Runden lang mit dem rechten Fuß hinter sich. Dann wiederholen Sie den ganzen Zyklus mit dem rechten Fuß vorn und dem linken Fuß hinten.

Tips

1. Wem es schwerfällt, die Wirbelsäule durchzubiegen wie in **Fig. 6-3c** (links), der kann mit den Händen eine Stufe nach der anderen hochgehen, bis er die für ihn richtige Höhe gefunden hat. Sie werden spüren, wie sich der Rücken streckt, während Sie das Brustbein vorrecken und die Schulterblätter zusammenpressen.

2. Wenn es Ihnen nicht schwerfällt, den Boden zu berühren, brauchen Sie die Treppe nicht. Hocken Sie sich nieder und setzen Sie die Finger vor den Zehen auf, wie in **Fig. 6-3d** (rechts). Wenn Sie das schaffen, können Sie die ganze Übung mit den Handflächen auf dem Boden machen.

Nutzen

Gut gegen Ischiasbeschwerden.
Fördert die Blutzirkulation in den Beinen und Füßen.
Gut gegen Rückenbeschwerden.

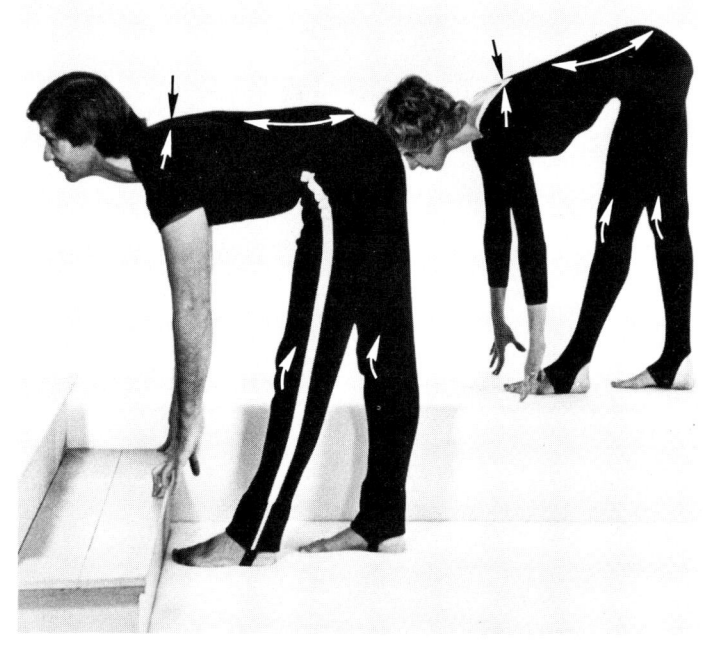

FIG. 6-3c

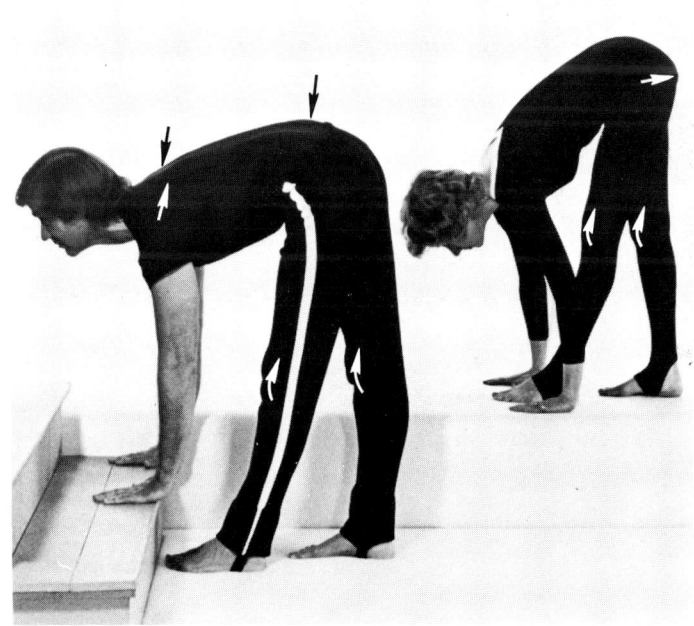

FIG. 6-3d

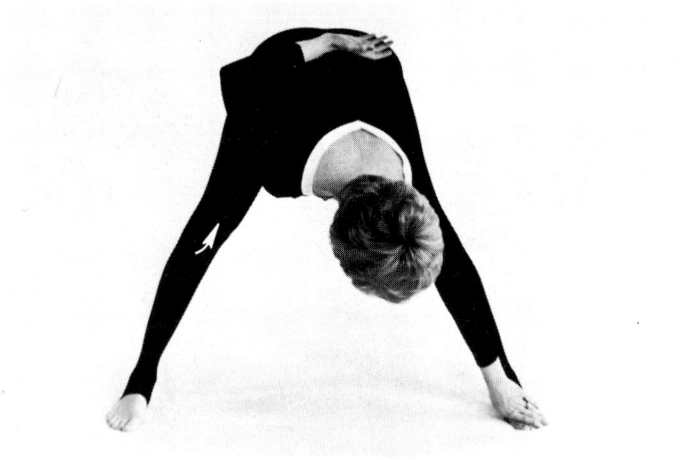

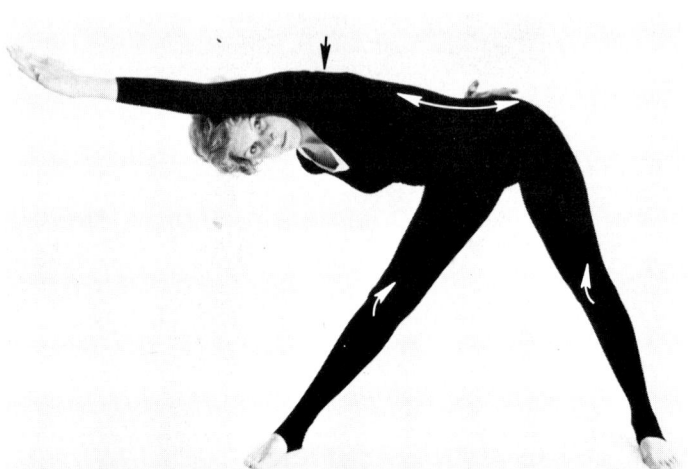

FIG. 6-4a

FIG. 6-4b

Pendelstellung

Technik

1. Stellen Sie sich hin, die Füße einen knappen Meter voneinander entfernt. Legen Sie die rechte Hand auf Ihr Kreuz und heben Sie die Kniescheiben.
2. Atmen Sie ein und strecken Sie das Brustbein vor. Heben Sie die linke Hand zur Decke. Atmen Sie aus, während Sie sich vorbeugen und dabei den Rücken konkav durchdrücken. Fassen Sie den linken Fuß mit der linken Hand, wie in **Fig. 6-4a**.
3. Bleiben Sie konkav, während Sie einatmen und Ihre linke Hand zum rechten Fuß gleiten lassen. Atmen Sie aus, während Sie die linke Hand in Taillenhöhe nach rechts ausstrecken, wie in **Fig. 6-4b**.
4. Atmen Sie ein und strecken Sie das Brustbein vor; atmen Sie dann aus, strecken Sie sich dabei in die Länge und spüren Sie die Streckung von der Hüfte aus. Um eine gerade Linie zu erzielen, lassen Sie den Arm bei Ihrem Ohr und senken Ihre Schulter leicht.
5. Fahren Sie fort, Ihren Arm und Rumpf zu strecken, während Sie einatmen und sich gerade aufrichten, wie in **Fig. 6-4c** (links). Kippen Sie das Becken, spannen Sie das Gesäß an, strecken Sie sich weiterhin, während Sie ausatmen und sich dabei zurücklehnen, den Arm neben dem Ohr, wie in **Fig. 6-4c** (rechts).
6. Atmen Sie noch einmal ein und strecken Sie sich nach oben, wie in **Fig. 6-4c** (links). Lassen Sie die Kniescheiben oben und strecken Sie das Brustbein vor, während Sie ausatmen, wölben Sie den Rücken konkav durch und strecken Sie die Hand nach vorn, wie in **Fig. 6-4d**.
7. Atmen Sie ein und spüren Sie die Streckung des Rückgrats. Atmen Sie aus, während Sie beide Hände ausgestreckt zu Boden senken. Schwingen Sie die Arme vor und zurück und versuchen Sie, die Hände so tief wie möglich zu senken, wobei Arme, Hals und Schultern entspannt sind, der Rücken aber konkav durchgewölbt bleibt. Die gelenkigeren Schüler fassen sich dabei am Ellbogen, während sie vor- und zurückschwingen.
8. Machen Sie mehrere tiefe Atemzüge im Rhythmus mit den Bewegungen. Wiederholen Sie die Übung, beginnend mit der rechten Hand zum rechten Fuß.

Tips

1. Versuchen Sie bei dieser Übung, sich wirklich über den Punkt hinaus zu strecken, den Sie leicht erreichen können, damit Sie einen optimalen Nutzen daraus ziehen.

2. Während dieser ganzen Übung konzentrieren Sie sich darauf, die rechte Schulter unten zu lassen und die linke Schulter nicht zu verspannen. Sie sollten stattdessen die Streckung vom Brustkorb aus spüren. Machen Sie keinen Buckel – die Schultern bleiben hinten.

3. Bei Punkt 5 geht es nicht darum, wie weit Sie sich zurückneigen, sondern um die Streckung der Wirbelsäule und des Armes.

Nutzen

Sehr gut gegen Bursitis (Schleimbeutelentzündung).
Kräftigt die ganze Rücken- und Schulterpartie.
Bessert die Haltung.
Löst die Verspannung.
Erhöht die Energie.

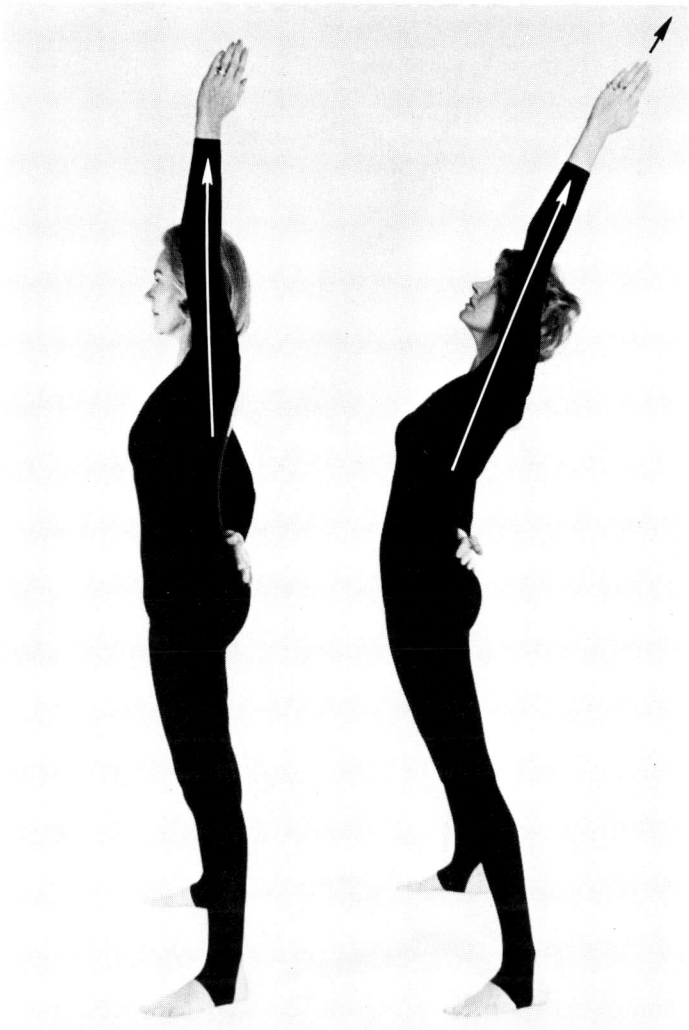

FIG. 6-4c

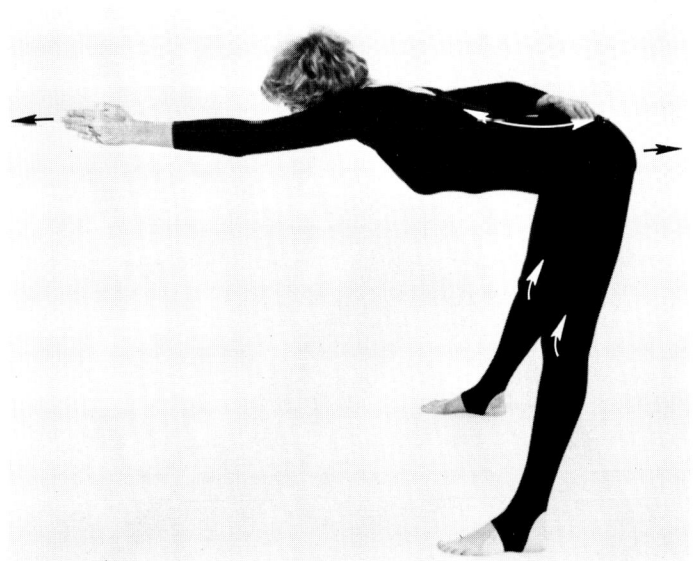

FIG. 6-4d

41

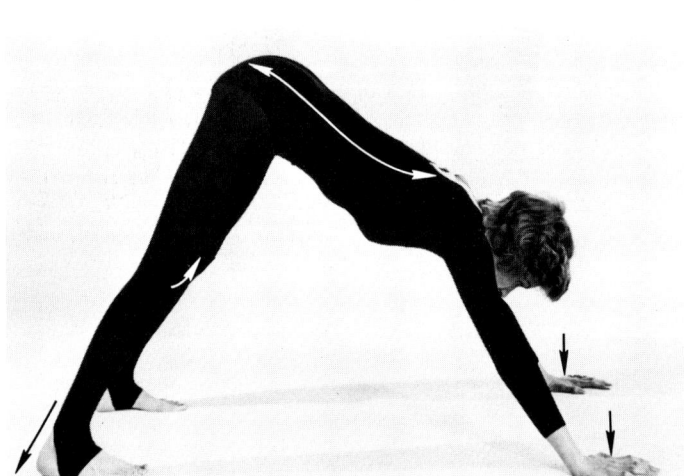

FIG. 6-5a

Zeltstellungen

Zeltstellung

Technik

1. Knien Sie sich hin, wobei Knie und Beine hüftbreit voneinander entfernt sind und sich die Handgelenke genau unter den Schultern befinden. Schenkel und Arme verlaufen senkrecht, und Ihr Rückgrat ist parallel zum Boden, wie in **Fig. 6-5a**. Achten Sie auf die Handstellung.

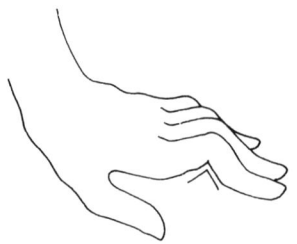

2. Setzen Sie die Zehen auf den Boden auf und atmen Sie ein, während Sie Ihre Hüften hochheben, bis Sie auf Ihren Zehen balancieren. Beim Ausatmen heben Sie die Kniescheiben an und senken Sie die Fersen auf den Boden. Ziehen Sie den Bauch ein, atmen Sie ein, während Sie hochschauen, und bemühen Sie sich, Ihre Wirbelsäule konkav durchzuwölben, wie in **Fig. 6-5b**.
3. Atmen Sie aus, während Sie mit den Handflächen auf den Boden drücken. Machen Sie drei Atemzüge in dieser Position. Bei jedem Einatmen sollten Sie die Streckung der Beine spüren. Beim Ausatmen bemühen Sie sich, die Wirbelsäule noch weiter durchzubiegen, pressen Sie die Schulterblätter fest zusammen und senken Sie die Ohren zwischen die Arme, wie in **Fig. 6-5c**.
4. Wenn Sie die obigen Schritte mit entsprechend geneigtem Rücken, gesenkten Fersen, eingezogenem Bauch und gut zusammengepreßten Schulterblättern gemeistert haben, können Sie weitergehen.

FIG. 6-5b

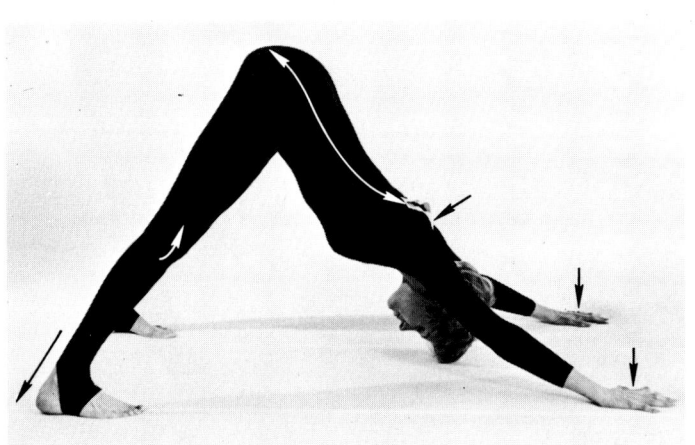

FIG. 6-5c

Spagatstellung

Technik

1. Knien Sie sich hin, wie in **Fig. 6-5a,** aber Füße und Knie geschlossen. Atmen Sie ein, heben Sie dabei die Hüften hoch und gehen Sie so hoch wie möglich auf die Zehenspitzen. Atmen Sie aus und lehnen Sie dabei den Rumpf nach innen, während Sie die Fersen auf den Boden senken. Spannen Sie die Beine an, indem Sie die Kniescheiben heben.
2. Atmen Sie ein und heben Sie dabei das rechte Bein, wie in **Fig. 6-5d.** Atmen Sie aus, während Sie sich weiter in diese Bewegung hineinlehnen und das linke Bein mit gestreckter Ferse hoch nach oben recken. Machen Sie mehrere tiefe Atemzüge im Rhythmus mit der Streckung des Rückgrats und lehnen Sie sich dann noch weiter in die Streckung, indem Sie die Stirn dem Boden nähern.
3. Atmen Sie ein, während Sie das linke Bein zu Boden senken und Ihre kniende Stellung wieder einnehmen, wie in **Fig. 6-5a,** aber Füße und Knie geschlossen. Wiederholen Sie die Schritte 1, 2 und 3 und heben Sie dabei das linke Bein.

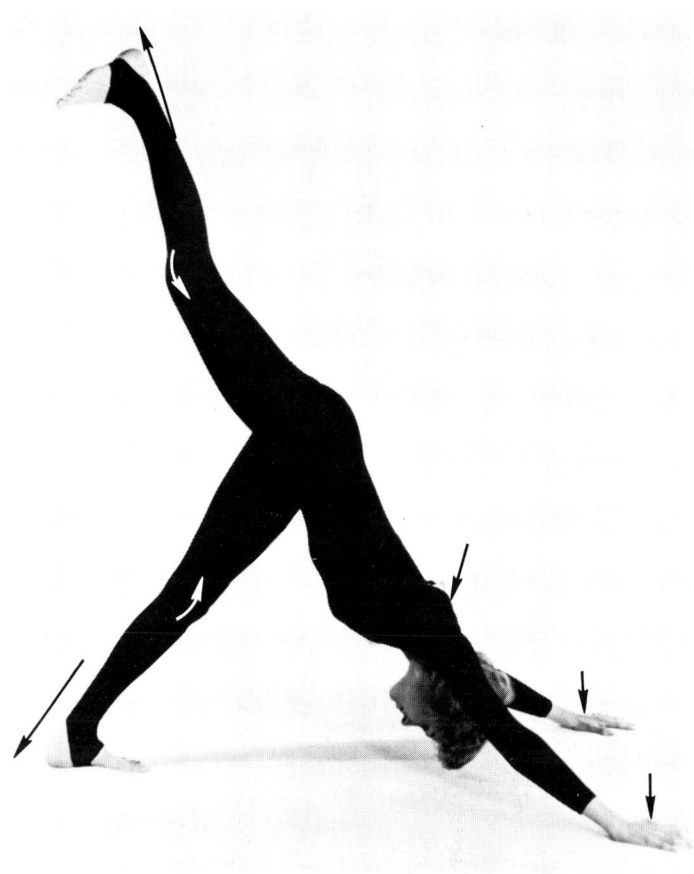

FIG. 6-5d

Tips

1. *Wenn es Ihnen schwerfällt, den Rücken durchzubiegen, setzen Sie die Hände weiter vor sich auf.*
2. *Pressen Sie die Fingerspitzen nicht so stark in die Matte, daß sich die Handfläche vom Boden hebt. Richtig ist es, die dem Nagel benachbarten Fingerknöchel gerade zu strecken, damit Ihre Fingerkuppen fest auf dem Boden aufliegen. Die zweiten Knöchel sind nach oben abgebogen und bilden ein umgekehrtes »V« zwischen Fingerkuppen und Handflächen, so daß die ganze Handfläche auf dem Boden aufliegt. Dadurch bekommen Sie einen festen Halt und Ihre Hände rutschen nicht.*
3. *Wenn es Ihnen schwerfällt, Ihre Fersen auf dem Boden zu halten, stellen Sie sich mit den Fersen gegen eine Wand. Behalten Sie die Hüften hoch, pressen Sie die Schulterblätter fest zusammen und halten Sie die Arme gerade. Dies sind die Geheimnisse, um für alle obigen Bewegungen die richtige Ausgangsposition zu haben. Sobald Sie diese Übung mit gesenkten Fersen beherrschen, machen Sie einen Schritt zurück, so daß es Sie erneut Mühe kostet, die Fersen zu senken.*

Nutzen

Strafft die Arme, Taille, Hüften und Schenkel.
Erhöht die Flexibilität der Schultern.
Stärkt Bauch und Handgelenke.

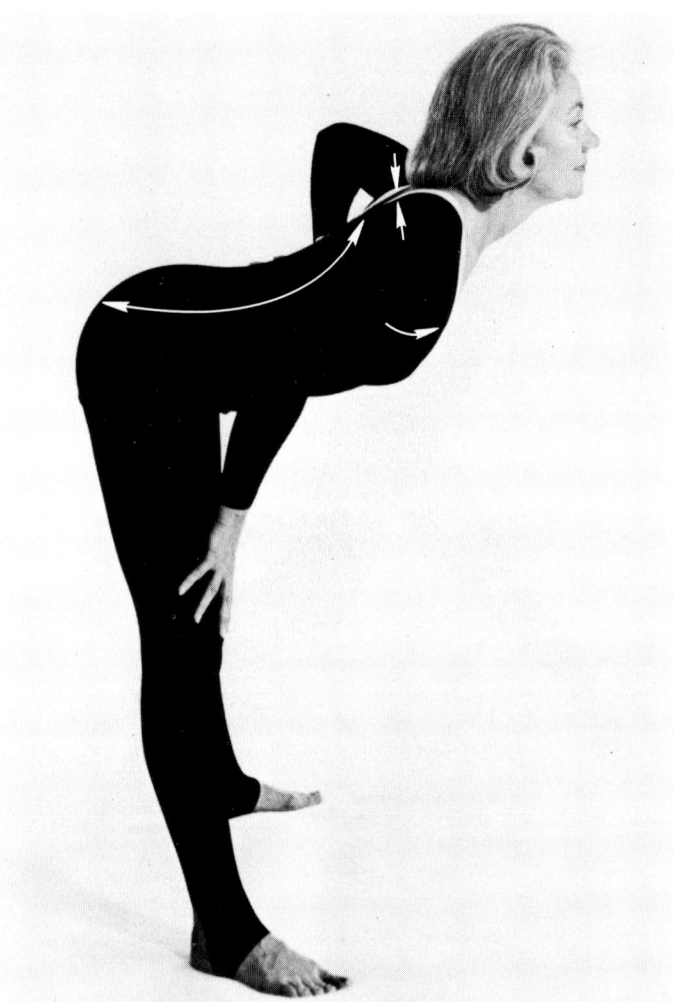

Vorbeugen in Grätschstellung

Grätsche: Konkaver Rücken

Technik

1. Stellen Sie sich hin, die Hände auf den Hüften, die Füße etwa einen Meter voneinander entfernt.
2. Atmen Sie ein; straffen Sie die Beine, indem Sie die Kniescheiben hochziehen. Atmen Sie aus, während Sie sich vorbeugen, das Brustbein vorgestreckt und den Rücken konkav gewölbt, was Sie mit der Hand überprüfen, wie in **Fig. 6-6a**. Ihr Gesäß ist dabei nach hinten gereckt.
3. Atmen Sie ein, während Sie sich noch stärker strecken und den Rumpf parallel zum Fußboden halten. Atmen Sie aus und ziehen Sie den Bauch ein, während Sie die Finger auf den Boden legen. Wenn Sie die konkave Wölbung Ihres Rückens verlieren, legen Sie die Hände auf eine Stufe oder einen Schemel, wie in **Fig. 6-6b**. Beginnen Sie an diesem Punkt und beugen Sie die Ellbogen nach außen, bis die Schulterblätter zusammengepreßt sind. Jetzt haben Sie die richtige Rückenstellung und können weitermachen.

FIG. 6-6a

FIG. 6-6b

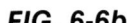
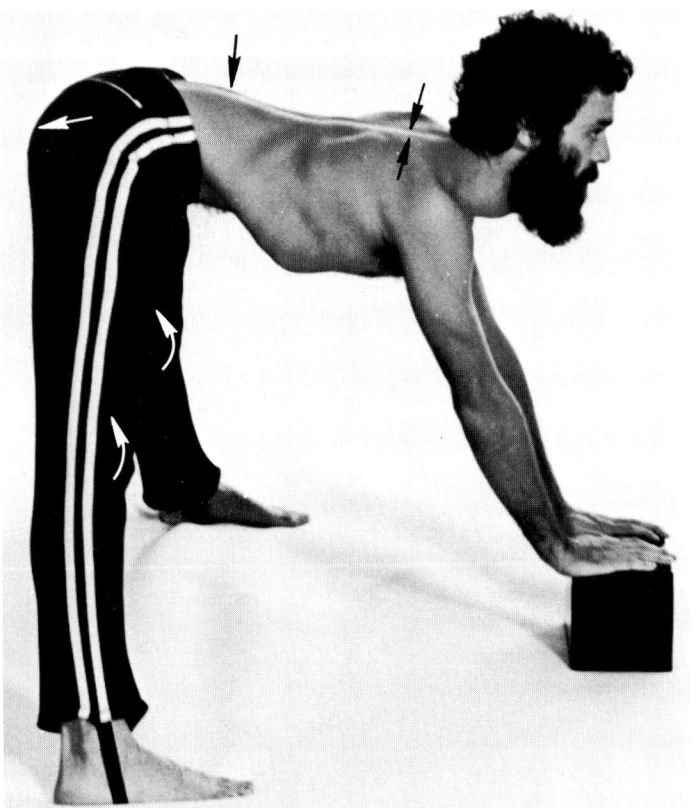

Grätsche: Ellbogen senken

Technik

1. Mäßig fortgeschrittene Schüler sollten beim Einatmen ihre Knie und beim Ausatmen ihren Rücken überprüfen. Beim Ausatmen ziehen Sie den Bauch ein und senken die gebeugten Ellbogen zwischen den Füßen zum Boden, wie in **Fig. 6-6c**.

Grätsche: Hände durchziehen

Technik

1. Fortgeschrittene Schüler: Atmen Sie ein, während Sie die Hände durch die Beine nach hinten auf den Boden legen, wie in **Fig. 6-6d**.

2. Atmen Sie aus, während Sie mit dem Scheitel den Boden berühren, wobei das Körpergewicht auf den Beinen bleibt. Stützen Sie das Körpergewicht nicht auf den Kopf. Das Gleichgewicht ist leichter zu halten, wenn Sie das Gesäß nach hinten recken und die Fußballen fest auf den Boden stemmen.

3. Atmen Sie rhythmisch weiter, während Sie den Rumpf während drei Atemzügen noch weiter senken.

4. Atmen Sie ein und heben Sie den Kopf vom Boden, bis die Hände wieder unter den Schultern hängen. Halten Sie den Kopf hoch und wölben Sie den Rücken durch, wie in **Fig. 6-6b**.

5. Atmen Sie aus, während Sie sich stärker aufrichten, wie in **Fig. 6-6a**.

Tips

1. Es ist sehr wichtig für die richtige Hüftbewegung, die Beine zu straffen, indem Sie die Kniescheiben zum Schenkel hochgezogen halten.

2. Nach jedem Vollständigen Ausatmen ziehen Sie den Bauch ein und hoch, während Sie sich strecken.

3. Auch hier kommt es nicht darauf an, wie tief Sie gehen können, sondern darauf, die Bewegungen richtig auszuführen, so daß die Wirbelsäule eingesunken bleibt, wovon Sie sich in jedem Stadium überzeugen sollten.

Nutzen

Eine ausgezeichnete Streckübung für die Kniesehnen und Beine.
Fördert die Verdauung.
Streckt das Rückgrat.

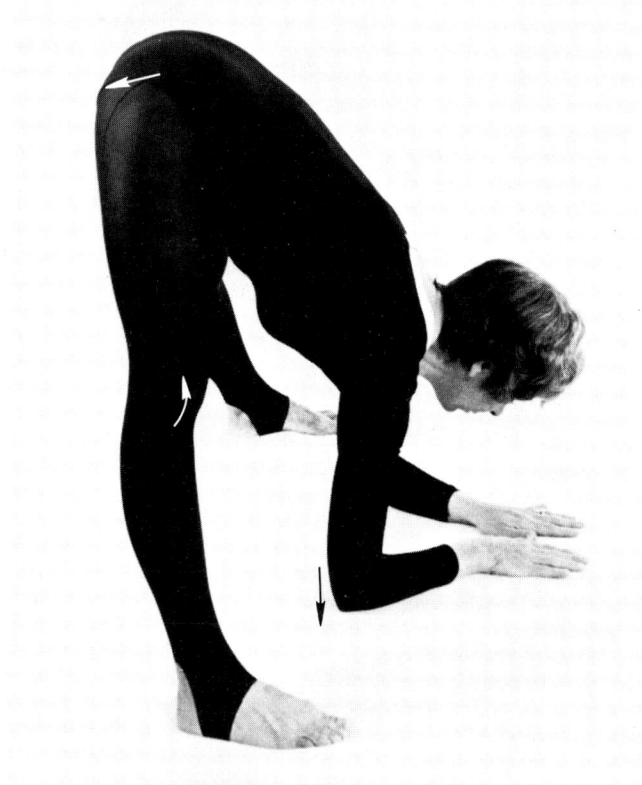

FIG. 6-6c

FIG. 6-6d

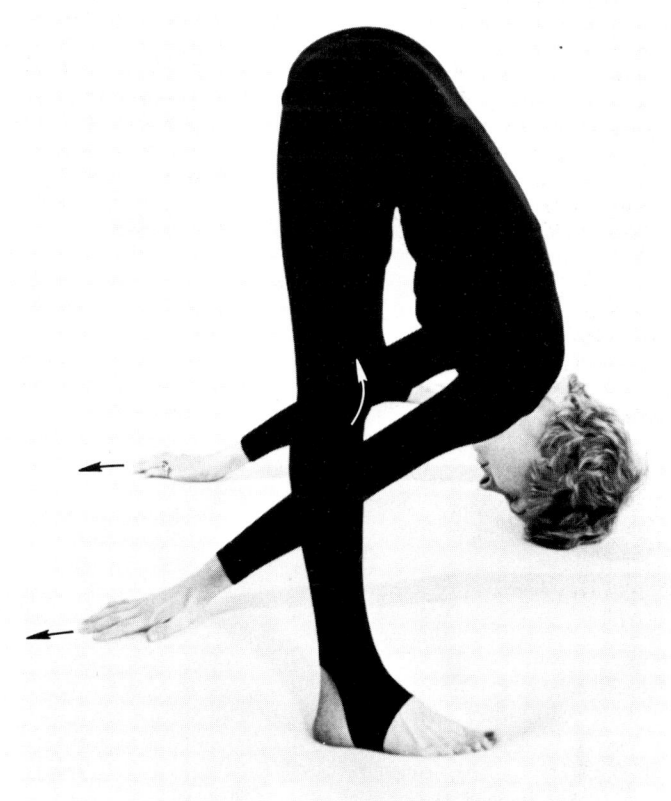

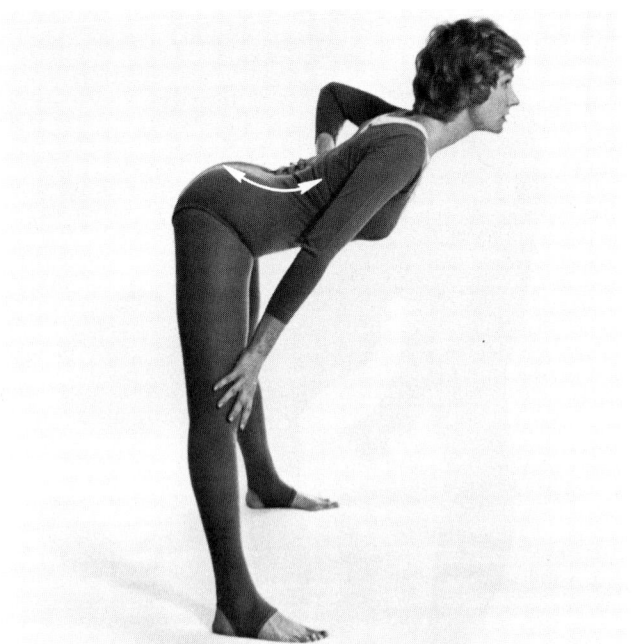

FIG. 6-7a

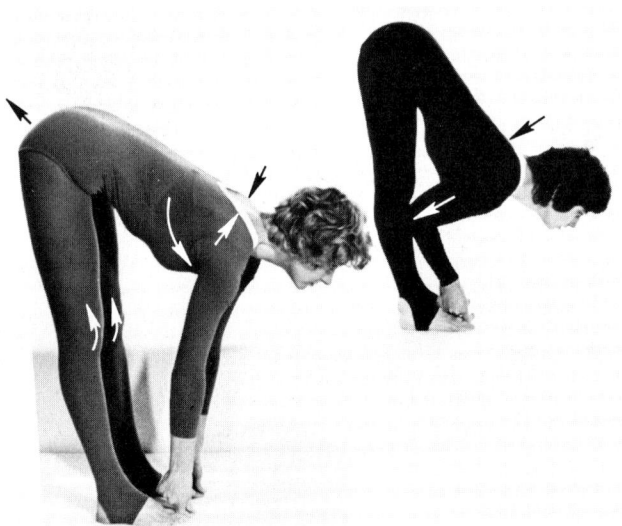

FIG. 6-7b

Vorbeugen im Stehen

Strecken des Rückens

Technik

1. Stellen Sie sich mit gegrätschten Beinen hin, die Füße einen knappen Meter voneinander entfernt, wie in **Fig. 6-7a**. Das wird Ihnen helfen, sich aufzuwärmen. Legen Sie die Hände so in die Taille, daß Sie mit den Fingerspitzen die Wirbelsäule spüren. Beugen Sie sich vor, so daß Ihr Rückgrat parallel zum Fußboden verläuft. Halten Sie das Kinn hoch, heben Sie die Kniescheiben und drehen Sie die Hüften nach unten. Wiederholen Sie diese Übung, die Füße nur 15 cm voneinander entfernt.

2. Sie sind jetzt bereit einzuatmen, während Sie das Brustbein nach vorn strecken und die Drehung der Hüften verstärken. Beim Ausatmen wölben Sie das Kreuz durch, einen Wirbel nach dem anderen, ausgehend vom Steißbein nach oben. Spüren Sie mit den Fingern, wie sich die Wirbelsäule nach innen zieht und verschwindet. Becken leicht nach vorn kippen.

3. Wiederholen Sie Schritt 2 während drei Vollständigen Atemzügen, verstärken Sie die Streckung mit jedem Atemzug. Zur Unterstützung der Streckung und des Gleichgewichts das Gesäß nach hinten recken, die Wirbelsäule noch stärker durchwölben.

4. Bitte vergewissern Sie sich, daß Sie die obige Streckübung verstanden und jedes Detail beachtet haben. Ich kann das nicht genug betonen. Wenn Sie die obigen Schritte nicht korrekt beherrschen, sollten Sie nicht weitergehen, weil Sie sich sonst überanstrengen.

Ziehen von den großen Zehen

Technik

1. Halten Sie den Rücken durchgewölbt und atmen Sie aus, während Sie sich aus der obigen Stellung vorbeugen und die großen Zehen mit dem Daumen und den ersten beiden Fingern anfassen (**Fig. 6-7b** (links).

2. Halten Sie den Kopf hoch, den Bauch eingezogen, atmen Sie ein und strecken Sie dabei das Brustbein vor – die Schultern bleiben oben. Beim Ausatmen drehen Sie die Schultern zurück und pressen Ihre Schulterblätter stärker zusammen. Die Kniescheiben bleiben gehoben und der Rücken durchgewölbt.

3. Atmen Sie wieder ein, strecken Sie das Brustbein vor und atmen Sie aus, während Sie die Schultern zurück und von den Ohren wegdrehen und gleichzeitig an den Zehen ziehen, die auf dem Boden bleiben.

4. Atmen Sie jetzt ein und strecken Sie sich wieder. Atmen Sie aus, während Sie die Ellbogen beugen, wie in **Fig. 6-7b** (rechts). Lassen Sie die Schultern zurückgedreht, vom Hals entfernt.

46

Bleiben Sie drei oder vier rhythmische Atemzüge lang in dieser Stellung, wobei Sie die Streckung mit jedem Atemzug verstärken und dabei den Bauch einziehen.

5. Atmen Sie ein, heben Sie sich zu der Stellung von **Fig. 6-7b** (links). Zehen loslassen; richten Sie sich auf.

Auf den Händen stehen

Technik

1. Wenden Sie die Technik von **Fig. 6-7a** an, bis Sie sich hinreichend aufgewärmt fühlen. Atmen Sie aus, beugen Sie sich vor und schieben Sie die Hände unter die Füße, wie in **Fig. 6-7c** (links).

2. Atmen Sie ein, während Sie sich weiter strecken, wobei die Kniescheiben oben bleiben und Sie sich bemühen, den Rücken durchzuwölben, indem Sie nach jedem Ausatmen den Bauch einziehen.

3. Atmen Sie jetzt aus, während Sie die Ellbogen beugen, wobei Sie Halt finden, indem Sie gegen die Füße nach oben ziehen. Die Füße bleiben flach auf den Handflächen, wie in **Fig. 6-7c** (rechts). Machen Sie zwei oder drei rhythmische Atemzüge. Atmen Sie ein, während Sie sich aufrichten.

Hände auf den Boden und nach hinten schauen

Technik

1. Bitte beachten Sie die Vorbereitungen, die ich für das Vorbeugen im Stehen beschrieben habe.

2. Beugen Sie sich allmählich tief nach unten, wie in **Fig. 6-7c** (links), und legen Sie die Handflächen neben den Füßen auf den Boden, wobei die Ellbogen leicht gebeugt sind. Falls Sie gelenkig genug sind, legen Sie die Handflächen hinter den Fersen auf den Boden, wie in **Fig. 6-7d** (rechts). Die Knie bleiben gestreckt, die Kniescheiben hochgezogen. Nach drei Atemzügen zu **Fig. 6-7d** (links) zurückkehren. Während des Einatmens aufrichten.

Tips

1. *Falls es Ihnen schwerfällt, die Wirbelsäule durchzuwölben (wenn Sie unter Ihren Fingerspitzen nicht verschwindet), dann hat es keinen Sinn, eine der anderen Stellungen zu versuchen. Üben Sie weiter die* **Fig. 6-7a***.*

2. *Beachten Sie, daß es bei den* **Fig. 6-7b** *(rechts),* **6-7c** *(rechts) und* **6-7d** *(links) darum geht, am Anfang Rücken und Brustkorb den Schenkeln anzunähern. (Für gelenkigere Schüler: sobald Ihr Brustkorb an den Schenkeln anliegt, Kopf senken (***Fig. 6-7d** *rechts).*

3. *Beugen Sie nicht die Knie.*

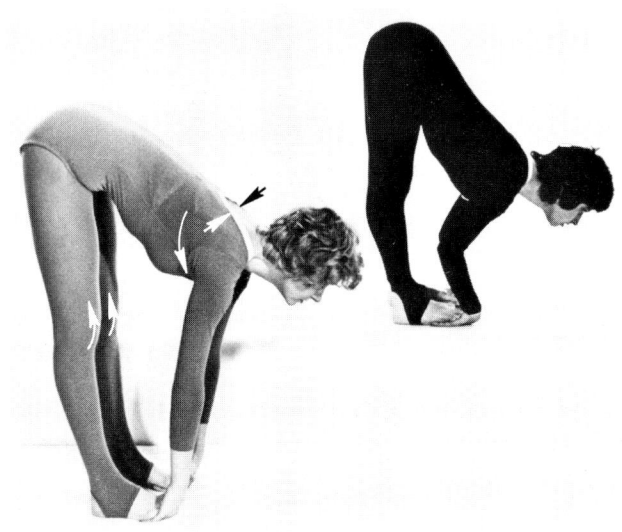

FIG. 6-7c

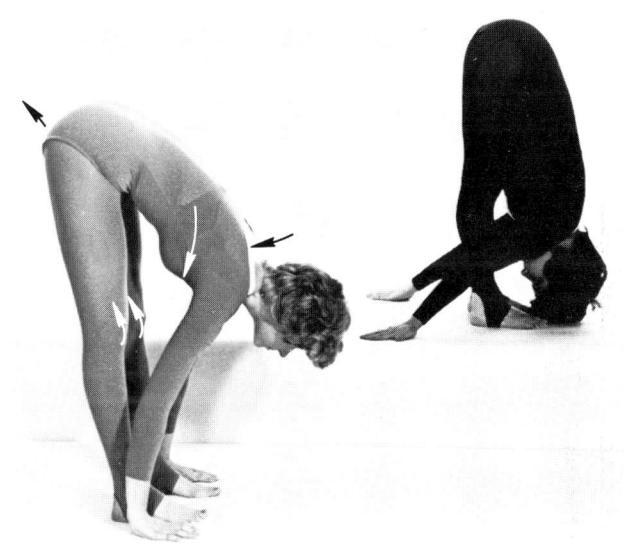

FIG. 6-7d

4. *Die in* **Fig. 6-7a** *gezeigte Stellung mit gestrecktem, durchgewölbtem Rücken ist gut gegen Bandscheibenschäden. Falls Sie jedoch nicht die gesamte Technik einschließlich einer leichten Kippung des Beckens anwenden, sondern nur den Kopf zum Knie ziehen, wird das Bandscheibenleiden nur verschlimmert. Sie sollten dann nur so weit gehen, wie in* **Fig. 6-7a***, und dann Strecken im Stehen mit Hilfsmitteln und Strecken von Beinen und Rücken üben.*

Nutzen

Strafft die Bauchorgane.
Gut gegen Blähungen und Magenbeschwerden.
Beseitigt Verspannungen in den Schultern.
Korrigiert leichte Deformierungen der Beine.

7 Die Muskeln des Beines

Die Beinmuskeln bestehen wie alle Muskeln des Körpers hauptsächlich aus Fibrillen, die zu Fasersträngen zusammengefaßt sind. Faszien (ausgedehnte, sehnenartige Hüllen) umgeben die verschiedenen Organe des Körpers. Diese Bursa (Schleimbeutel) dienen als Wasserkissen, die das Gewebe vor Reibung oder Druck schützen, wenn es entzündet ist. Solche Entzündungen verursachen Schmerzen, Schwellungen und Unbeweglichkeit und werden als »Bursitis« bezeichnet. (»Hausfrauenknie« und »Tennisarm« sind bekannte Formen von Bursitis).

Plötzliche anfallartige, unbeabsichtigte Kontraktionen der Muskelfasern rufen Krämpfe hervor, die überaus heftig und schmerzhaft sein können.

Die Skelettmuskeln sind an den Knochen befestigt und unterliegen dem Willen. (Denken Sie daran: Sie beherrschen Ihren Körper, lassen Sie sich nicht von ihm beherrschen.) Muskeln werden »durchgearbeitet«, indem man sie abwechselnd streckt und zusammenzieht, was einer optimalen Blutzirkulation dient und die Entwicklung und Geschmeidigkeit der Muskeln fördert. Die Übungen des Hatha Yoga sind ruhig und fließend.

Die folgende Übungsreihe gilt dem richtigen Gebrauch der Knochen, Gelenke und Muskeln des Beines. Die Hüft- und Kniegelenke zählen zu den wichtigsten des Körpers, da wir sie bei allen Betätigungen, vom einfachen Gehen bis zu allen aktiven Sportarten, brauchen. Gute Hüft- und Kniegelenke sind wesentlich für eine gute Körperhaltung. Durch das richtige Durcharbeiten dieser Muskeln fördern Sie nicht nur die Kraft und Geschmeidigkeit Ihrer Beine, sondern stärken auch die Bauch- und Kreuzmuskulatur.

Der Kniesehnenkomplex und die stärkste und dickste Sehne des Körpers – die Achillessehne – sind Partien, auf die sich ein Großteil unserer Bemühungen konzentrieren wird. Die Achillessehne ist verantwortlich für den Beugungswinkel der Ferse und die Fußstellung. Der Wadenmuskel bestimmt die Form der Wade und die Haltung des ganzen Beines und Rumpfes aufgrund seiner Verbindung zur Hinterseite des Knies. Viele von uns sind sich dieser wichtigen Körperteile nur in einer negativen Weise bewußt – wenn jahrelanger Mißbrauch durch das Tragen hoher Absätze, unkontrollierten Gebrauch der Beine oder anstrengendes Training ohne entsprechende Entspannung zu schmerzhaftem Muskelkater oder verspannter Wadenmuskulatur geführt haben.

Wie Sie in **Fig. 1** sehen können, bewirkt die schlechte Beinhaltung eine Schlaffheit des gesamten Körpers und eine Überbeanspruchung der unteren Lenden- und der oberen Halspartie.

In der korrigierten Haltung **(Fig. 2)** ist das Becken gekippt, der Bauch eingezogen, die Wirbelsäule gerade, der Hals entspannt und das Bein balanciert.

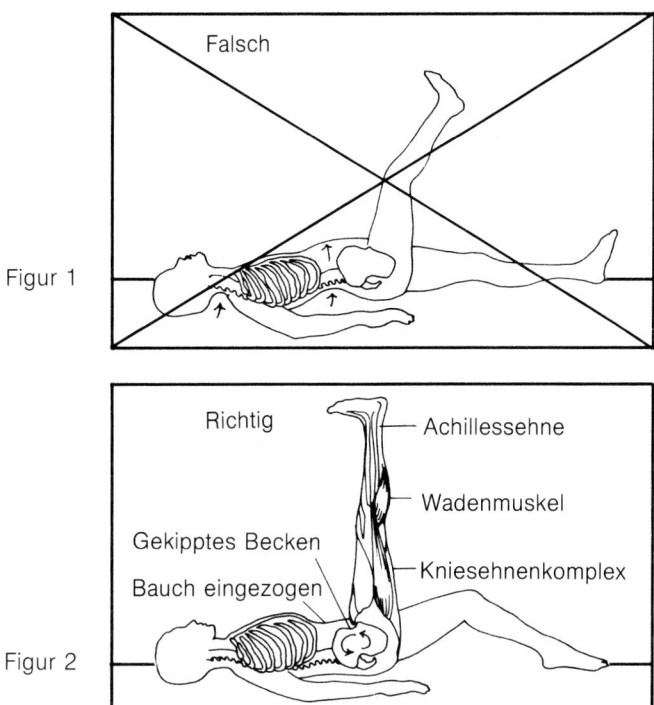

Figur 1

Figur 2

Wenn der Schüler über anatomisches Verständnis verfügt und sich die Lage der einzelnen Körperteile bewußtmacht, dann lernt er auch, in jeder Übung die richtige Stellung einzunehmen – sie zu spüren –, so daß ein wirksames und richtiges Muskeltraining auch zu einem Lernprozeß hinsichtlich der Intensität der Muskeltätigkeit wird und man erkennt, welche Muskeln zu entspannen sind, während die anderen aktiv bleiben.

49

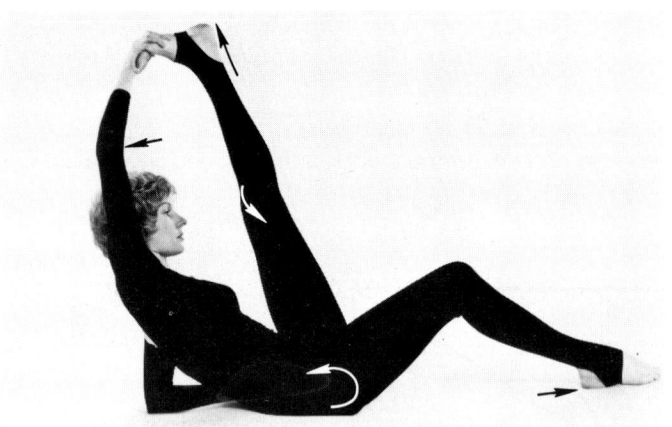

FIG. 7-1a

Beinheben für mäßig Fort-geschrittene

Hebeübungen zum Aufwärmen

Technik

1. Lehnen Sie sich auf den linken Ellbogen zurück. Beugen Sie das rechte Bein, um sich beim Kippen des Beckens zu helfen, wenn Sie mit der Ferse auf den Boden drücken.
2. Beugen Sie das linke Knie zur Brust. Legen Sie die Zehen an das Handgelenk der rechten Hand, so daß die Finger den Fußballen umschließen.
3. Atmen Sie ein, dann atmen Sie aus, während Sie das linke Bein strecken und die Kniescheibe zum Schenkel hochziehen, wie in **Fig. 1a**.
4. Atmen Sie ein und strecken Sie die Ferse. Atmen Sie aus, ziehen Sie den Bauch ein und nähern Sie das gestreckte Bein dem Rumpf an.
5. Wiederholen Sie Schritt 4 und denken Sie beim Ausatmen daran, das Becken stärker zu kippen, indem Sie mit dem rechten Fuß drücken; ziehen Sie nach jedem Ausatmen den Bauch ein.
6. Lassen Sie das Bein nahe beim Gesicht, während Sie loslassen und das Bein langsam, mit der ausgestreckten Ferse voran, zu Boden senken.

Tips

1. *Während dieser Bewegungen hat das Bein die Tendenz, sich zu beugen, aber ich bin mehr daran interessiert, wie gerade es ist, als wie nahe es ist.*
2. *Nach jedem Ausatmen ziehen Sie den Bauch ein und drücken Sie mit dem Fuß auf dem Boden von sich weg. Achten Sie auf die Neigung der Hüften. Strecken Sie das Bein unter Nutzung des Neigungswinkels vor, atmen Sie ein, während Sie das Rückgrat strecken und wiederholen Sie.*
3. *Konzentrieren Sie sich auf das Strecken der Muskeln auf der Hinterseite des Beines, während Sie die Ferse hochrecken. Das beseitigt Krämpfe auf der Vorderseite des Schenkels.*

Wadenziehen

Technik

1. Legen Sie sich auf den Rücken und beugen Sie die Knie, um Ihr Becken zu kippen. Pressen Sie das Kreuz auf den Boden und rutschen Sie mit den Fersen tiefer, bis an den Punkt, wo der Rücken hochkommt.

2. Atmen Sie ein, während Sie die linke Ferse strecken, und heben Sie die Kniescheibe so, daß sich das Bein streckt. Atmen Sie aus und ziehen Sie den Bauch ein, während Sie das gestreckte Bein zur Decke heben.

3. Atmen Sie ein, während Sie das Bein von der Hüfte aus noch stärker anheben, lassen Sie die Hüfte aber auf dem Boden. Dadurch bleibt der Bauch unten, während der Rücken flach auf dem Boden aufliegt.

4. Legen Sie die Hände sanft um die Wade wie in **Fig. 7-1b**. Machen Sie es behutsam – pressen Sie nicht!

5. Ziehen Sie während des Ausatmens jetzt das gestreckte Bein näher an Ihr Gesicht, indem Sie die Ellbogen nach außen beugen. Lassen Sie die Schultern nicht hochkommen, sondern senken Sie sie und halten Sie die Schulterblätter auf dem Boden.

6. Strecken Sie sich immer weiter in diese Stellung, indem Sie zuerst den Bauch einziehen und dann einatmen, während Sie das Bein strecken und die Ferse nach oben drücken. Atmen Sie aus, während Sie das Bein näher heranziehen. Machen Sie das während drei Atemzügen. Es ist mir wichtiger, daß das Bein gerade ist, als daß es dem Gesicht näherkommt.

7. Obwohl die Tendenz besteht, das Bein zu beugen, konzentrieren Sie sich darauf, es gestreckt zu halten, indem Sie die Kniescheibe heben und das Bein von der Ferse aus strecken. Atmen Sie ein, dann atmen Sie aus, während Sie Ihr Bein langsam zu Boden senken.

8. Wiederholen Sie dasselbe auf der rechten Seite und dann noch einmal links und rechts.

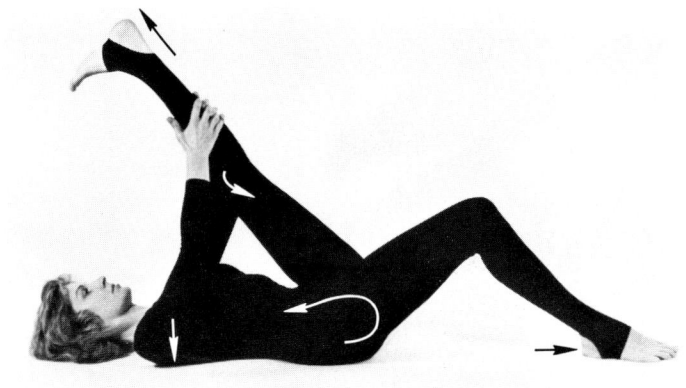

FIG. 7-1b

Tips

1. Verschränken Sie die Finger nicht. Legen Sie nur alle acht Finger auf die Mitte der Wade. Das gibt Ihnen mehr Elastizität in den Armen und Schultern.

2. Vergewissern Sie sich, daß Ihr gehobenes Bein ständig gerade gestreckt ist.

3. Fortgeschrittene Schüler: machen Sie diese Übung mit beiden Beinen gestreckt.

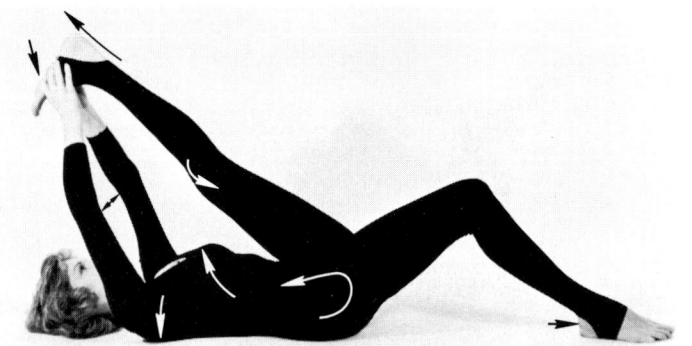

FIG. 7-1c

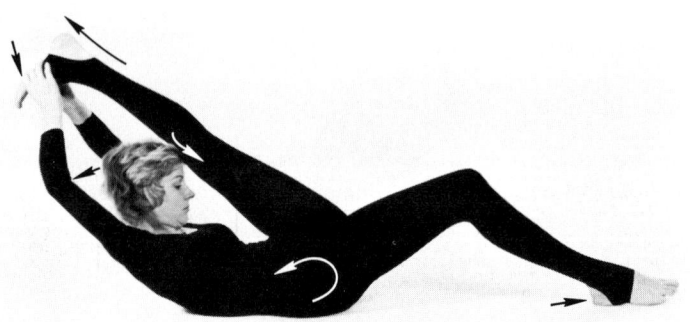

FIG. 7-1d

Fußziehen

Technik

1. Nehmen Sie dieselbe Stellung wie beim Wadenziehen – erster Schritt – ein.
2. Atmen Sie ein, während Sie das linke Knie zur Brust beugen. Fassen Sie den *Fußballen* (nicht die Wölbung) mit den Fingern beider Hände.
3. Atmen Sie aus, während Sie das linke Bein strecken, wie in **Fig. 7-1c**. Ihr linkes Knie muß gestreckt sein, damit Sie aus dieser Position Nutzen ziehen.
4. Strecken Sie sich weiter in diese Position, indem Sie den Bauch einziehen und dann einatmen, während Sie das Bein diagonal strecken und beim Ausatmen näher an den Rumpf ziehen. Tun Sie das drei rhythmische Atemzüge lang.
5. Sobald Sie das obige gemeistert haben, heben Sie den Kopf zum Knie, wie in **Fig. 7-1d**. Bleiben Sie in dieser Stellung, während Sie bis fünf zählen, und senken Sie dann langsam das Bein. Wiederholen Sie diese Übung mit dem rechten Bein.

Tips

1. Achten Sie darauf, daß Sie den Fuß am Ballen fassen, so daß Sie die Zehen zum Gesicht ziehen und die Ferse gestreckt wird.
2. Gelenkigere Schüler sollten das mit beiden Beinen völlig gestreckt (wie die Pfeile zeigen) ausführen.
3. Eine Variante der **Fig. 7-1d:** *Kopf zum Knie heben und die Ellbogen hinter den Kopf ziehen.*

Nutzen

Ausgezeichnete Dehnungsübung für die Kniesehnen. Strafft und stärkt die Bauch- und Rückenmuskeln. Gut für die Schulterpartie.

Beinziehen für Fortgeschrittene
Ziehübung Hand am Knie

Technik

1. Legen Sie sich auf den Rücken, beugen Sie die Knie, kippen Sie das Becken und rutschen Sie mit den Fersen nach unten bis zu dem Punkt, an dem Ihr Rücken noch auf dem Boden bleibt. Lassen Sie das rechte Knie anfangs auf dieser Höhe abgebogen. Sobald Sie geschmeidiger werden, können Sie das rechte Bein strecken, wie in **Fig. 7-2a**.
2. Atmen Sie ein und beugen Sie das linke Knie zur Brust, wobei Sie die Finger beider Hände hinter dem Knie verschränken. Atmen Sie aus, ziehen Sie den Bauch ein und strecken Sie die Ellbogen zur Seite, während Sie das Knie zur Brust drücken. Lassen Sie

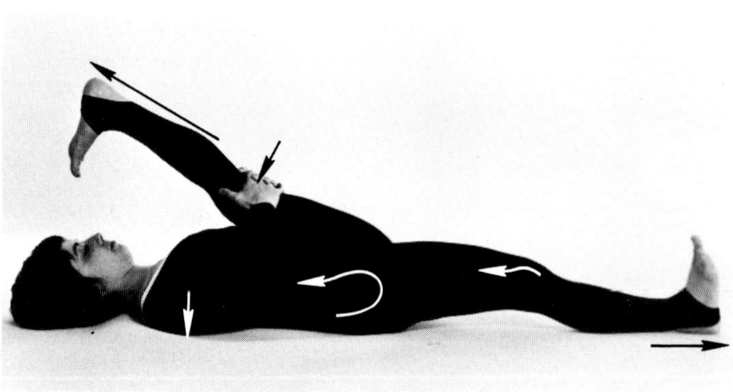

FIG. 7-2a

das Knie nicht hochkommen. Ziehen Sie den Bauch ein und atmen Sie ein, während Sie den Rumpf strecken. Beim Ausatmen das Bein strecken, die Ferse hoch recken **(Fig. 7-2a)**.

3. Strecken Sie sich weiter in diese Position, indem Sie einatmen, während Sie den Rumpf strecken, und ausatmen, während Sie die Schultern auf den Boden drücken und das Bein so gerade wie möglich durchstrecken. Dreimal rhythmisch atmen.

4. Lassen Sie los und senken Sie das Bein. Wiederholen Sie die Übung mit dem rechten Bein.

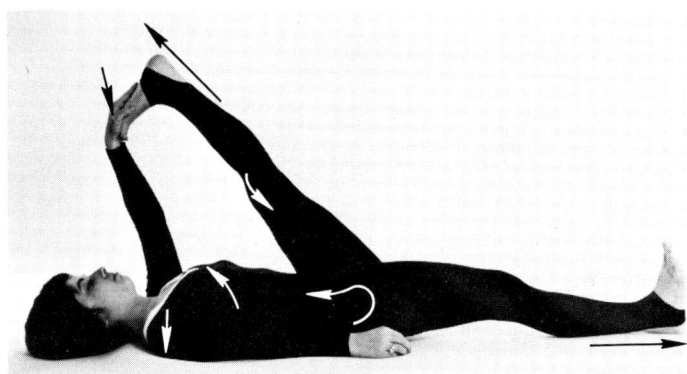

FIG. 7-2b

Ziehübung Zehen auf Handgelenk

Technik

1. Sie liegen noch auf dem Rücken, atmen ein und beugen das rechte Knie zur Brust. Fassen Sie den Ballen des rechten Fußes mit der linken Hand, so daß die Zehen an der Innenseite des Handgelenkes aufliegen. Atmen Sie aus, während Sie das Bein strecken, wie in **Fig. 7-2b**. Während Sie drei bis fünf rhythmische Atemzüge machen, ziehen Sie das Bein näher ans Gesicht, wenn Sie können, aber lassen Sie das Knie gestreckt. Lassen Sie los und senken Sie langsam das Bein. Mit dem linken Bein wiederholen.

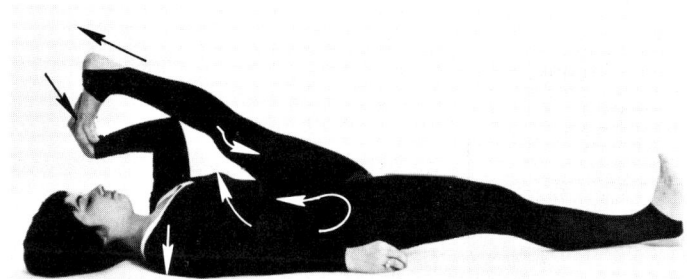

FIG. 7-2c

Ziehübung Ellbogen zum Schienbein

Technik

1. Wiederholen Sie den obigen Schritt 1, beugen Sie den Ellbogen und versuchen Sie, damit das Schienbein zu berühren, wie in **Fig. 7-2c**. Lassen Sie los und senken Sie das Bein zu Boden. Wiederholen Sie die Übung mit dem linken Bein und der rechten Hand.

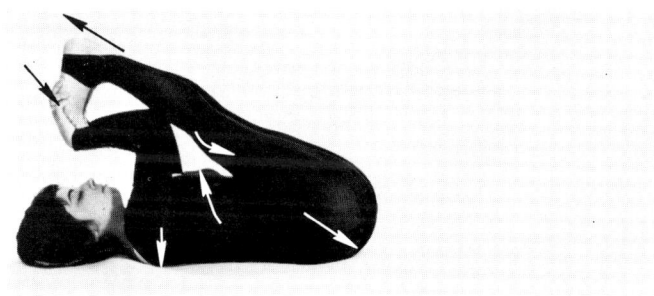

FIG. 7-2d

Ziehübung Ellbogen zu beiden Schienbeinen

Technik

1. Legen Sie sich auf den Rücken und atmen Sie ein, während Sie beide Knie zur Brust heben. Fassen Sie die Zehen beider Füße mit beiden Händen so, daß die Zehen am Handgelenk aufliegen. Strecken Sie die Beine. Während Sie drei bis fünf rhythmische Atemzüge machen, beugen Sie beide Ellbogen und versuchen Sie, damit die Schienbeine zu berühren, wie in **Fig. 7-2d**. Achten Sie darauf, daß das Kreuz auf dem Boden bleibt. Lassen Sie los, senken Sie die Beine langsam zu Boden und entspannen Sie sich.

Tips

1. Denken Sie daran, daß bei all diesen Beinhebeübungen das Kreuz flach bleiben muß. Um das zu erreichen, halten Sie das Becken gekippt. Es empfiehlt sich, die Kippung bei jedem Ausatmen zu wiederholen und vor jedem Einatmen den Bauch einzuziehen.

2. Wenn Ihnen diese Übungen zu schwer fallen, dann lassen Sie das auf dem Boden liegende Bein gebeugt.

Nutzen

Eine ausgezeichnete Streckübung für die Kniesehnen.
Strafft und festigt die Schenkel.
Strafft die Bauchmuskeln.

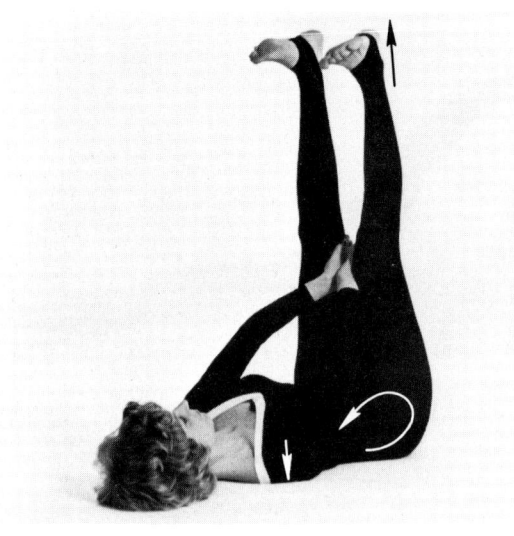

FIG. 7-3a

Hüftbalance

Aufwärmen

Technik

1. Legen Sie sich auf den Rücken, beugen Sie die Knie zur Brust, strecken Sie die Beine, indem Sie die Fersen zur Decke recken.
2. Legen Sie die Hände zwischen die Knie. Atmen Sie ein und strecken Sie die Fersen, wie in **Fig. 7-3a**.
3. Atmen Sie aus. Grätschen Sie die Beine zur Seite, wobei die Fersen gestreckt bleiben, wie in **Fig. 7-3b**.
4. Ziehen Sie den Bauch ein, atmen Sie ein und strecken Sie die Wirbelsäule, während Sie ausatmen, wobei Sie mit den Händen einen leichten Druck ausüben.
5. Behalten Sie die Grätsche bei, lassen Sie los und atmen Sie aus, während Sie Ihr Becken kippen und die Beine schließen. Senken Sie die Füße zu Boden.

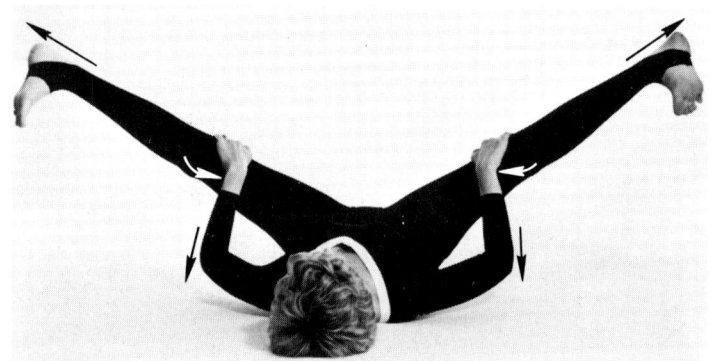

FIG. 7-3b

Hüftbalance

Technik

1. Legen Sie sich auf den Rücken, beugen Sie die Knie, ziehen Sie die Füße zum Gesäß, grätschen Sie die Beine zur Seite, kippen Sie das Becken und atmen Sie ein, während Sie den Rumpf strecken. Atmen Sie aus, während Sie die linke Ferse zur Decke strecken.

2. Legen Sie die rechte Hand auf die rechte Hüfte, die die ganze Zeit auf dem Boden bleibt. Ihre linke Hand ist an der Innenseite des linken Knies.

3. Ziehen Sie den Bauch ein und atmen Sie ein, während Sie sich strecken. Atmen Sie aus, während Sie das rechte Knie zur Seite senken, wie in **Fig. 7-3c**. Atmen Sie ein, während Sie das linke Bein von der Hüfte aus gerade zur Decke strecken. Atmen Sie aus und wenden Sie mit der linken Hand einen leichten Druck an, um das linke Bein zu Boden zu senken.

4. Konzentrieren Sie sich darauf, Ihr Becken gekippt zu lassen, während Sie die rechte Hüfte auf dem Boden halten und gleichzeitig mit der Spitze Ihres rechten Fußes in den Boden drücken. Wölben Sie die Schultern nicht vor. Senken Sie sie, so daß sich die Schulterblätter leicht annähern.

5. All dies hilft Ihrem Gleichgewicht und Ihrer Hüftbewegung, während Sie drei rhythmische Atemzüge machen und dabei das linke Bein zu Boden senken, wie in **Fig. 7-3d**.

6. Um wieder hochzukommen, nehmen Sie die linke Hand vom Bein, atmen Sie ein und kippen Sie das Becken stark. Während Sie ausatmen, konzentrieren Sie sich auf einen festen Halt an der rechten Hüfte, während Sie das linke Bein hochziehen. Schließen Sie jetzt die Knie und rutschen Sie mit den Füßen vom Rumpf weg.

7. Wiederholen Sie die Übung auf der rechten Seite.

Tips

1. Konzentrieren Sie sich während dieser ganzen Übung darauf, die rechte Schulter und den Ellbogen auf dem Boden zu halten.

2. Versuchen Sie nicht, das Bein ganz bis zum Boden hinunterzubringen. Konzentrieren Sie sich darauf, daß sich die rechte Hüfte nicht vom Boden hebt.

Nutzen

Lockert die Hüften.
Festigt den Innenschenkel.
Das ist eine gute diagonale Grätschübung.

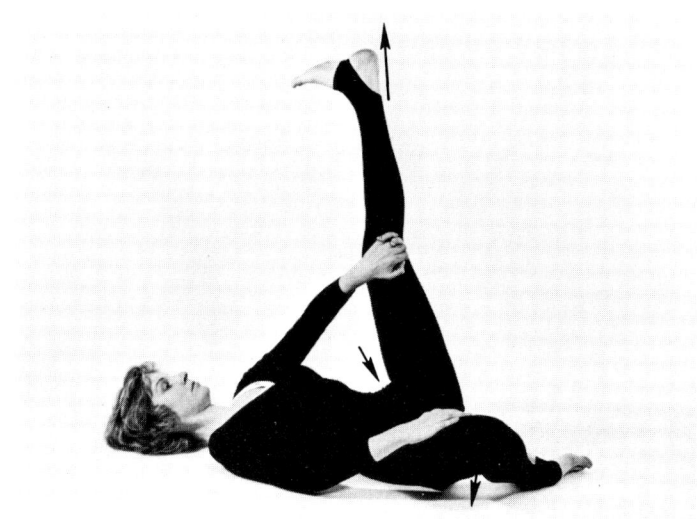

FIG. 7-3c

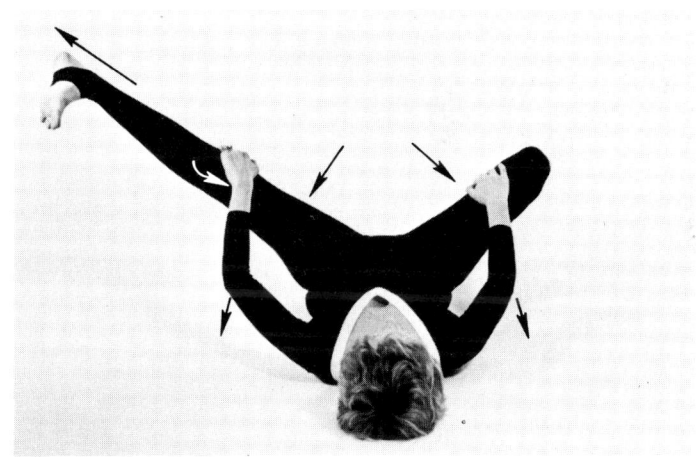

FIG. 7-3d

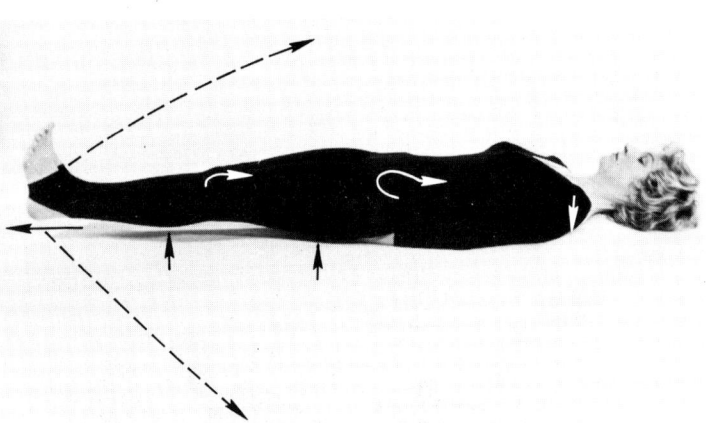

FIG. 7-4a

Scherenschwung

Technik

1. Legen Sie sich auf den Rücken und beugen Sie die Knie zur Brust. Verschränken Sie die Hände (wie in **Fig. 7-4a**) unter sich hinter dem Steißbein.

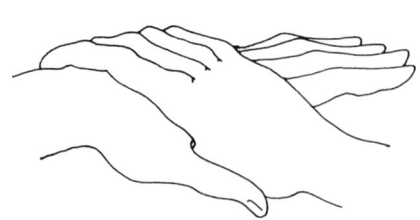

FIG. 7-4b

2. Sie haben die richtige Stellung, wenn die Knie dadurch tiefer über die Brust hängen. Achten Sie darauf, daß Ihr Rücken während dieser ganzen Übung flach auf dem Boden aufliegt.
3. Senken Sie die Beine, lockern Sie die Knie, so daß Sie Ihr Becken kippen und dadurch die Wölbung im Kreuz beseitigen können, wenn Sie an den Händen vorübergleiten.
4. Atmen Sie ein, während Sie die Beine strecken, die Kniescheiben heben und die Fersen auf Kniehöhe strecken, wie in **Fig. 7-4b**. Halten Sie den Atem an, während Sie die Beine so weit wie möglich auseinanderschwingen. Atmen Sie aus und ziehen Sie den Bauch zusammen, während Sie sie wieder schließen, wobei sie auf derselben Kniehöhe bleiben.
5. Atmen Sie ein, während Sie die Beine in einem 45-gradigen Winkel heben, wie in **Fig. 7-4c**. Halten Sie das Kreuz flach auf dem Boden durch Kippung des Beckens und schwingen Sie die Beine so weit wie möglich auseinander. Atmen Sie aus, während Sie sie wieder schließen (auf derselben Höhe).
6. Atmen Sie jetzt ein, während Sie die Beine senkrecht nach oben strecken, wie in **Fig. 7-4c**. Denken Sie an den flachen Rücken! Halten Sie den Atem an und schwingen Sie die Beine so weit wie möglich auseinander. Atmen Sie aus, ziehen Sie den Bauch zusammen und schließen Sie die Beine wieder.
7. Verfahren Sie in derselben Weise, indem Sie die drei Stadien auf dem Weg nach unten durchlaufen und dabei das Atmungsschema umkehren.

Tips

1. Rücken und Bauch müssen während der ganzen Übung flach und das Becken gekippt bleiben. Wenn Sie merken, daß Sie den Bauch herausdrücken, um die Beine unter Kontrolle zu halten, dann ist diese Übung zu schwer für Sie. Sie sollten statt dessen an der Entwicklung Ihrer Bauchmuskeln arbeiten.

2. Um das Gleichgewicht zu wahren, ist wichtig, daß Ihre Hände in der richtigen Position sind. Ihre Kniescheiben sind während dieser ganzen Übung angehoben und Ihre Fersen gestreckt.

3. Wenn man nach Meisterung dieser Übung im Kreuz und im Bauch die entsprechende Kraft entwickelt, sollte man bei der Ausführung dieser Stellungen einen natürlichen Atmungsrhythmus finden. Sobald man die Übung beherrscht, ist es nicht mehr nötig, die Hände unter dem Gesäß zu verschränken.

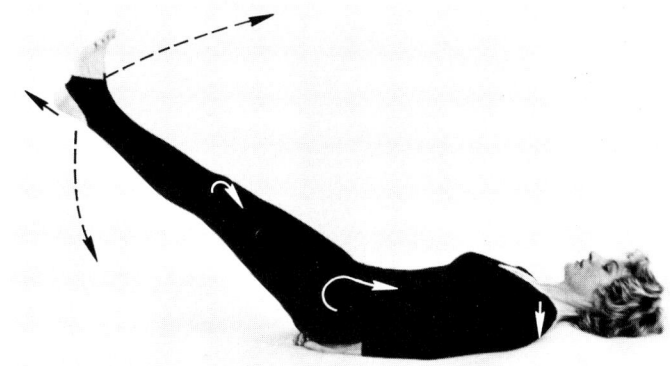

FIG. 7-4c

Nutzen

Eine ausgezeichnete Übung zur Stärkung der Bauch- und Kreuzpartie.
Strafft Schenkel und Hüften.
Strafft das Gesäß.

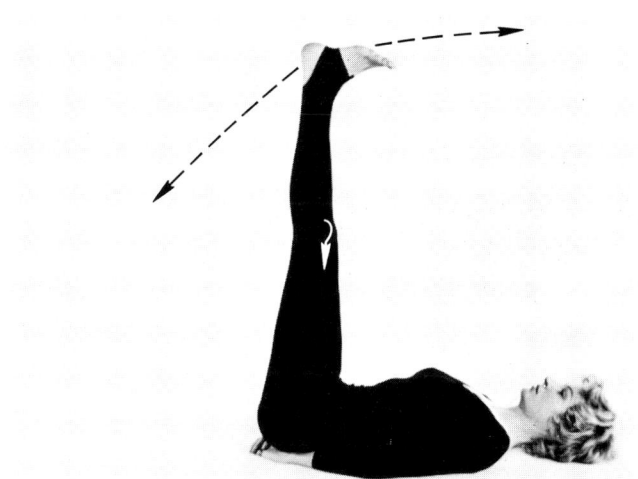

FIG. 7-4d

57

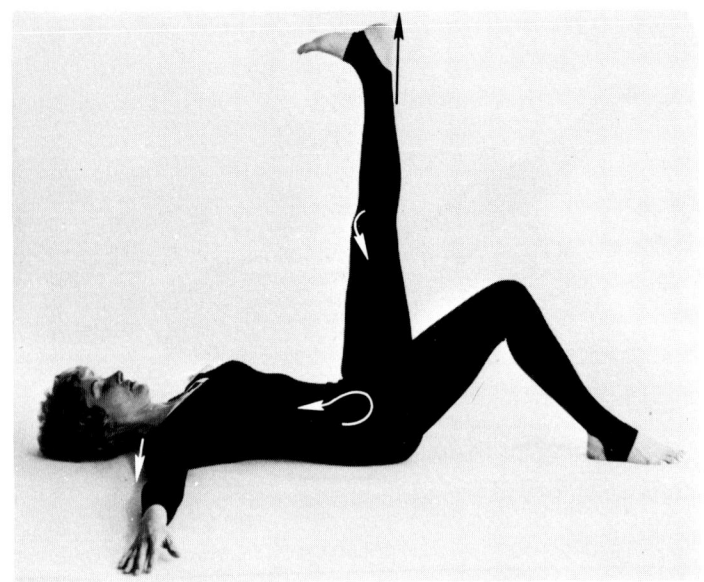

FIG. 7-5a

Pendelschwingen

Technik

1. Legen Sie sich auf den Rücken, die Arme auf Schulterhöhe seitwärts gestreckt, die Handflächen nach unten. Beugen Sie die Knie, kippen Sie das Becken und rutschen Sie mit den Fersen nach unten bis zum Punkt, bevor sich Ihr Kreuz zu wölben beginnt. Verstärken Sie die Kippung des Beckens, indem Sie mit der rechten Ferse gegen den Boden drücken.

2. Atmen Sie ein, während Sie den linken Fuß so weit heben, daß beide Knie auf einer Höhe sind. Heben Sie die linke Kniescheibe und strecken Sie die Ferse. Atmen Sie aus, während Sie das Bein zur Decke strecken, wie in **Fig. 7-5a**.

3. Atmen Sie ein, während Sie das linke Bein von der Hüfte aus strecken, dabei den Bauch einziehen und sich Halt verschaffen, indem Sie den Druck der rechten Ferse auf den Boden verstärken. Atmen Sie mit dieser Hilfe aus, während Sie das Bein Ihrem Gesicht so weit annähern, wie Sie können, wie in **Fig. 7-5b**. Lassen Sie das Gesäß auf dem Boden. Die Arbeit wird allein vom Bauch getan – der Druck der rechten Ferse ist nur ein Hilfsmittel.

4. Lassen Sie das linke Bein in diesem Winkel, während Sie einatmen, um den Rumpf zu strecken und die Kontrolle über den Bauch zu verstärken. Beim Ausatmen ziehen Sie den Bauch zusammen, und senken das linke Bein jetzt zur Seite, wobei Sie sich bemühen, den Fußknöchel über das Handgelenk zu bewegen, wie in **Fig. 7-5c**.

5. Falls Sie Ihr Handgelenk nicht wie in Fig. 7-5c erreichen können, gehen Sie mit Ihrer rechten Ferse etwas nach links, wobei Sie immer noch Druck ausüben. Ihr linker Fußknöchel muß bei Ihrem linken Handgelenk sein, um entsprechend weitergehen zu können, ohne sich anzustrengen.

6. Atmen Sie in der extremen Stellung ein, atmen Sie dann aus, während Sie sich noch stärker kippen, damit Sie den entsprechenden Halt haben, um den Fuß über das linke Handgelenk hinaus und noch höher, wie durch die Pfeile angedeutet, zu heben und ihn dann ruhig über dem Gesicht kreisen zu lassen, wie in **Fig. 7-5b**, bis Ihr Fußknöchel schließlich das rechte Handgelenk erreicht, wie in **Fig. 7-5d**. Falls Sie das nicht schaffen, verändern Sie die Position des rechten Fußes, so daß Ihr linker Knöchel auf jeden Fall das rechte Handgelenk erreicht.

7. Atmen Sie in der extremen Stellung ein. Atmen Sie aus, während Sie das Becken kippen, und heben Sie das Bein vom rechten Handgelenk hoch, wie es die Pfeile zeigen, und führen Sie es dann ruhig über das Gesicht, wie in **Fig. 7-5b**. Stoppen Sie, sobald der

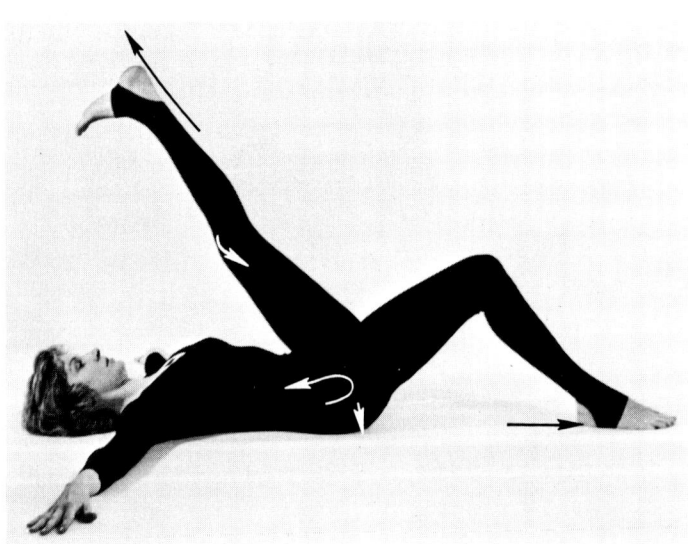

FIG. 7-5b

rechte Fuß genau über der rechten Hüfte ist, wie in
Fig. 7-5a.

8. Atmen Sie ein und strecken Sie die Ferse hoch; atmen
Sie aus, während Sie das Becken kippen und das Bein
zu Boden senken und gleichzeitig auch das rechte
Bein strecken.

9. Entspannen Sie sich einen Augenblick. Wiederholen
Sie dann die obige Übung mit der rechten Seite.

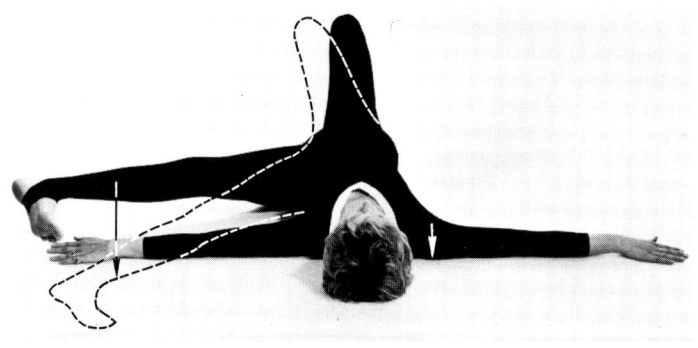

FIG. 7-5c

Tips

*1. Konzentrieren Sie sich während dieser ganzen Übung
darauf, die Schultern unten zu halten. Das gibt Ihnen
den entsprechenden Halt.*

*2. Während des Pendelschwungs von Handgelenk zu
Handgelenk achten Sie darauf, daß Sie den entsprechenden Neigungswinkel und den nötigen Halt haben,
so daß Sie das Ziehen auf der Hinterseite des Schenkels spüren. Wenn Sie das nicht spüren, machen Sie
die Übung nicht richtig.*

Nutzen

Macht die Taille schlanker.
Baut Fettdepots an Schenkeln und Hüften ab.
Strafft merklich den Bauch.

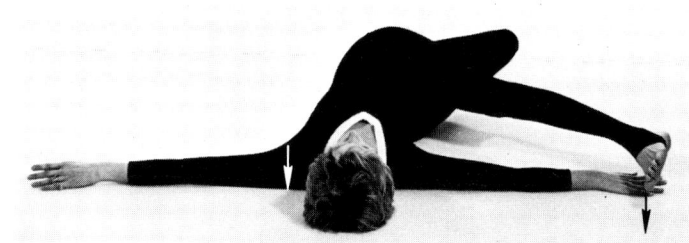

FIG. 7-5d

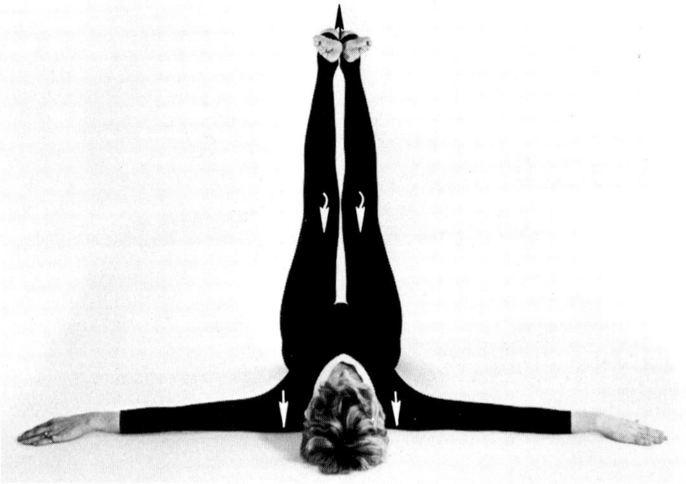

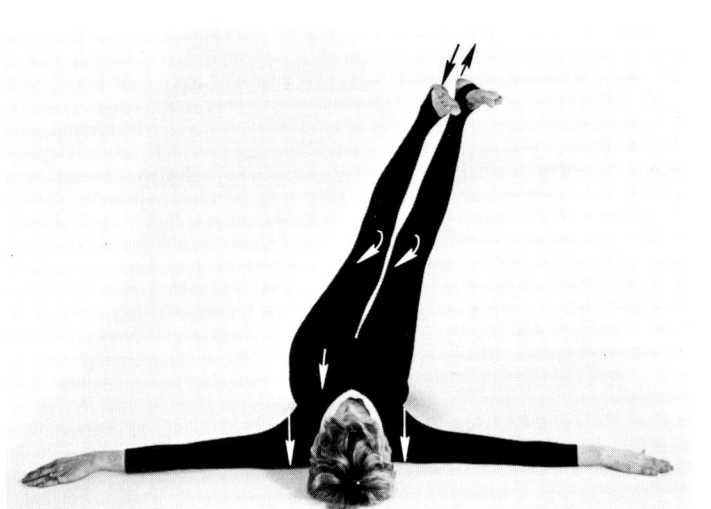

FIG. 7-6a

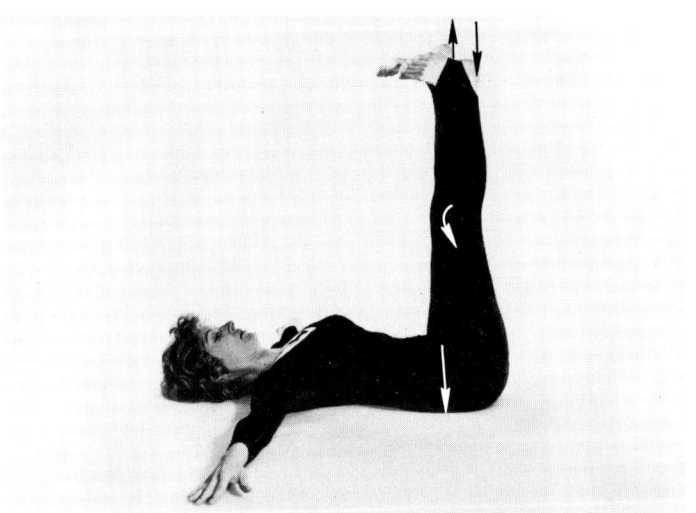

FIG. 7-6b

FIG. 7-6c

Gleichgewichtübung für die Bauchmuskeln

Technik

1. Legen Sie sich auf den Rücken, die Arme zur Seite gestreckt, die Schultern flach auf dem Boden, die Handflächen nach unten. Beugen Sie die Knie zur Brust, atmen Sie ein, während Sie die Beine senkrecht zur Decke strecken, die Kniescheiben zu den Schenkeln hochgehoben und die Fersen gestreckt, wie in **Fig. 7-6a**. Atmen Sie aus, ziehen Sie den Bauch zusammen, während Sie die Beine bis zu einem 45-Grad-Winkel nach rechts senken, wie in **Fig. 7-6b**. Achten Sie darauf, daß die Beine gestreckt sind, die Fersen auf ungleicher Höhe und daß Ihre rechte Hüfte auf dem Boden bleibt, wie in **Fig. 7-6c**. Atmen Sie ein, während Sie das Becken kippen, atmen Sie aus und pressen Sie die Hüfte noch stärker auf den Boden. Machen Sie das zweimal. Atmen Sie ein, wobei Sie Schultern und Ellbogen zum besseren Halt auf den Boden pressen. Atmen Sie mit zusammengezogenem Bauch aus, während Sie beide Beine wieder zur Decke heben. Wiederholen Sie dieselben Bewegungen nach der linken Seite.

2. Wiederholen Sie Schritt 1, senken Sie die Beine diesmal jedoch bis zu dem Punkt, an dem die Hüfte noch kontrolliert auf dem Boden bleibt, wie in **Fig. 7-6d**. Die Beine werden von der Hüfte aus gesenkt, wie in **Fig. 7-6c.**

3. Atmen Sie ein, dann atmen Sie aus und heben die Beine wieder hoch, dann beugen Sie sie und senken sie auf den Boden.

Tips

1. Achten Sie darauf, daß Ellbogen und Schultern während dieser ganzen Übung auf dem Boden bleiben.

2. Bei der Schrägstellung der Beine müssen die Fersen auf ungleicher Höhe sein. Die Ferse des oberen Beines befindet sich am Fußknöchel des unteren Beines.

3. Achten Sie beim Hochkommen aus der seitlichen Schrägstellung darauf, daß Ihr Becken gekippt ist, daß Ihr Rücken auf dem Boden aufliegt, Ihre Schultern nach unten gedreht sind und Ihr Bauch eingezogen ist. Wenn es Ihnen nicht gelingt, den Rücken auf dem Boden und den Bauch flach zu halten, dann ist diese Übung zu schwer für Sie. Arbeiten Sie an der Drehung mit gebeugtem Bein.

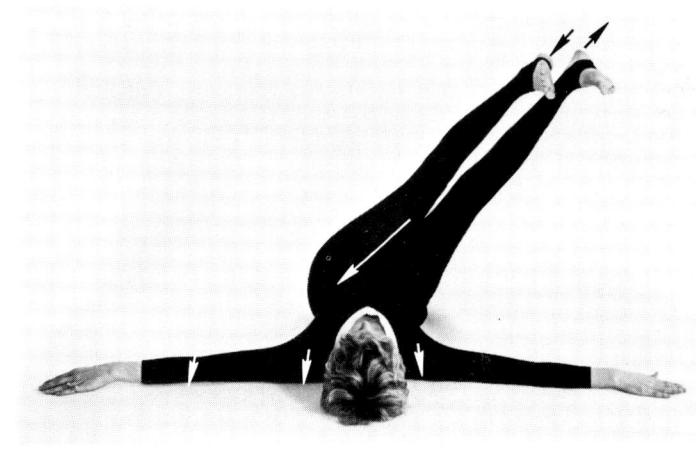

FIG. 7-6d

Nutzen

Ausgezeichnet für Festigung und Straffung der Bauchmuskeln.

Gut gegen vorhängende Schultern.

Kräftigt bei richtiger Ausführung das Kreuz.

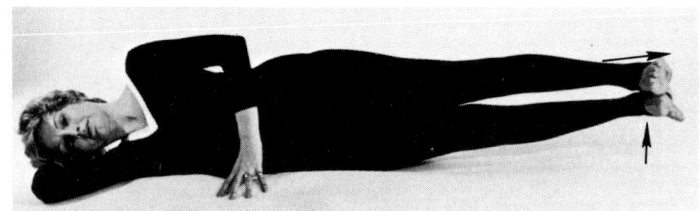

FIG. 7-7a

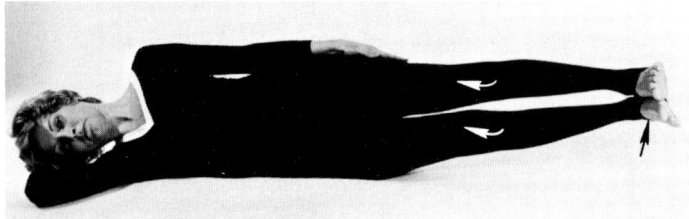

FIG. 7-7b

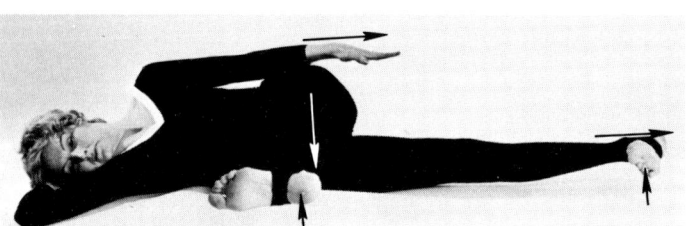

FIG. 7-7c

Seitliches Beinstrecken

Technik

1. Legen Sie sich auf die rechte Seite. Beugen Sie den rechten Ellbogen, machen Sie eine Faust und legen Sie den Kopf auf den eingebogenen kleinen Finger.
2. Richten Sie sich so aus, daß Sie vom Kopf bis zur Ferse eine gerade Linie bilden. Sie können die linke Hand in Taillenhöhe am Boden aufstützen, um sich Halt zu geben.
3. Ziehen Sie den Bauch ein, atmen Sie ein und strekken Sie sich. Atmen Sie aus, strecken Sie die Fersen und heben Sie beide Beine vom Boden, wie in **Fig. 7-7a**. Sobald Sie Ihr Gleichgewicht gefunden haben, können Sie die Hand an den Schenkel legen, wie in **Fig. 7-7b**. Machen Sie in dieser Stellung Atemzüge.
4. Atmen Sie in dieser Stellung aus, während Sie das linke Knie so stark wie möglich nach vorn abbiegen und das rechte Bein weiterhin vom Boden entfernt halten. Ziehen Sie den Bauch ein und atmen Sie fließend ein.
5. Halten Sie das linke Knie auf dieser Höhe und atmen Sie aus, während Sie sich bemühen, das Bein gerade nach vorn zu strecken, wie in **Fig. 7-7c**. Halten Sie diese Stellung. Ziehen Sie das Bein langsam zurück.
6. Strecken Sie die Fersen und halten Sie dabei beide Beine vom Boden abgehoben. Atmen Sie ein, um sich zu strecken. Spannen Sie das Gesäß an und achten Sie darauf, daß die Kniescheiben nach vorn schauen.
7. Heben Sie Ihr linkes Bein, während Sie ausatmen, so weit wie möglich zur Decke.
8. Spannen Sie das Gesäß noch stärker an, damit Sie nicht nach hinten kippen. Ziehen Sie den Bauch ein und atmen Sie fließend ein, während Sie das Knie dem Gesicht zudrehen. Halten Sie beim Ausatmen das Bein fest.
9. Atmen Sie ein und strecken Sie das Brustbein, um sich zu verlängern. Atmen Sie aus, während Sie das Bein näher zum Gesicht ziehen, wie in **Fig. 7-7d**. Bleiben Sie gestreckt mit angespanntem Gesäß, damit Ihre linke Hüfte nicht nach hinten kippt.
10. Machen Sie drei Atemzüge im Rhythmus mit dieser Bewegung. Senken Sie allmählich das untere Bein. Entspannen Sie sich, indem Sie sich auf der Seite liegend zusammenrollen, bevor Sie die Übung auf der linken Seite wiederholen.

Tips

1. Ich kann nicht genug betonen, wie wichtig es ist, das Gesäß angespannt zu halten, um in der richtigen Stellung zu bleiben.

2. Achten Sie darauf, daß die Fersen während der ganzen Übung gestreckt bleiben.

3. Der Hals bleibt entspannt.

4. Es ist hilfreich, den Arm am Körper angelegt der Länge nach zu strecken, wie in **Fig. 7-7b** und **7-7c**, um ein besseres Gleichgewicht zu haben.

5. Falls es Sie ermüdet, alle vier Varianten hintereinander zu machen, können Sie sich dazwischen ausruhen.

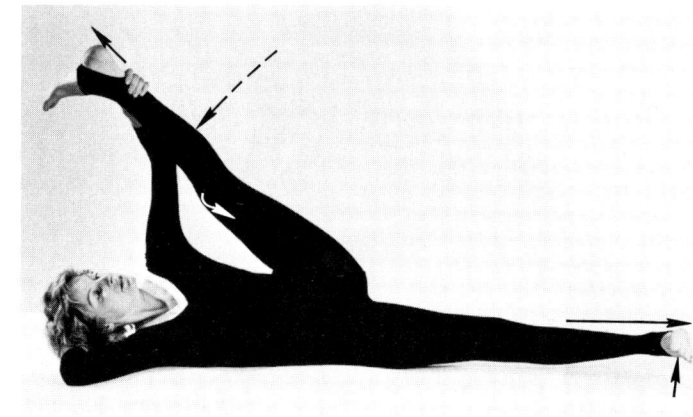

FIG. 7-7d

Nutzen

Festigt Hüften und Schenkel.
Strafft den Bauch.
Fördert das Gleichgewicht.

8 Kräftigung der Bauchmuskeln

Ihre Lunge und Ihr Herz sind vom Brustkorb umschlossen und von Muskeln umgeben. Ihr Magen, Ihre Eingeweide, Ihre Leber und Ihre Nieren ruhen in der Mulde Ihrer Beckenknochen; diese Organe sind außerdem von einer dehnbaren Hülle umgeben, die aus vier Muskelgruppen besteht: Transversalis Abdominis, ein breites Muskelband, das horizontal um den Rumpf verläuft; die inneren und äußeren schiefen oder schrägen Muskeln, die diagonal über dem Bauch liegen; und der Rectus Abdominis (gerader Bauchmuskel), der flache Muskel, der die Vorderseite des Bauches bildet.

Die Bauchmuskeln sind die Muskelgruppe, für die es am schwierigsten ist, nützliche Übungen zu entwickeln. Es sind dies Stützmuskeln, deren einzige Funktion es ist, die inneren Organe an der richtigen Stelle zu halten. Sie dienen nicht der Bewegung des Körpers.

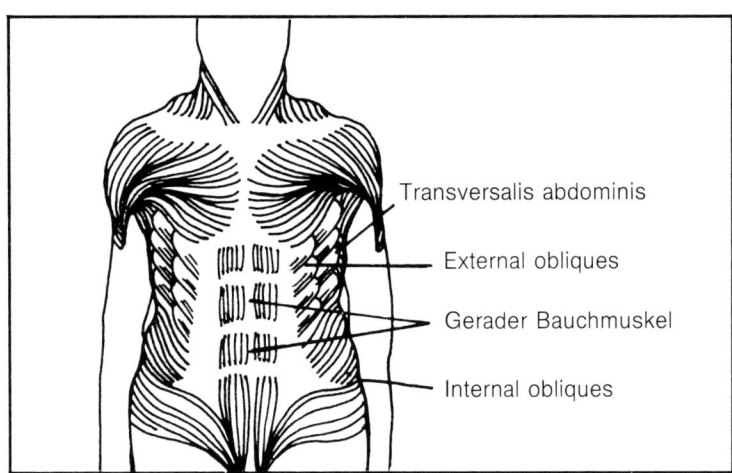

Transversalis abdominis

External obliques

Gerader Bauchmuskel

Internal obliques

Die verbreitetste Übung zur Straffung der Bauchmuskeln ist wahrscheinlich das Aufsetzen. Falsch ausgeführt, richtet das Aufsetzen mehr Schaden als Nutzen an, nicht nur für die Bauchmuskeln, sondern auch für die Muskeln der Kreuzgegend. Die meisten Menschen gehen an diese Übung mit einer defätistischen Einstellung heran – sie verspannen sich, halten den Atem an, drücken den Bauch heraus und überanstrengen die Kreuzpartie, um die Schultern nach vorn zu bringen – all das endet mit einer körperlichen Niederlage, es bleibt ein harter, vorstehender »Spitzbauch« und möglicherweise auch ein geschwächtes Kreuz zurück.

Falsch

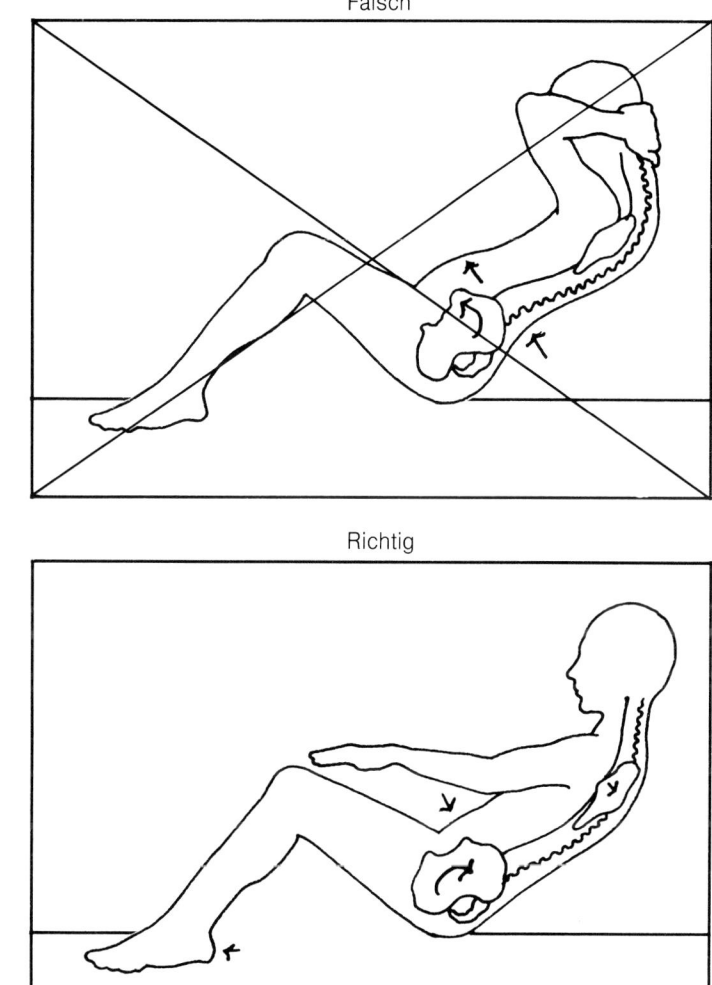

Figur 1

Richtig

Figur 2

Um aus den Übungen zur Kräftigung der Bauchmuskeln den größten Nutzen zu ziehen, müssen Sie sich ständig darauf konzentrieren, diese Muskeln richtig zu benutzen, um etwas davon zu haben. Ich weiß, daß es nicht leicht ist, aber machen Sie die folgende Übung – die Sitzbalance – mit mir und erleben Sie die richtige Methode, um an das gefürchtete Aufsetzen heranzugehen. Als Lohn für Ihre Mühen werden Sie mit der Zeit einen schönen, durchtrainierten, *flachen* Bauch bekommen.

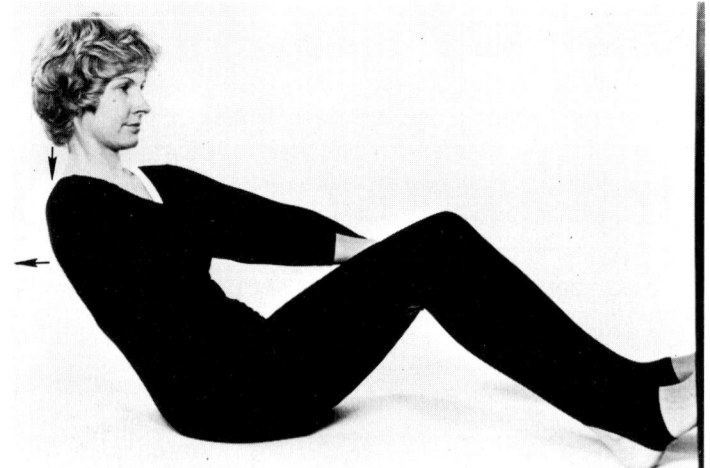

FIG. 8-1a

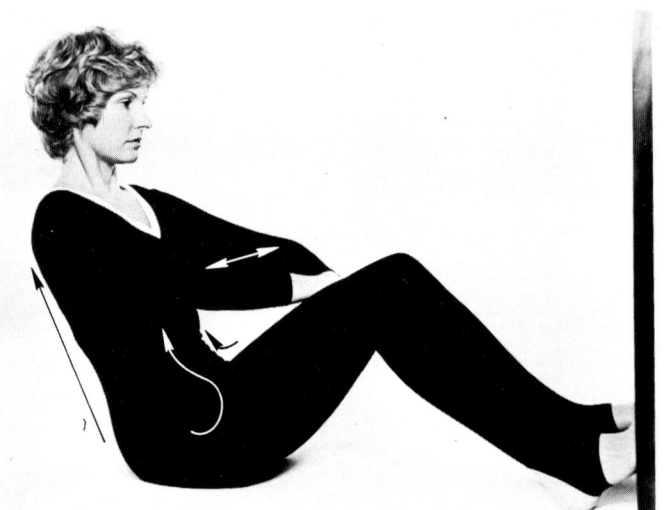

FIG. 8-1b

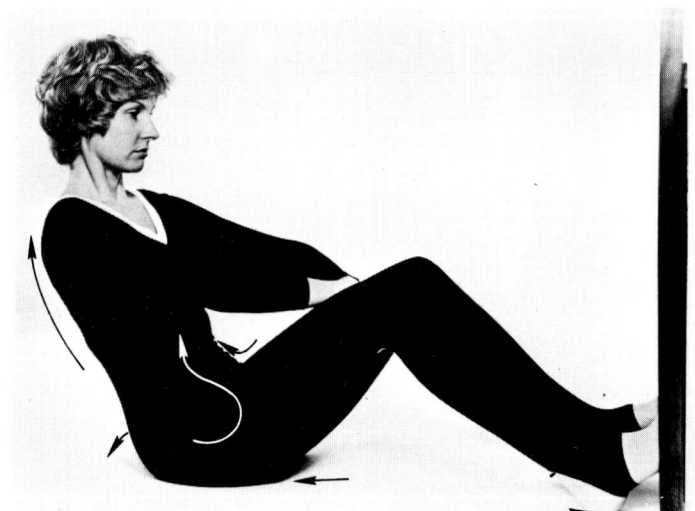

FIG. 8-1c

Sitzbalance

Technik

1. Setzen Sie sich auf den Boden, beugen Sie die Knie und stemmen Sie die Fußballen gegen die Wand. Fassen Sie die Innenseiten der Schenkel kurz oberhalb der Knie. Ziehen Sie die Innenschenkel fest zu sich und benutzen Sie sie gleichzeitig als Halt. Das rundet, öffnet und streckt Ihre Schulterblätter. Machen Sie keinen Buckel.

2. Lehnen Sie sich zurück, so daß die Arme gestreckt werden, und achten Sie darauf, daß Ihr Bauch entspannt ist, wie in **Fig. 8-1a**. Das ist unsere Ausgangsposition.

3. Atmen Sie aus, ziehen Sie den Unterleib zusammen und kippen Sie das Becken, ziehen Sie dabei den Bauch ein und hoch, während Sie den Atem anhalten.

4. Atmen Sie ein, strecken Sie sich, recken Sie das Brustbein vor und pressen Sie die Schulterblätter leicht zusammen, während Sie die Ellbogen zur Seite strecken **(Fig. 8-1b)**. Entspannen Sie den Bauch nicht; heben Sie ihn, während Sie sich strecken.

5. Atmen Sie aus, bleiben Sie dabei gestreckt, das Brustbein bleibt gehoben, und drücken Sie mit den Fersen von sich weg. Ohne sich wegzubewegen, rutschen Sie mit dem Steißbein zurück, soweit es Ihnen der Spielraum in der Haut gestattet. (Stellen Sie sich vor, wie sich die Kopfhaut über den Schädel bewegt.) Ihr Kreuz nähert sich dabei leicht dem Boden an, wie in **Fig. 8-1c**. Das ist Ihr Balancepunkt. Achten Sie darauf, daß die Schultern nicht nach vorne hängen; der Rumpf bleibt gestreckt, das Brustbein hochgehoben.

6. Sobald Sie die richtige Kippstellung und den nötigen Halt für diese Balance gefunden haben, ohne daß Ihr Bauch hochkommt, lassen Sie die Schenkel los, wie in **Fig. 8-1d**. Rücken und Bauch werden nicht bewegt. Es empfiehlt sich, die Aftermuskeln anzuspannen, damit der Bauch drinnen bleibt.

7. Halten Sie diese Stellung während zwei Atemzügen. Mit jedem Einatmen überprüfen Sie die Streckung des Rumpfes; mit jedem Ausatmen verstärken Sie die Kippstellung des Beckens und das Hochziehen des Bauches.

Tips

1. Bemühen Sie sich während dieser ganzen Übung sehr gewissenhaft, die richtige Balance zu finden und aufrechtzuerhalten. Sacken Sie nicht zusammen, machen Sie keinen Buckel und entspannen Sie sich in dieser Übung nicht vollständig.

2. Falls der Bauch irgendwann hochkommt, unterbrechen Sie die Übung und beginnen Sie nochmals von vorn.

3. Sie haben nichts davon, wenn Sie zum nächsten Schritt übergehen, falls der vorherige Schritt unrichtig ausgeführt wurde. Sie konkurrieren mit niemandem außer sich selbst, und Sie ziehen einen größeren Nutzen daraus, wenn Sie den für Sie richtigen Balancepunkt finden, als wenn Sie sich anstrengen weiterzukommen.

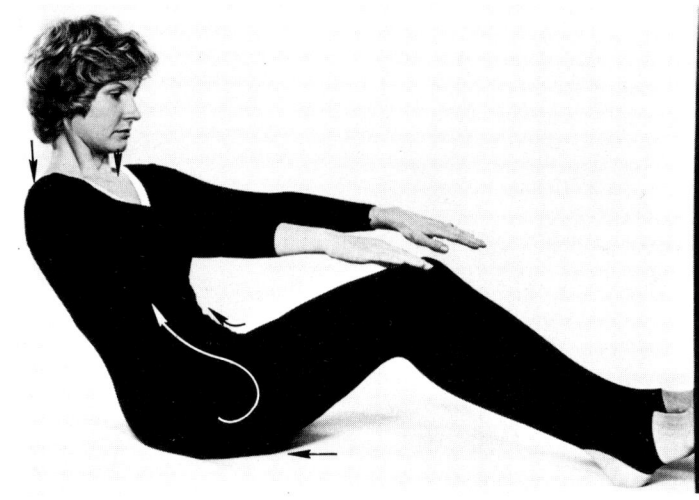

FIG. 8-1d

Nutzen

Macht den Bauch flach und hält ihn an seinem Platz.
Trimmt die Taille.
Vermindert den Druck im Kreuz.

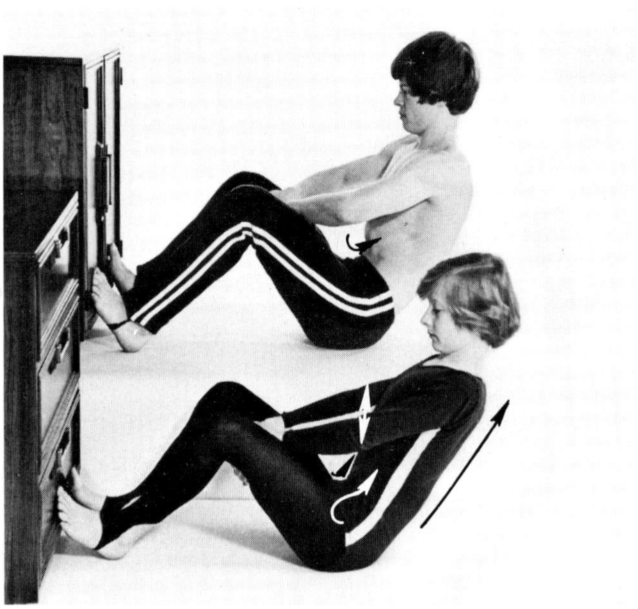

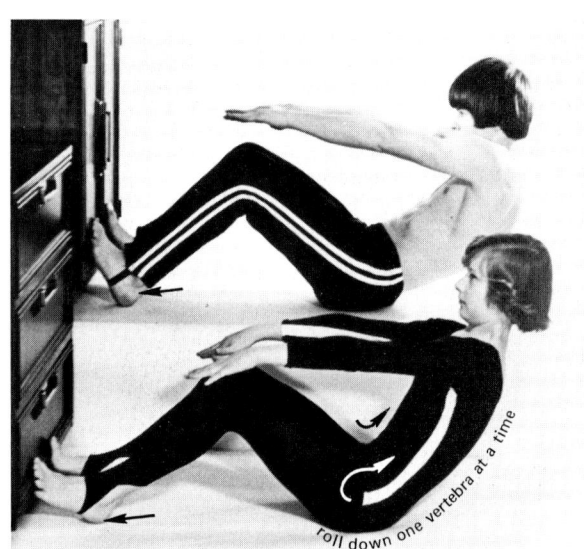

FIG. 8-2a

FIG. 8-2b

Aufsetzen und Zurücklehnen

Zurücklehnen

Technik

1. Nehmen Sie den richtigen Balancepunkt der Sitzbalance ein (Schritte 5 und 6, wie in **Fig. 8-2a**).

2. Legen Sie die Hände leicht über die Knie, vergewissern Sie sich, daß der Bauch eingezogen, das Becken gekippt und die Wirbelsäule gestreckt sind.

3. Behalten Sie die Streckung entlang des ganzen Rückgrats bei und konzentrieren Sie Ihr Augenmerk auf Ihren Unterleib, spüren Sie die entsprechende Kontrolle, die Sie behalten müssen. Atmen Sie in einem langen Atemzug ein, atmen Sie aber in kurzen kräftigen Stößen aus. Mit jedem Ausstoßen von Luft zieht sich Ihr Bauch weiter ein. Kippen Sie Ihr Becken immer weiter, während Sie den Rücken vom Steißbein ausgehend einen Wirbel nach dem anderen zu Boden senken. Je langsamer Sie sich abrollen, desto besser.

4. Atmen Sie weiter aus, drücken Sie mit den Fersen und lassen sich die Finger leicht an den Schenkeln entlanggleiten, während Sie langsam fortfahren, einen Wirbel nach dem anderen zu Boden zu senken, wie in **Fig. 8-2b**. Senken Sie schließlich auch den Kopf zu Boden.

68

10 Kopfstand

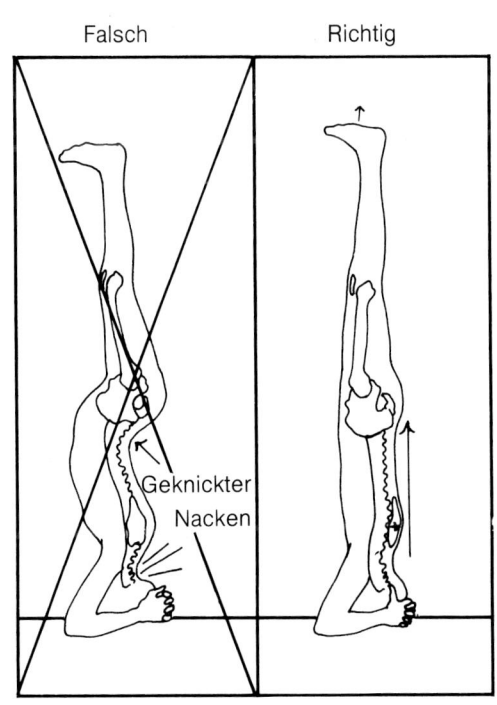

Falsch   Richtig

Geknickter
Nacken

Der Yoga-Kopfstand wird wegen seiner wohltuenden Wirkung und dem überwältigenden Gefühl der Befriedigung, das man erlebt, wenn man ihn meistert, als »König der Asanas« bezeichnet.

Diese Stellung löst das Gefühl eines vollkommenen Gleichgewichts aus. Die solide Basis, auf die man sich dabei stützt, ist ein Dreieck, gebildet aus Scheitel, Unterarmen und Ellbogen, die in einem rechten Winkel geöffnet sind.

Die Schwierigkeiten des Kopfstands werden häufig übertrieben, weil viele Schüler nicht mit der Technik vertraut sind. Viele schleudern ihre Füße wild in die Luft, fallen um und sind dann überzeugt, daß das nichts für sie ist.

Der Kopfstand kann von allen Schülern ausgeführt werden, deren Gesundheitszustand normal ist. Diese Stellung ermöglicht eine gründliche Entspannung aller Muskeln, da sich die Achse und der Schwerpunkt des Körpers genau in dem stützenden Dreieck befinden.

Die physiologischen Vorzüge bestehen in einer verstärkten Blutzufuhr zum Kopf, die eine bessere Versorgung der Nervenzentren des Gehirns bewirkt sowie den Abfluß des Blutes aus den unteren Extremitäten und damit deren Entlastung. Die gesteigerte Herztätigkeit versorgt alle Körperteile besser mit Blut. Es liegt auf der Hand, daß Personen mit chronischen Herz- und Gefäßleiden den Kopfstand vermeiden sollten. Falls Sie Zweifel haben, fragen Sie Ihren Arzt, bevor Sie diese oder andere Yoga-Stellungen versuchen.

Für Schüler, deren Balance unsicher ist oder zur stärkeren Seite neigt, empfiehlt es sich, in einer Zimmerecke zu üben. Das erleichtert es, den Kopfstand symmetrisch auszuführen.

73

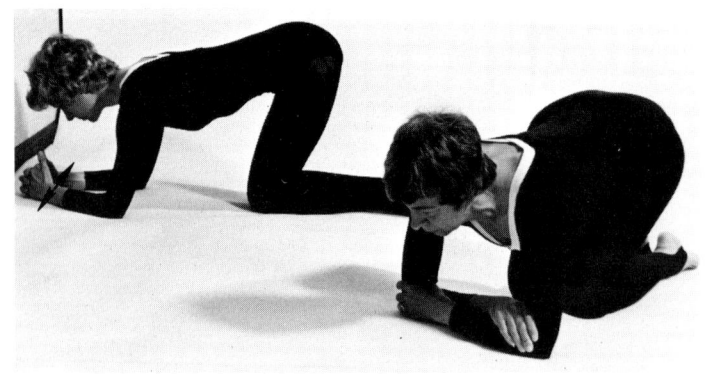

FIG. 10-1a

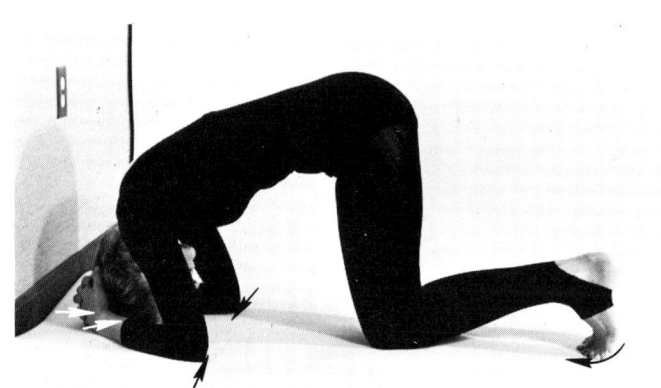

FIG. 10-1b

Kopfstand Aufwärmübung

Technik

1. Knien Sie sich auf den Boden und stützen Sie sich auf Ellbogen und Handgelenke. Um zu wissen, wie weit die Ellbogen voneinander entfernt sein sollten, legen Sie Daumen und Zeigefinger in die Beuge Ihres Armes, wie es die Frau rechts in **Fig. 10-1a** macht. Es sollte der gleiche Abstand wie die Breite Ihrer Schultern sein; das ist Ihr persönlicher Maßstab für die richtige Balance beim Kopfstand.

2. Achten Sie darauf, daß sich die Ellbogen nicht weiter voneinander entfernen. Verschränken Sie die Finger mit den Daumen nach oben. Drücken Sie die Finger beider Hände fest gegeneinander, so daß die Hände fest ineinander verschränkt sind. Die Handflächen sind offen, wie ich es links in **Fig. 10-1a** mache. Pressen Sie andererseits die Hände auch nicht so stark gegeneinander, daß sich Ihre Handgelenke vom Boden heben. Drehen Sie die Handgelenke nach innen, pressen Sie sie seitlich auf den Boden und bewirken Sie eine Kontraktion der Muskeln, der Unterarme, der Oberarme und der Schulterblattregion. Spüren Sie dieses Gefühl und wieviel Halt es Ihnen gibt. *Diese Basis hält und balanciert Sie im Kopfstand – nicht bloß der Kopf oder der Hals.*

3. Um diese Kraft zu einer Aufwärmübung für den Kopfstand zu nutzen, rutschen Sie mit den Knien von den Ellbogen weg, so daß die Schenkel senkrecht stehen, wie in **Fig. 10-1b**. Legen Sie den *Scheitel* Ihres Kopfes auf die Matte. Falls Ihre Stirn die Matte berührt, sind Sie nicht auf dem Scheitelpunkt. Verschränken Sie jetzt die Finger und legen Sie die Hände um den Hinterkopf, wie in **Fig. 10-1b**.

4. Strecken Sie die Zehen vor und heben Sie die Beine vom Boden, um sie geradezustrecken, wie in **Fig. 10-1c**. Pressen Sie die Schulterblätter zusammen, wie in **Fig. 10-1a**, während Sie Handgelenke und Unterarme auf den Boden stemmen. Dadurch haben Sie den Halt, den Sie brauchen, um den Kopf zu heben.

5. Stemmen Sie die Handgelenke gegen den Boden, während Sie sich zurücklehnen, wobei Sie die Schultern heben und nach hinten bewegen und die Schulterblätter zusammendrücken. Ziehen Sie den erhobenen Kopf nach hinten, so daß Ihre Nase über der Linie ist, die Ihre Ellbogen miteinander verbindet, wie in **Fig. 10-1d**.

6. Bleiben Sie in dieser Stellung und atmen Sie normal, bis Sie die Gewißheit haben, über die entsprechende Kraft und Balance zu verfügen, um den Kopfstand zu meistern. Senken Sie sich wieder, wie in **Fig. 10-1b**. Überprüfen Sie Ihren persönlichen Abstand, um sich

zu vergewissern, daß sich die Ellbogen nicht zu weit voneinander entfernt haben. (**Fig. 10-1a,** rechts). Gehen Sie wieder hoch und betrachten Sie diese Stellung als Vorübung zur Förderung der Koordination und Kraft Ihrer Arme. Machen Sie das 3–5mal, wenn Sie nur diese Übung ausführen. Schüler, die den Klassischen Kopfstand machen wollen, führen diese Vorübung nur ein oder zweimal aus.

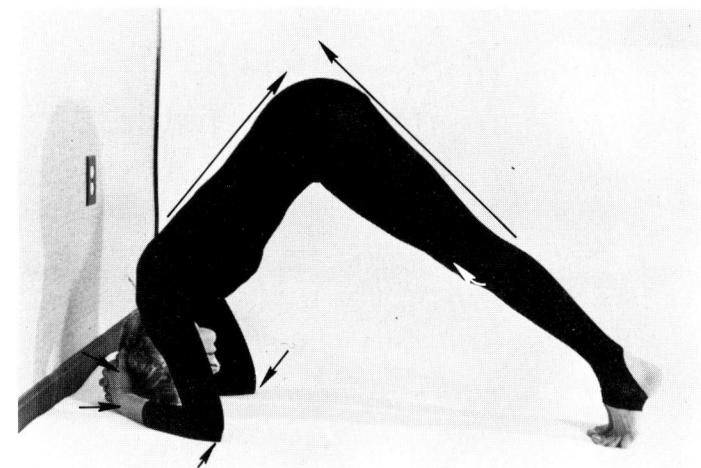

FIG. 10-1c

Tips

1. Die Hebelwirkung, die man in dieser Vorübung und beim Klassischen Kopfstand nutzt, stammt weniger aus der Verschränkung der Finger als aus dem Abstemmen der Handgelenke, Unterarme und Ellbogen vom Boden. Achten Sie darauf, daß Sie das genau verstanden haben. Sie beziehen Ihre Kraft nicht aus dem Auseinanderspreizen der Ellbogen; das muß korrigiert werden, wenn es Ihnen unterläuft, indem Sie Ihr persönliches Armmaß heranziehen, wenn Sie sich hinknien.

2. Achten Sie darauf, die Beine geradezuhalten.

3. Verspannen Sie den Hals nicht.

4. Bitte lesen Sie diese Anweisungen genau. Sie sind alle sehr wichtig, um den Kopfstand zu schaffen.

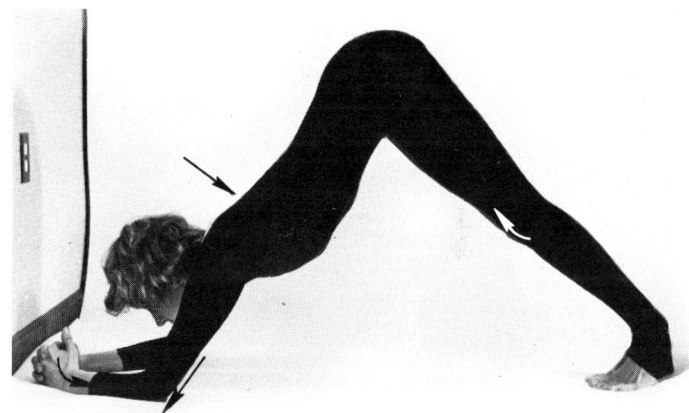

FIG. 10-1d

Nutzen

Stärkt und strafft Handgelenke, Arme und Schultern.
Fördert die Koordination und Körperbeherrschung.
Fördert das Selbstvertrauen, das Sie für den Kopfstand brauchen.

Der Kopfstand

Falls Sie die Aufwärmübung nicht richtig geschafft haben, entmutigen Sie sich bitte nicht, indem Sie den **Klassischen Kopfstand** zu machen versuchen. Wer dazu in der Lage ist, kann beginnen.

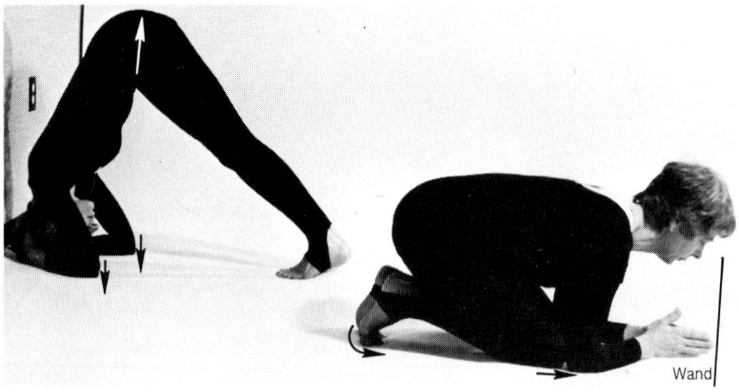

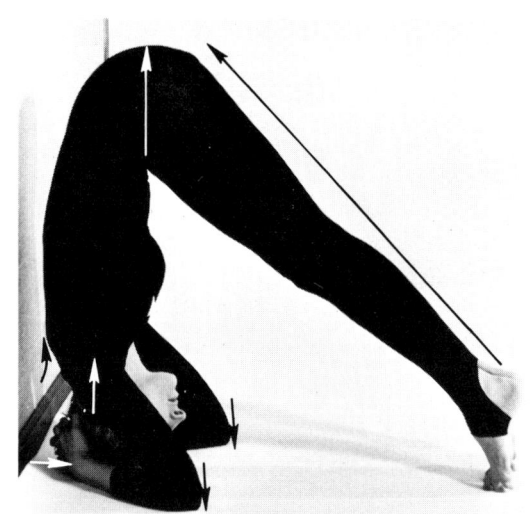

FIG. 10-2a

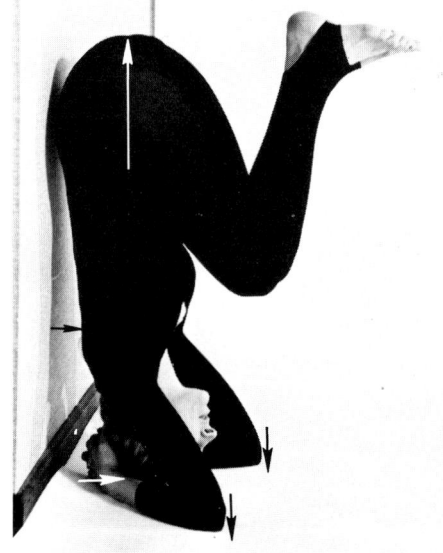

FIG. 10-2b

FIG. 10-2c

Technik

1. Knien Sie sich auf den Boden. Bestimmen Sie Ihren Ellbogenabstand, indem Sie Ihr persönliches Armmaß benutzen. Die Knie direkt an den Ellbogen, legen Sie die Hände mit den Fingerspitzen zur Wand zusammen, wie in **Fig. 10-2a**. Verschränken Sie die Finger und plazieren Sie sich so, daß die Fingerknöchel nur 7–8 cm von der Wand entfernt sind. Verschränken Sie jetzt Ihre Finger mit den Daumen nach oben, senken Sie den Scheitel Ihres Kopfes auf den Boden und legen Sie Ihre Hände um den Hinterkopf, wobei zwischen kleinem Finger und Boden 2–3 cm frei bleiben. Durch diesen Beginn vermeiden Sie, daß Ihre Finger unter den Kopf zu liegen kommen. Vergewissern Sie sich, daß Ihre Knie in einer Linie mit den Ellbogen sind. Stützen Sie die Zehen unter den Fersen auf, wie in **Fig. 10-2a** (rechts).

2. Strecken Sie die Beine, wie in **Fig. 10-2a** (links), wobei die Zehen an ihrem Platz bleiben, wie in **Fig. 10-2a** (rechts). Rutschen Sie nicht mit den Zehen zurück.

3. Kippen Sie sich in Richtung Wand, bis Sie auf den Zehenspitzen sind, wie in **Fig. 10-2b**. Fallen Sie nicht um. Stemmen Sie sich weiterhin mit den Ellbogen und Handgelenken gegen den Boden und heben Sie die Schultern an. Lassen Sie sich nicht einfach gegen die Wand fallen. Heben Sie sich von den Hüften aus hoch, während Sie sich zur Wand neigen, ohne sie jedoch zu berühren. Dadurch kommen Ihre Hüften in die richtige Balancestellung für den nächsten Schritt.

4. Wenn Sie sich weit genug zur Wand gelehnt haben, werden Sie bemerken, daß sich Ihre Knie automatisch zum Körper hin abbeugen wollen. Kicken Sie nicht nach oben. Ziehen Sie einfach ein Knie nach dem anderen zur Brust, wie in **Fig. 10-2c**.

5. Unter Einsatz der Kraft Ihrer Arme, Ellbogen, Handgelenke und der verschränkten Hände heben Sie die Schenkel, indem Sie die Füße genau über die Wirbelsäule plazieren, wie in **Fig. 10-2d**.
   Damit Sie wissen, daß Ihre Füße in einer Linie mit Ihrem Rückgrat sind, nähern Sie sich vorsichtig mit *einer* Zehe der Wand. Berühren Sie die Wand nur mit der Zehe, nicht mit den Fersen (Fersenkontakt bewirkt lediglich, daß Sie zur Wand zurückkippen). Versuchen Sie ohne Wandkontakt die Kontrolle zu behalten. Bleiben Sie in dieser Stellung.

6. Gehen Sie nicht weiter, solange Sie diese Stellung nicht in der Balance halten können und zwar ohne Krümmung Ihres Rückgrats. Achten Sie darauf, daß Ihre Schultern weg von den Ohren eine gerade Linie bilden. Konzentrieren Sie sich darauf, den Rumpf nicht zu bewegen, während Sie beide Füße langsam genau über der Wirbelsäule heben, wie in Fig. 10-2e. Achten Sie darauf, daß im Rückgrat nicht das Gefühl einer Krümmung entsteht. Wenn das passiert, spannen Sie das Gesäß an und kippen Sie das Becken. Bleiben Sie in dieser Stellung, solange Sie sich wohlfühlen. Um herunterzukommen, kehren Sie die Reihenfolge der Bewegungen um. Ruhen Sie sich einige Momente lang in der Embryonalstellung aus.

Tips

*1. Es wird Ihnen leichterfallen, den Kopfstand zuerst vor einer Wand zu machen. Das gibt Ihnen Selbstvertrauen, aber lassen Sie die Wand nicht zu einer Krücke werden. Sie sollten die Wand nur zweimal berühren, wie in **Fig. 10-2c** und **10-2d**. Und in **10-2d** sollte das nur sehr leicht mit den Zehen geschehen, um beurteilen zu können, wie weit nach hinten die Füße gestreckt werden müssen.*

*2. Wenn Sie eine Wand benutzen, achten Sie darauf, daß Ihre verschränkten Hände nur 7–8 cm davon entfernt sind. Wenn es Ihnen die Kontur Ihres Gesäßes unmöglich macht, die richtige Neigung zu erreichen, wie in Fig. 10-2b, dann senken Sie die Füße wieder und entfernen Sie die Hände etwas weiter von der Wand. Achten Sie darauf, nicht so weit weg zu sein, daß Sie den Rücken krümmen müssen, um die Wand zu berühren **(Fig. 10-2d)**.*

3. Wenn Sie den gestreckten Kopfstand machen, achten Sie auf folgende Punkte: (1) Halten Sie nicht den Atem an, atmen Sie normal. (2) Machen Sie Ihre Schultern breit. (3) Entspannen Sie Ihren Hals, während Sie ihn strecken und sich mit den Ellbogen fest auf den Boden stützen. (4) Ihr Gesicht und Ihre Augen sollten entspannt sein. (5) Halten Sie das Gesäß gespannt und die Fersen immer gestreckt und geschlossen, während Sie sich bemühen, ein vollkommenes Gleichgewicht zu erreichen.

4. Sobald Sie diese vollkommene Balance erreicht haben, üben Sie weiter, ohne die Wand zu berühren.

Nutzen

Regt die Blutzufuhr zum Gehirn an.
Festigt und stärkt die Magenmuskulatur.
Eine ausgezeichnete Energiequelle. Gerade diese Übung sollte wirklich nur dann Teil Ihres täglichen Programms sein, wenn Sie sie korrekt ausführen können.

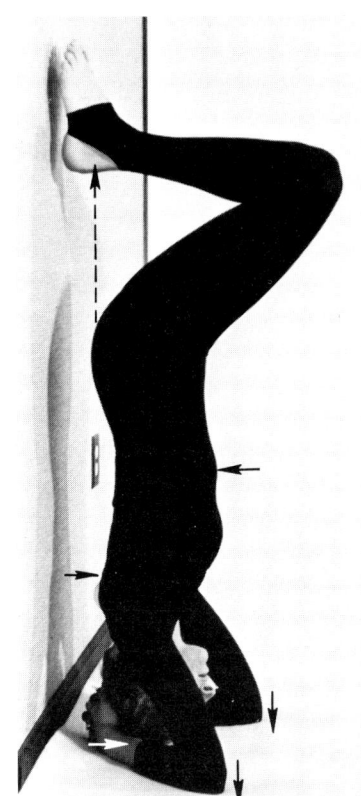

FIG. 10-2d

FIG. 10-2e

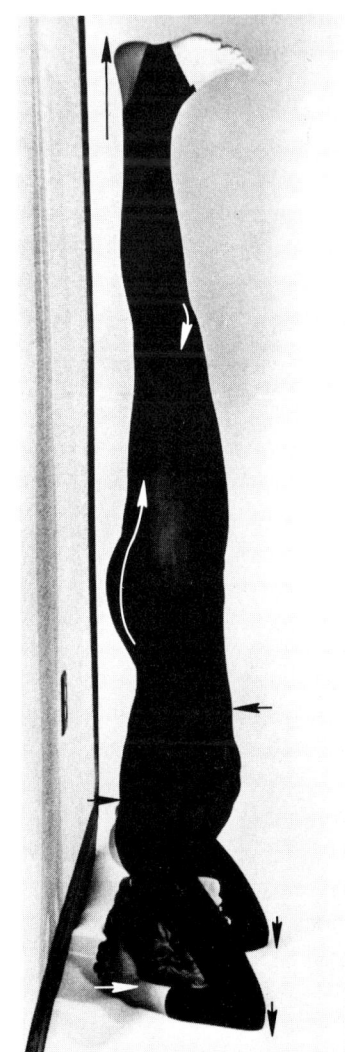

Kopfstand-Variationen

Wenn Sie den Kopfstand so gut gemeistert haben, um ihn in der Mitte des Raumes auszuführen, dann können Sie verschiedene Varianten versuchen, bei denen Ihr Rückgrat nach vorn und hinten gebogen wird, um es elastisch zu halten.

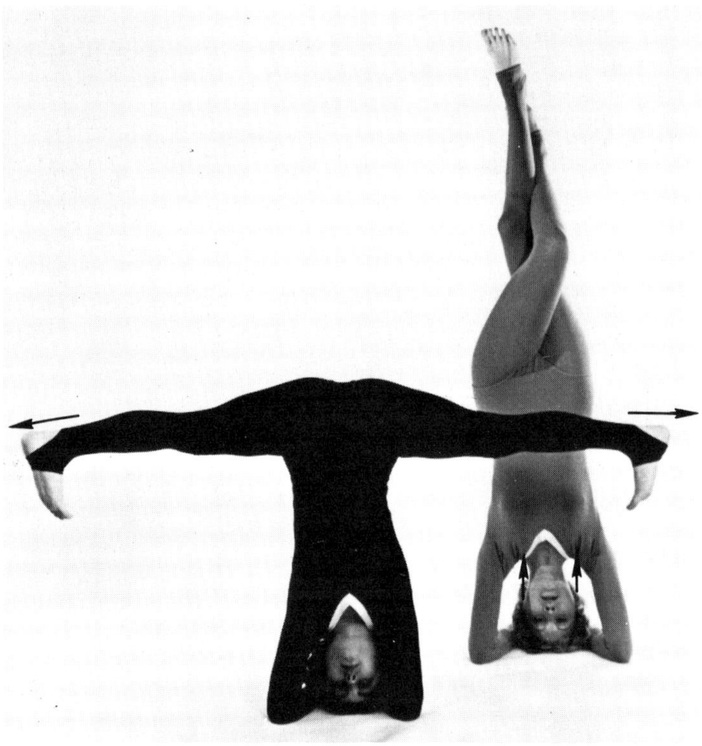

Technik

1. **Spagat:** Nehmen Sie Ihre Kopfstandposition ein. Spreizen Sie die Beine seitlich, wie in **Fig. 10-3a**. Heben Sie dann die Beine wieder. Spreizen Sie die Beine jetzt nach vorn und hinten, wobei Sie nur so weit gehen, wie Sie das hintere Bein senken können; halten Sie das vordere Bein in Balance damit. Achten Sie darauf, daß sich Ihr Rücken nicht durchwölbt.

2. **Beinverschränken:** Wenn Sie Ihre Beine mühelos bewegen können, verbinden Sie die Bewegung, indem Sie sie weit zur Seite spreizen, sie dann von der Hüfte aus im Kreis drehen und dann umeinander schlingen, wie in **Fig. 10-3a**. Vollführen Sie dann die Bewegung in die entgegengesetzte Richtung.

3. **Ein Bein senken:** Atmen Sie in der Kopfstandposition aus, während Sie das rechte Bein von der Taille aus senken, aber drehen Sie die Hüfte nicht, während Sie den linken Fuß zu Boden senken, wie in **Fig. 10-3b**. Wenn Sie das linke Bein neigen müssen, um den Boden zu berühren, sind Sie zu weit gegangen. Senken Sie das rechte Bein nur bis zu dem Punkt, an dem Sie sowohl die nötige Körperbalance und die vertikale Stellung des linken Beines halten können, das hochgestreckt bleibt, um Ihr Gleichgewicht zu wahren. Atmen Sie ein, während Sie das rechte Bein heben und wiederholen Sie die Übung zur anderen Seite. Mit der Zeit wird es Ihnen gelingen, den Boden zu berühren.

4. **Beide Beine senken:** Sie sollten das nur versuchen, wenn Sie bereits ein Bein bis zum Boden senken können. Atmen Sie jetzt in der Kopfstandposition aus, während Sie beide Beine zusammen zu Boden senken, wie in **Fig. 10-3b**. Am Anfang hilft es Ihnen, sich ganz leicht zurückzulehnen, während Sie die Beine senken, aber die eigentliche Arbeit geschieht aus der Hüfte und dem Bauch. Senken Sie die Beine nur so weit, als Sie die Kontrolle behalten, dann atmen Sie ein, während Sie mit den Beinen wieder hochgehen. Falls Sie es bis zum Boden schaffen, bleiben Sie nicht unten; berühren Sie den Boden nur und gehen Sie gleich wieder hoch. Halten Sie während der ganzen Übung beide Beine gerade, die Kniescheiben hochgezogen und die Fersen gestreckt.

5. **Gebeugte Knie:** Öffnen Sie Ihre Beine in der Kopf-

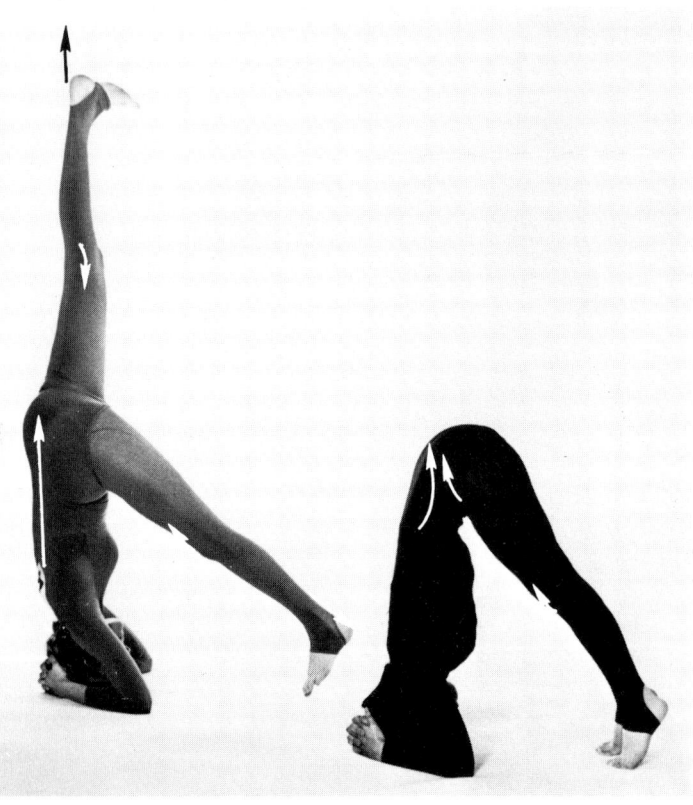

FIG. 10-3a

FIG. 10-3b

standposition auf Hüftdistanz, beugen Sie die Knie und senken Sie die Füße nach hinten. Atmen Sie aus, während Sie das Gesäß anspannen; senken Sie die Beine, wie in **Fig. 10-3c** (links). Atmen Sie ein, während Sie das Becken kippen, strecken Sie die Beine wieder und kehren Sie in den klassischen Kopfstand zurück.

6. **Sohlenpressen:** Halten Sie in der Kopfstandposition die Wirbelsäule gestreckt, atmen Sie aus, pressen Sie die Fußsohlen gegeneinander und beugen Sie die Knie nach außen. Halten Sie die Füße genau über der Mitte und senken Sie die Ferse zum Schritt, wie in **Fig. 10-3c** (rechts). (Achten Sie darauf, den Rücken nicht durchzuwölben, sondern halten Sie ihn gestreckt.) Atmen Sie ein und strecken Sie die Füße wieder nach oben.

7. **Bogen und Pfeil:** Beugen Sie das linke Bein aus der Kopfstandposition nach hinten und setzen Sie die Sohle des rechten Fußes auf das linke Knie, wie in **Fig. 10-3d**. Üben Sie mit dem rechten Fuß einen leichten Druck aus, um mehr Halt zu haben. Halten Sie die Wirbelsäule gestreckt; wölben Sie nicht einfach den Rücken durch. Kommen Sie wieder zu einem geraden Kopfstand hoch, bevor Sie die Übung nach der anderen Seite wiederholen.

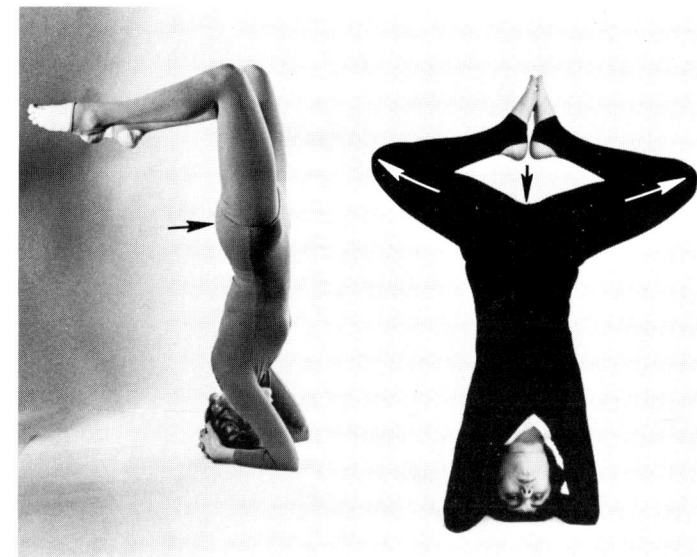

FIG. 10-3c

Tips

1. Achten Sie während dieser Varianten darauf, nicht zusammenzusacken. Halten Sie die Schultern und die Ohren vom Boden abgehoben.

2. Lassen Sie das Gewicht Ihres Körpers nicht auf dem Nacken ruhen. Halten Sie die Handgelenke und Ellbogen fest auf dem Boden, spannen Sie das Gesäß an und pressen Sie die Fußknöchel zusammen, wenn Sie sich bei jedem Ausatmen strecken.

3. Halten Sie das Rückgrat gestreckt, während Sie diese Varianten ausführen. Opfern Sie die Streckung nicht um der Beinstellungen willen.

Nutzen

Hält das Rückgrat geschmeidig.
Sie gewinnen mehr Balance.
Ihre Koordination bessert sich.

FIG. 10-3d

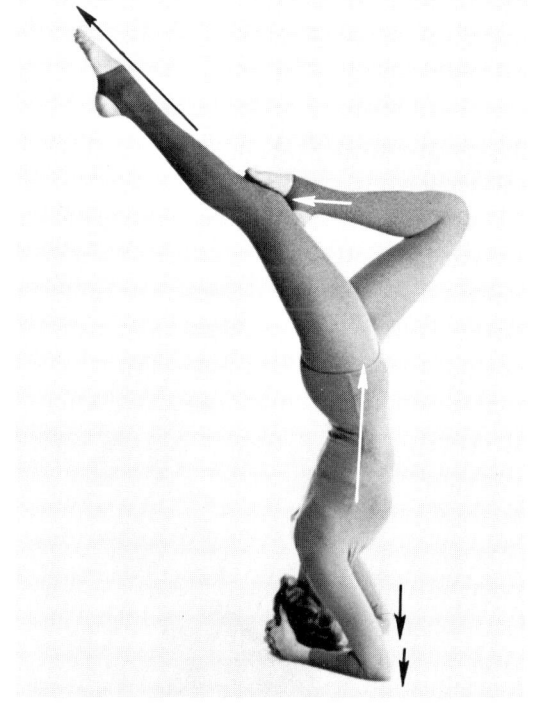

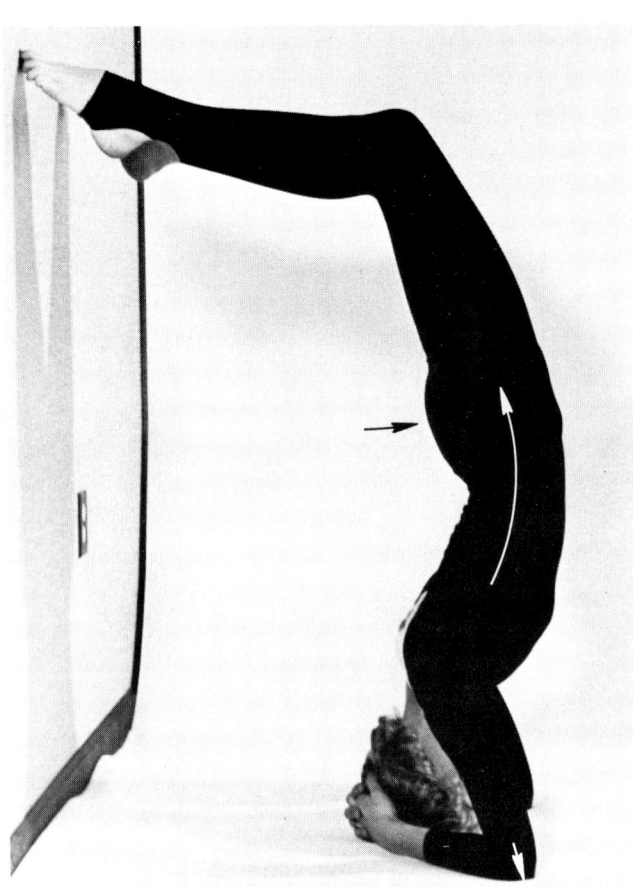

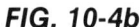

FIG. 10-4a

FIG. 10-4b

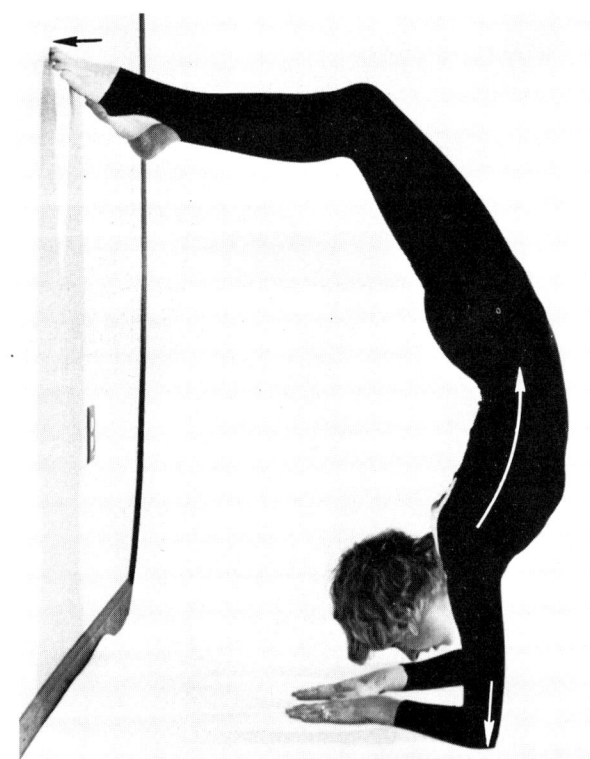

Skorpionstellung

Technik

1. Versuchen Sie den Skorpion erst, wenn Sie den Kopfstand in der Mitte des Raumes beherrschen. Knien Sie sich vor einer Wand nieder. Berühren Sie die Wand mit den Fingerspitzen. Legen Sie die rechte Hand an den linken Ellbogen und greifen Sie mit der linken Hand nach unten, um die rechte zu umfassen. Diese Anleitung bewährt sich im allgemeinen bei den meisten meiner Schüler, aber Sie können sie je nach der Krümmung Ihres Körpers etwas abwandeln.

2. Machen Sie jetzt einen normalen Kopfstand. Sobald Sie oben und im Gleichgewicht sind, beugen Sie die Beine, bis Sie mit den Zehen die Wand berühren, wie in **Fig. 10-4a**. Achten Sie darauf, daß Sie sich mit den Ellbogen unterstützen und das Gewicht auf den Ellbogen ruht.

3. Lösen Sie die Hände voneinander und legen Sie sie flach auf den Boden. Üben Sie mit den Ellbogen und den Handflächen gemeinsam Druck auf den Boden aus und stemmen Sie sich mit den Zehen gegen die Wand. Auf diese Weise erzielen Sie die nötige Hebelwirkung, um die Schultern anzuheben und den Kopf vom Boden hochzuheben, wie in **Fig. 10-4b**.

4. Vermindern Sie den Druck, mit dem Sie sich gegen die Wand gestemmt haben, während Sie das Gewicht und die Balance auf die Ellbogen, Unterarme, Handgelenke und Handflächen verlagern. Ihr Kopf sollte in der Mitte Ihrer Unterarme, nicht über den Händen sein (siehe **Fig. 10-4c**). Wenn Sie sich darauf konzentrieren, werden Sie feststellen, daß der Körper automatisch ein inneres Gleichgewicht erlangt, das es Ihnen ermöglicht, diese Stellung zu halten, ohne die Wand zu berühren (siehe **Fig. 10-4d**). Halten Sie diese Stellung, während Sie bis fünf zählen. Beugen Sie sich in der Taille vor und setzen Sie die Füße sanft auf den Boden. Ruhen Sie sich in der Embryonalstellung aus.

Tips

1. *Achten Sie darauf, daß Sie, bevor Ihre Zehen von der Wand abheben, die unterstützende Kraft und Anspannung in Ihren gestreckten Schultern und in den Armen, Ellbogen und Handflächen spüren. Denken Sie daran, den Kopf von den Händen weg über die Unterarme zurückzuziehen.*

2. *Wenn Sie spüren, daß Sie das Gleichgewicht verlieren, schnellen Sie von der Wand weg und bringen Sie die Füße zum Boden, statt sich aufs Gesicht fallen zu lassen.*

3. *Schüler mit Hohlrücken sollten die Skorpionstellung nicht zu oft ausführen. In dieser Stellung ist es nicht die Wölbung der Wirbelsäule, die Sie im Gleichgewicht hält, sondern die Streckung des ganzen Körpers.*

Nutzen

Strafft die Wirbelsäule und verleiht ihr eine konkave Wölbung.
Kräftigt die Arme, Schultern und die Bauchmuskulatur.
Dehnt den Brustkorb.

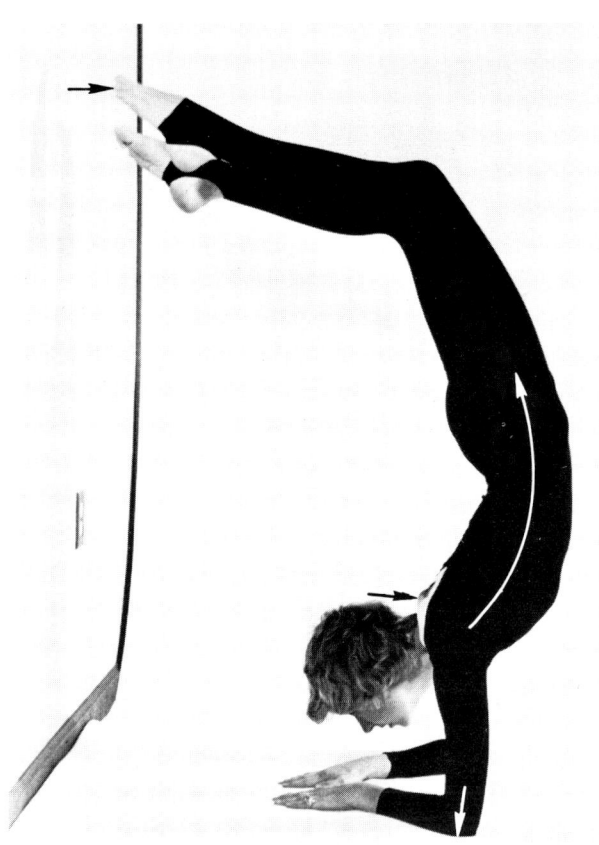

FIG. 10-4c

FIG. 10-4d

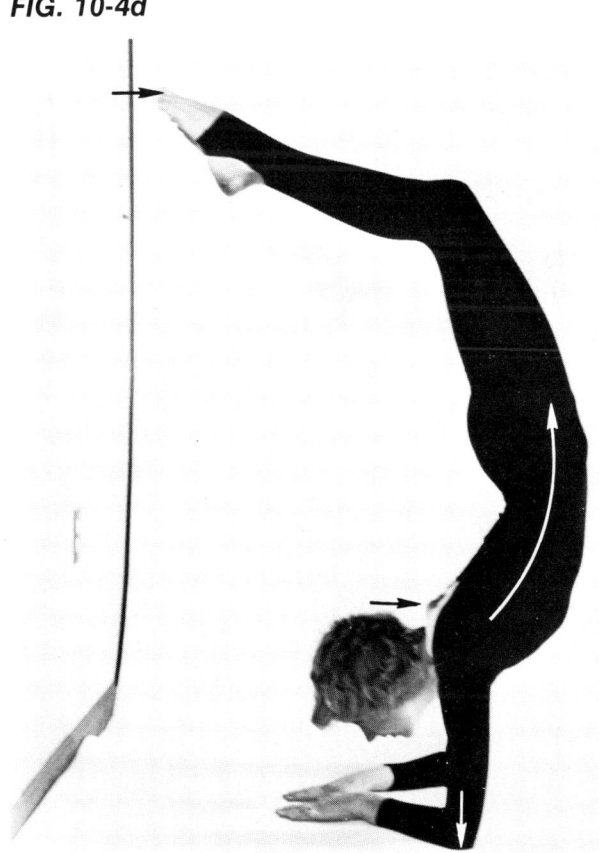

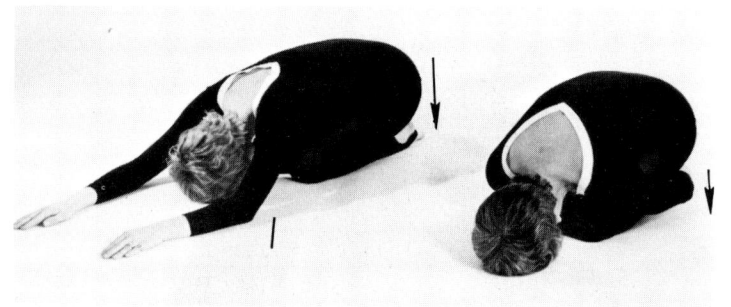

FIG. 10-5a

Embryonalstellung: Varianten

Mekkastellung

Technik

1. Knien Sie sich nieder, so daß Sie auf Händen und Knien ruhen. Halten Sie die Hände in dieser Stellung und atmen Sie ein.
2. Setzen Sie sich auf die Fersen zurück und atmen Sie aus, während Sie den Kopf vor Ihren Knien auf den Boden senken.
3. Halten Sie die Arme vorgestreckt und beugen Sie die Ellbogen, wie in **Fig. 10-5a** (links). Entspannen Sie sich und atmen Sie normal.

Klassische Embryonalstellung

Technik

1. Atmen Sie ein, knien Sie nieder und setzen Sie sich auf die Fersen zurück. Atmen Sie aus, senken Sie den Kopf vor den Knien auf den Boden.
2. Führen Sie beide Hände zu den Zehen nach hinten und legen Sie die Hände mit gebeugten Ellbogen auf den Boden, wie in **Fig. 10-5a** (rechts). Entspannen Sie sich in dieser Stellung und atmen Sie dabei normal.

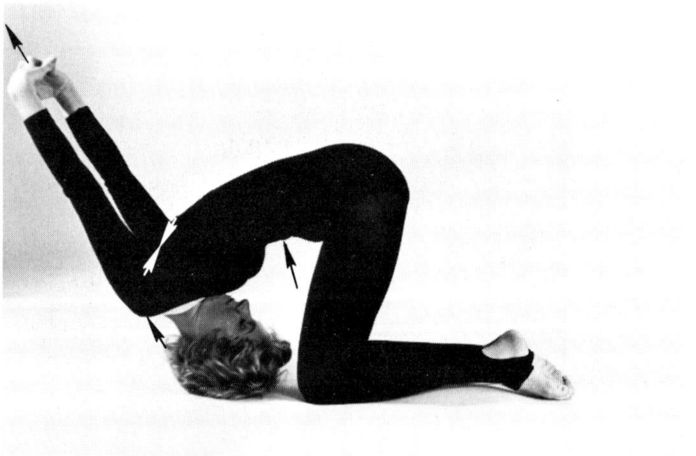

Schulterentspannung

Technik

1. Nehmen Sie die Embryonalstellung ein, wobei die Stirn direkt auf den Knien ruht. Atmen Sie ein und verschränken Sie die Hände hinter dem Rumpf.
2. Drehen Sie die Schultern nach hinten und pressen Sie die Schulterblätter zusammen. Atmen Sie aus, während Sie die Arme über den Kopf heben, wobei die Hände noch verschränkt und die Ellbogen gestreckt sind. Während Sie die Arme höher strecken, beginnen Sie das Gesäß vom Boden hochzuheben, wie in **Fig. 10-5b**. Achten Sie darauf, daß Ihre Schultern vom Boden hochgehoben bleiben.
3. Um Ihre Streckung aus dieser Position zu verstärken, wenn Sie oben sind, wie in **Fig. 10-5b**, rücken Sie mit den Knien enger an die Stirn. Bleiben Sie drei bis fünf Atemzüge in dieser Position, während Sie sich weiter in die Bewegung strecken. Entspannen Sie sich dann in der *Klassischen Embryonalstellung*.

FIG. 10-5b

Nacken entspannen

Technik

Atmen Sie in der Klassischen Embryonalstellung ein; atmen Sie dann aus, während Sie das Gesäß heben, die Arme entspannen und am Körper entlanggleiten lassen, wobei Sie sich vorwärtsbewegen. Atmen Sie ein, halten Sie den Kopf in der vorgeneigten Stellung, aber spüren Sie beim Ausatmen, während Sie Nacken und Schultern heben, die Vorwärtsbewegung in der Kopfhaut. Sie strecken den Nacken wie in **Fig. 10-5c**. Strecken Sie sich in dieser Stellung, während Sie drei bis vier Atemzüge machen.

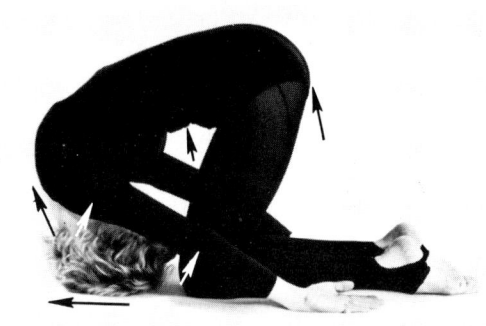

FIG. 10-5c

Delphinstellung

Technik

1. Nehmen Sie die Stellung Schulterentspannen ein, ohne mit den Füßen nach innen zu rücken. Ihre Füße können entweder zusammen oder hüftweit voneinander entfernt sein.
2. Ziehen Sie die Zehen nach vorn und heben Sie die Schultern vom Boden weg. Atmen Sie ein, dann atmen Sie aus und strecken Sie die Beine, wie in **Fig. 10-5d**. Rollen Sie nicht auf dem Kopf zurück. Bleiben Sie auf dem Scheitel und heben Sie den Nacken hoch. Machen Sie drei Atemzüge und kommen Sie langsam wieder herunter.

Tips

1. In der Mekkastellung und in der Klassischen Stellung wird es Ihnen vielleicht zu schwer fallen, sich auf die Fersen zurückzusetzen. Sie können ein Kissen unter die Stirn legen.
2. Atmen Sie natürlich und halten Sie die Gesichtsmuskeln entspannt.
3. Konzentrieren Sie sich darauf, mit den Schultern oder dem Nacken zu arbeiten, wie es der Übung entspricht.

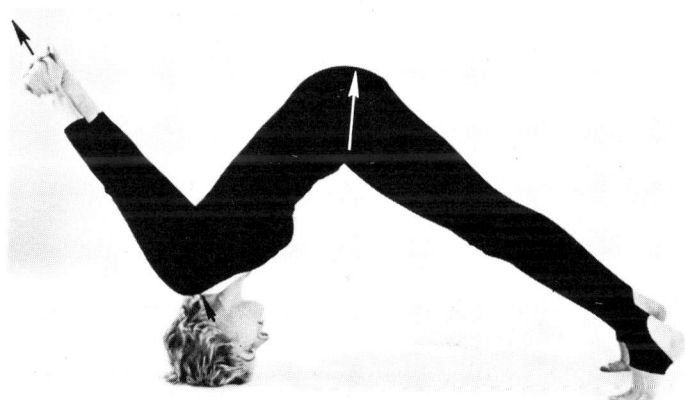

FIG. 10-5d

Nutzen

Entspannt das Kreuz.
Löst die Verspannung des Nackens und der Schultern.
Reguliert den Blutkreislauf.

11 Nacken, oberer Rücken und Brust

Der Nacken ist ebenfalls ein Teil des Rückgrats, da die ersten sieben Wirbel (die sogenannten Halswirbel) den Nacken bilden. Die Muskelgruppen, die Sie spüren, wenn Sie die Nackenstreckübungen machen, sind die Sternomastoide, die hinter den Ohren beginnen und zum Brustbein hinunterführen, und der Trapezius, der hinter dem Ohr entspringt und zu den Schultern hinunterreicht, wie **Figur 1** zeigt.

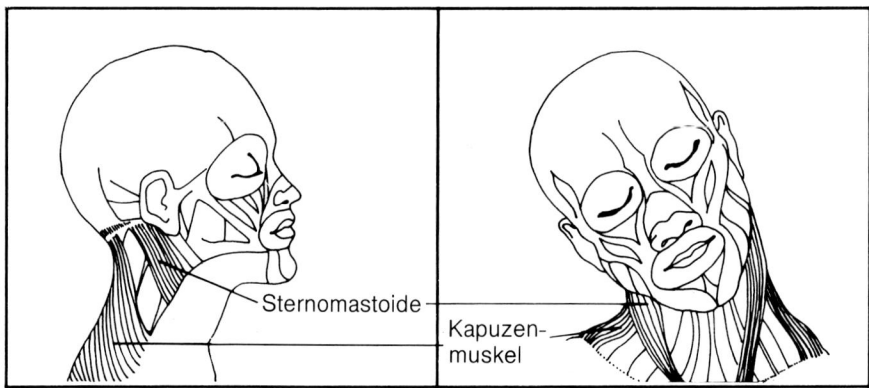

Figur 1

Sternomastoide

Kapuzen-
muskel

Wenn der Hals zu weit vorn oder zu weit hinten getragen und im Gleichgewicht gehalten wird, kann das die Balance des ganzen Körpers beeinflussen. Eine Verspannung in einer Partie der Wirbelsäule oder Brust kann eine Fehlhaltung des ganzen Körpers, insbesondere des Rückgrats, zur Folge haben.

Wenn Sie sich für Bodenübungen hinlegen, achten Sie darauf, nicht das Kinn zur Decke zu heben. Wölben Sie den Nacken nicht durch. Nehmen Sie stattdessen die folgende richtige Stellung ein: Strecken Sie den Nacken und ziehen Sie das Kinn ein. Entspannen Sie dann das Kinn, aber halten Sie den Hals gestreckt.

Die richtige Haltung des Halses ist entscheidend für den ganzen Körper. Der Thoracic Extensor streckt die Brustpartie der Wirbelsäule gerade, so daß sich die gesamte Haltung des Rückgrats verbessert. Die richtige Verbindung des Halses mit der Wirbelsäule erleichtert gute Atmungsgewohnheiten. Um Steifheit und Verspannungen zu vermeiden, sollte der Haltung des Kopfes und Halses während aller Übungen besondere Aufmerksamkeit gewidmet werden.

Wenn der Hals in der richtigen Stellung ist, dann ist auch die richtige Plazierung der zusammengepreßten Schulterblätter gewährleistet. Das Hochheben der gesamten Halswirbel vom Boden erleichtert seinerseits das Vorstrecken des Brustbeins **(Figur 2)** und ermöglicht es der Wirbelsäule, sich für die folgenden Positionen entsprechend durchzuwölben.

Halswirbelsäule über dem Boden

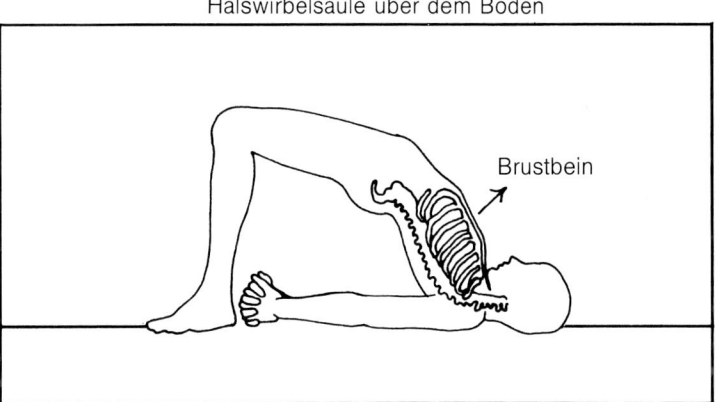

Brustbein

Figur 2

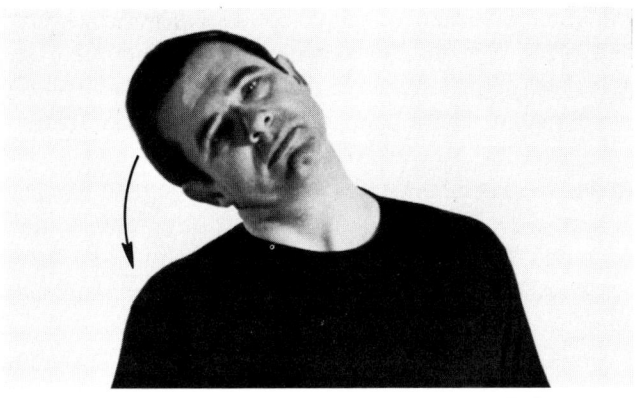

FIG. 11-1a

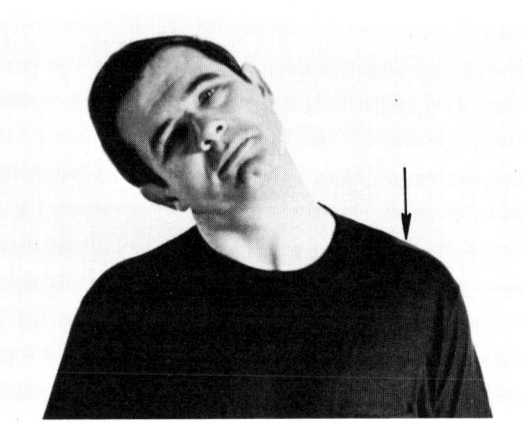

FIG. 11-1b

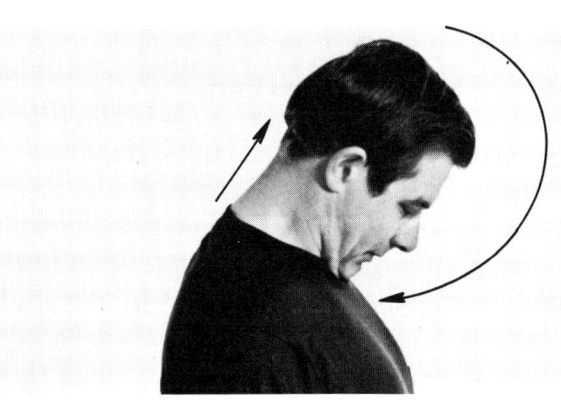

FIG. 11-1c

FIG. 11-1d

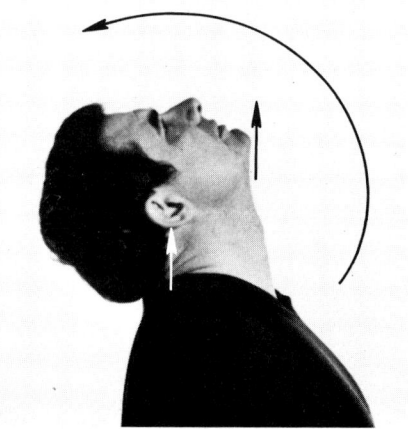

Nackenbeugen

Technik

1. Setzen Sie sich (im Schneidersitz) auf den Boden oder auf einen Stuhl, aber ohne sich anzulehnen. Es ist sehr wichtig, das Rückgrat geradezuhalten.
2. Atmen Sie ein und heben Sie das Brustbein, während Sie den Hals strecken. Atmen Sie aus, während Sie den Kopf nach rechts neigen und das Ohr zur Schulter senken **(Fig. 11-1a)**. Die Schultern bleiben entspannt und werden nicht gehoben.
3. Atmen Sie ein, strecken Sie den Rumpf noch höher und halten Sie den Kopf weiterhin geneigt. Atmen Sie aus, während Sie die linke Schulter senken, wobei Sie das Ziehen der Muskeln spüren sollten **(Fig. 11-1b)**. Das ist der Sternomastoid-Muskel, der von der Hinterseite des Ohres zur Schulter hinunter verläuft. Sie sollten ein starkes Ziehen im Nacken verspüren.
4. Atmen Sie ein und heben Sie den Kopf dabei wieder in die vertikale Stellung. Wiederholen Sie dasselbe nach der linken Seite. Schauen Sie dabei geradeaus.
5. Atmen Sie ein und strecken Sie den Hals. Atmen Sie aus, während Sie das Kinn zuerst vorstrecken und dann auf die Brust hinuntersenken **(Fig. 11-1c)**. Die Schultern bleiben entspannt.
6. Atmen Sie ein, heben Sie das Brustbein und strecken Sie das Kinn vor. Atmen Sie aus, während Sie mit dem Kinn allmählich einen Bogen nach vor und nach oben beschreiben. Recken Sie das Kinn zur Decke **(Fig. 11-1d)**. Lassen Sie nicht einfach den Kopf zurückfallen. Schultern und Nacken bleiben entspannt. Machen Sie keinen Buckel, der Rücken bleibt gerade.
7. Atmen Sie ein und führen Sie dabei das Kinn zuerst nach oben und dann in einem Bogen nach vorn. Kehren Sie dann in die Ausgangsposition zurück.
8. Wiederholen Sie die ganze Übungsreihe viermal.

Tips

1. *Der Grund, warum ich das starke Strecken des Sternomastoid-Muskels betone, ist, daß es Druck abbaut und die Blutzufuhr zum Gehirn anregt.*
2. *Eine der Ursachen von Kopfschmerzen ist eine Spannung, die die Blutzirkulation im Kopf hemmt.*
3. *Achten Sie auf Ihren Atmungsrhythmus, wenn Sie sich bei den vier Beugeübungen entspannen.*
4. *Lassen Sie sich für die Übungen Zeit.*

Nutzen

Gut gegen Migräne und steifes Genick.
Baut Verspannungen des Halses ab.

Halsstrecken

Technik

1. Setzen Sie sich im Schneidersitz auf den Boden oder normal auf einen Stuhl. Es ist egal, welche Stellung Sie einnehmen, aber Ihr Rücken muß gerade sein.
2. Atmen Sie ein und strecken Sie den Hals. Atmen Sie aus, während Sie das Kinn vorstrecken und damit einen Bogen nach unten zur Brust beschreiben, das Kinn anpressen und den Nacken strecken (Siehe **Fig. 11--2a**). Halten Sie die Schultern unten!
2. Atmen Sie ein und heben Sie das Brustbein; strecken Sie das Kinn vor. Beschreiben Sie einen Bogen zur Decke. Atmen Sie mit einem Strecken des Halses aus und lassen Sie dann den Kopf so weit wie möglich zurückfallen, wobei der Mund geschlossen bleibt **(Fig. 11-2b)**. Lassen Sie die Schultern nicht vorfallen. Halten Sie sie unten und hinten.
4. Behalten Sie die Streckung des Halses bei und öffnen Sie den Mund. Dadurch fällt der Kopf noch weiter nach hinten **(Fig. 11-2c)**. Halten Sie die Schultern unten.
5. Halten Sie den Kopf so weit wie möglich hinten, schließen Sie den Mund und strecken Sie den Unterkiefer vor und hoch **(Fig. 11-2d)**. Dadurch werden Hals und Kinn gut gestreckt.
6. Atmen Sie mit geschlossenem Mund ein, während Sie Ihren Hals strecken.
7. Atmen Sie aus, während Sie das Kinn hochrecken und dann vorstrecken und in einem Bogen nach unten führen. **(Fig. 11-2a)**.

Tips

1. *Falls es Ihnen schwerfällt, den Kopf nach hinten zu recken, wie in Schritt 3, **Fig. 11-2b**, können Sie sich mit dem Rumpf etwas nach hinten neigen.*
2. *Es ist wichtig, während dieser Schritte den Rücken geradezuhalten.*
3. *Lassen Sie nicht einfach den Kopf zurückfallen. Strecken Sie erst den Hals nach oben und die Schultern nach unten.*

Nutzen

Glättet die Haut des Halses und der Brust.
Gut gegen ein Doppelkinn.
Baut Verspannungen des Halses ab.

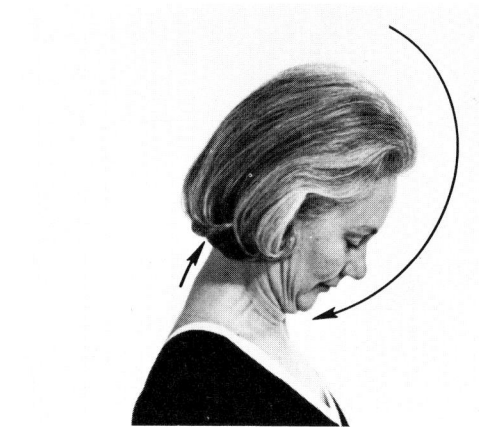

FIG. 11-2a

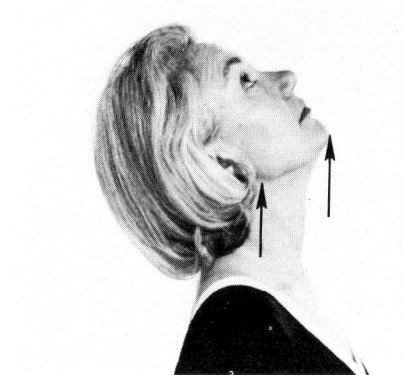

FIG. 11-2b

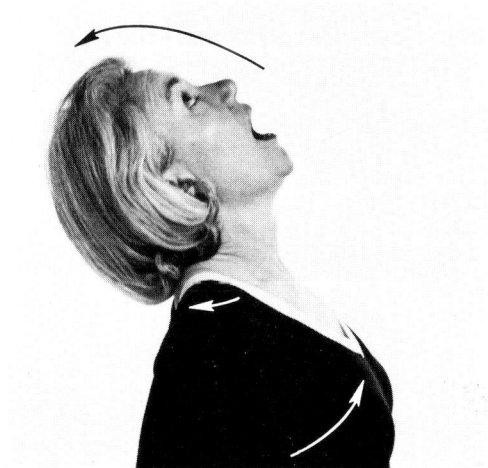

FIG. 11-2c

FIG. 11-2d

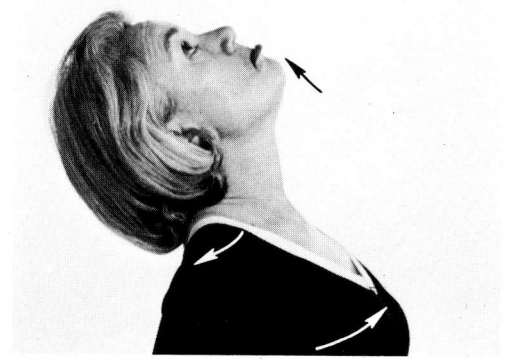

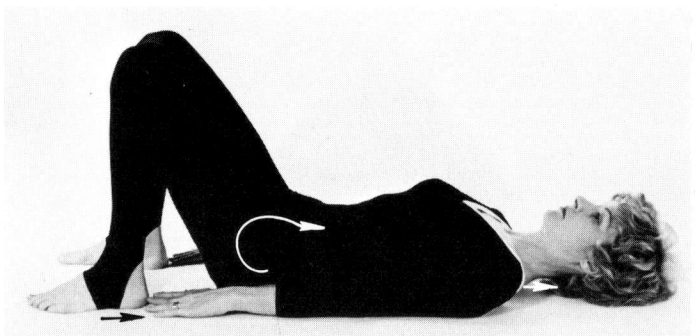

FIG. 11-3a

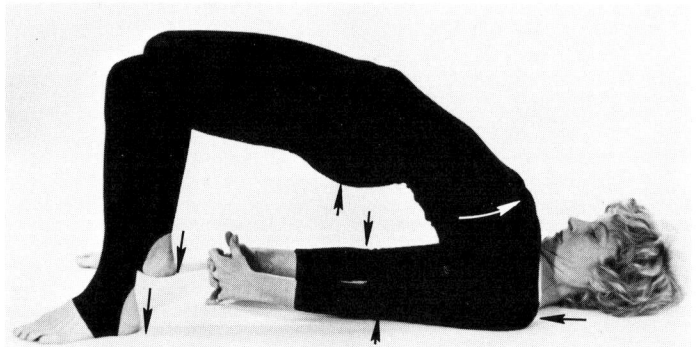

FIG. 11-3b

Schulterbrücke

Technik

1. Legen Sie sich auf den Rücken, beugen Sie die Knie, die Füße hüftbreit voneinander entfernt, so daß die Fersen Ihre Fingerspitzen berühren. Strecken Sie den Hals wie in **Fig. 11-3a**.

2. Kippen Sie beim Einatmen das Becken, während Sie die Fußballen und Fersen in den Boden stemmen. Rollen Sie beim Ausatmen Ihr Gesäß hoch und fahren Sie dann fort, langsam, einen Wirbel nach dem anderen, das Rückgrat hochzurollen, während Sie die Schultern gegen den Boden stemmen, wie in **Fig. 11-3b**.

3. Während die Arme gerade auf dem Boden liegen, verschränken Sie jetzt die Hände unter dem Rumpf und pressen Ihre Schulterblätter zusammen, wobei Sie die Schultern nach innen und weg vom Hals ziehen. Ihre Halswirbel sollten völlig vom Boden abgehoben sein.

4. Atmen Sie in dieser gekrümmten Stellung ein und heben Sie dabei das Brustbein. Atmen Sie aus, während Sie das Gesäß anspannen und das Becken noch höher heben. Siehe **Fig. 11-3b**. Bemühen Sie sich, die Hüften hoch zur Decke, nicht zum Hals zu heben. Sie strecken das Brustbein zum Kinn, nicht das Kinn zum Brustbein, was eine Verspannung in der Kehle bewirken würde.

5. Machen Sie das während drei Atmungsrunden und bemühen Sie sich dabei um eine bessere Hebung. Um herunterzukommen, heben Sie die Arme und Finger zur Decke. Atmen Sie aus, während Sie das Becken kippen und sich langsam abrollen, wobei die Schulterblätter zuerst den Boden berühren, dann die Taille und zuletzt das Gesäß. Entspannen Sie sich.

6. Um sich mehr zu strecken, schließen Sie die Füße und Knöchel, wobei die Fersen immer noch in einer Linie mit den Fingerspitzen bleiben. Atmen Sie ein und wenden Sie dieselbe Technik an wie in den Schritten 2–5, aber wenn Sie den höchsten Punkt erreicht haben, ohne einzusacken, pressen Sie die Knie zusammen, wie in **Fig. 11-3c**.

7. Machen Sie in dieser Stellung drei Atemzüge mit unverschränkten Händen, aber halten Sie die Ellbogen in derselben Stellung.

8. Gehen Sie nur weiter, um die Techniken der Schritte 9 und 10 zu üben, wenn Sie eine gute Hebung erreicht haben, wie in **Fig. 11-3c**, nicht bloß eine Krümmung.

9. Atmen Sie ein und heben Sie das Brustbein. Atmen Sie aus, spannen Sie das Gesäß an und heben Sie es hoch. Atmen Sie ein, während Sie das linke Bein heben, aber nur bis zu dem Punkt, an dem die Knie

und Schenkel in einem 45-Grad-Winkel zusammen-
bleiben. Atmen Sie aus, während Sie jetzt das linke
Bein ganz in die Höhe strecken und gleichzeitig das
Gesäß heben. Atmen Sie ein, während Sie das linke
Bein und die Ferse zur Decke strecken und achten
Sie dabei darauf, daß das Bein senkrecht zum Boden
steht, wie in **Fig. 11-3d**.

10. Halten Sie das Bein hochgereckt und heben Sie
beide Arme zur Decke, wobei Sie Ihre Schulterblätter
lockern. Atmen Sie aus, während Sie sich langsam,
einen Wirbel nach dem anderen, zu Boden senken.
Beugen Sie dann das Knie, um den linken Fuß neben
den rechten zu stellen.

11. Wiederholen Sie dasselbe mit dem rechten Bein.

12. Um herunterzukommen, wiederholen Sie wie in
Schritt 5.

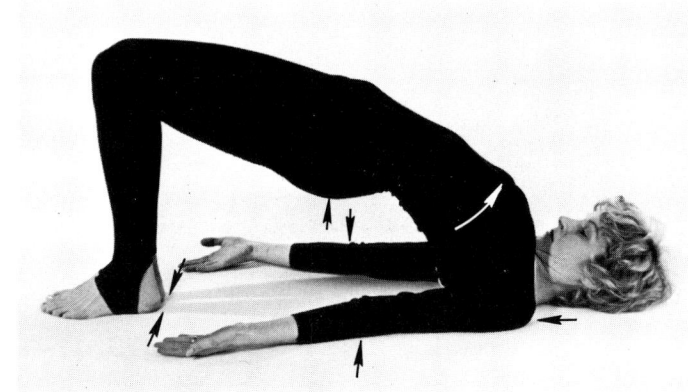

FIG. 11-3c

Tips

*1. Während dieser ganzen Übung konzentrieren wir uns
zunächst auf das Vorstrecken des Brustbeins, dann
auf das Anspannen und Heben des Gesäßes. Falls
das richtig gemacht wird, werden Sie keine Anspannung im Kreuz spüren, sondern die gerade Streckung
des gesamten Rückgrats erreichen.*

*2. In allen Varianten ist es sehr wichtig, die Füße in einem
rechten Winkel zum Bein und die Fersen genau unter
den Knien zu halten. Fersen bei den Fingerspitzen
bezeichnet nur einen Durchschnittsabstand. Vielleicht
brauchen Sie einen anderen Abstand.*

*3. Achten Sie darauf, daß Sie bei keiner Variante die Knie
nach außen öffnen, ob die Füße nun zusammen oder
getrennt sind, sobald Sie in der Rückenposition sind.
Das Schienbein muß senkrecht zum Boden stehen.*

Nutzen

Lockert das Rückgrat.
*Baut Fettdepots ab und strafft Beine, Schenkel, Hüften
und Unterleib.*
Lockert Hals- und Schulterpartie.

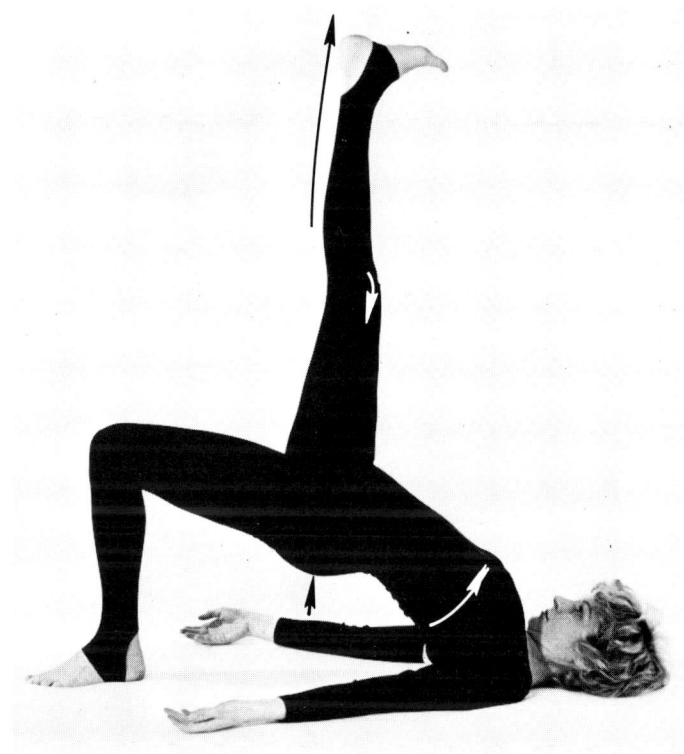

FIG. 11-3d

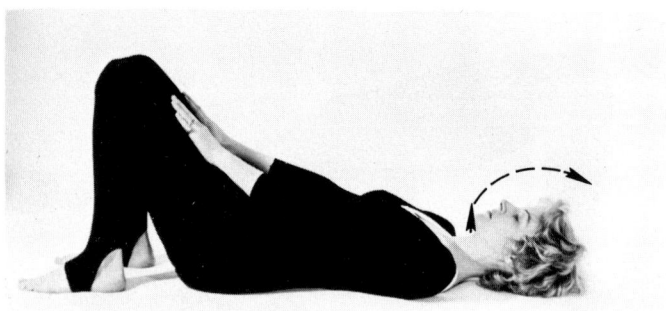

FIG. 11-4a

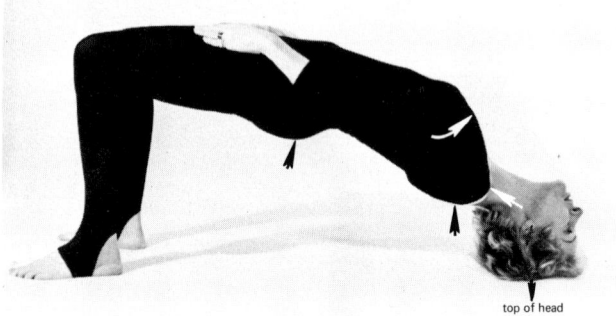

top of head

FIG. 11-4b

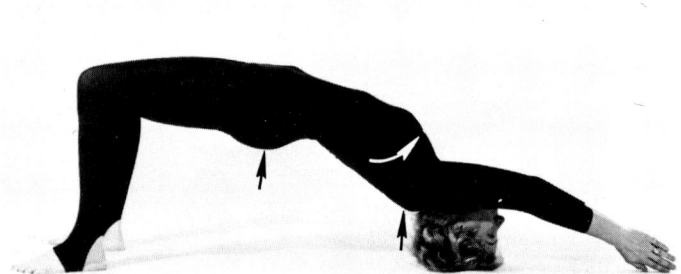

FIG. 11-4c

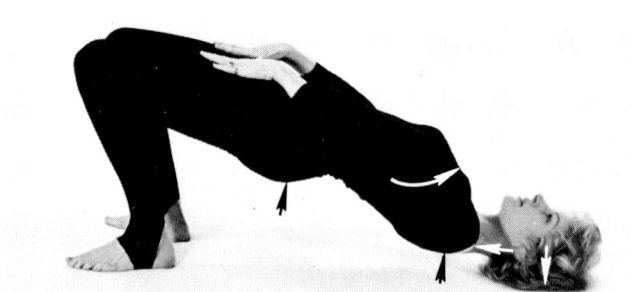

FIG. 11-4d

Kopfbrücke

Technik

1. Legen Sie sich mit den Händen auf den Schenkeln auf den Rücken und ziehen Sie die Füße genau unter die Knie, hüftbreit voneinander entfernt, wie in **Fig. 11-4a**. Atmen Sie ein und heben Sie Brustbein und Kinn, während Sie den Kopf einziehen.

2. Atmen Sie aus, während Sie Ihr Rückgrat und Gesäß heben, den Hals nach oben strecken und die Schultern weg von den Ohren ziehen, wie in **Fig. 11-4b**. Sie heben Ihr Brustbein und Ihre Hüften geradewegs zur Decke, während Sie das Gesäß anspannen, das heißt, Sie bemühen sich, den Nacken nicht zu krümmen, sondern zu strecken.

3. Atmen Sie wieder ein, heben Sie die Schultern und strecken Sie das Brustbein vor. Dann atmen Sie aus, während Sie fortfahren, das Gesäß anzuspannen und noch höher zu recken, wobei sich der ganze Körper noch weiter heben soll.

4. Atmen Sie wieder ein und wenden Sie alle obigen Techniken an. Atmen Sie aus, während Sie die Hände von den Schenkeln nach hinten über den Kopf heben und zu Boden senken, wie in **Fig. 11-4c**. Atmen Sie ein und heben Sie die Schultern vom Boden. Beim Ausatmen heben Sie sich in die vollkommene Brücke.

5. Zum Abschluß legen Sie die Hände wieder auf die Schenkel, pressen Sie den Kopf auf den Boden und rollen Sie sich dann langsam am Hinterkopf entlang nach unten, wobei Sie mit dem Kopf Druck auf den Boden ausüben und dabei die Schultern hochgehoben halten, wie in **Fig. 11-4d**. Spüren Sie die Entspannung im Nacken. Senken Sie jetzt die Schultern und rollen Sie sich nach unten ab wie bei der Schulterbrücke.

Tips

1. *Dies ist eine Kopfbrücke, da die Balance vom Kopf, nicht vom Hals ausgeht. Sie bemühen sich dabei ständig, die Schultern weg von den Ohren und dem Boden zu halten, um den Hals zu befreien.*

2. *Achten Sie darauf, daß Sie auf dem Kopf nicht zu weit nach hinten rutschen. Sie balancieren sich leicht etwas hinter dem Scheitel.*

Nutzen

Kräftigt den Hals und das Rückgrat.
Regt die Kopfhaut an.
Strafft die Schenkel.

Windmühle

Technik

1. Legen Sie sich auf den Rücken und beugen Sie die Knie so, daß die Füße genau unter den Knien und hüftbreit voneinander entfernt sind. Heben Sie sich hoch und verschränken Sie die Hände, die Ellbogen gestreckt und die kleinen Finger auf dem Boden. Strecken Sie dabei den Nacken und pressen Sie die Schulterblätter zusammen und vom Hals weg, wobei sich die Halswirbel vom Boden heben.

2. Atmen Sie ein und strecken Sie das Brustbein vor. Atmen Sie aus, während Sie die Wirbelsäule noch weiter heben. Halten Sie die Ellbogen nahe am Rumpf, legen Sie die Handgelenke über Ihrer Taille an und stützen Sie Ihr Gesäß mit den Händen **(Fig. 11-5a)**.

3. Atmen Sie ein, strecken Sie das Brustbein vor und ziehen Sie das rechte Knie zur Decke hoch, wobei sich auch die Zehen des linken Fußes heben.

4. Atmen Sie aus, während Sie den rechten Fuß über den Kopf zu Boden schwingen. Das linke Bein folgt nach, wie in **Fig. 11-5c**. Senken Sie auch den linken Fuß und schließen Sie die Beine. Das ist die Pflugstellung.

5. Atmen Sie ein, strecken Sie sich, heben Sie das rechte Knie zur Decke, während Sie das Gesäß anspannen und die Hüfte nach vorn strecken, wie in **Fig. 11-5d**. Senken Sie jetzt langsam den rechten Fuß zu Boden, wobei Sie die Hüften hoch halten. Lassen Sie das linke Bein nachfolgen, wie in **Fig. 11-5b**.

6. Beginnen Sie dann mit dem rechten Bein und machen Sie die Schritte 2–5 weitere drei volle Runden hindurch. Senken Sie danach die Füße langsam zu Boden, wie in **Fig. 11-5a**.

7. Heben und strecken Sie jetzt die Finger zur Decke und rollen Sie sich langsam aus dieser Stellung, indem Sie das Becken kippen und zuerst Schulterblätter, dann Taille und Gesäß zu Boden senken.

Tips

*1. Um das rechte Bein zu heben, springen Sie leicht mit den linken Zehen hoch, wie in **Fig. 5b**, und fahren Sie in einem leichten, schwingenden Rhythmus fort, wobei Sie den Boden nur leicht mit den Zehen berühren.*

2. Wichtig ist, die Hebung des Rumpfes beizubehalten.

*3. Konzentrieren Sie sich wie in **Fig. 11-5d**, Schritt 5, darauf, die Hüften sowohl hoch als auch vorgeneigt zu halten, während Sie die Beine kreisen lassen.*

Nutzen

Macht die Wirbelsäule gesund und geschmeidig.
Stärkt die Handgelenke und Arme.
Entwickelt die Koordination.

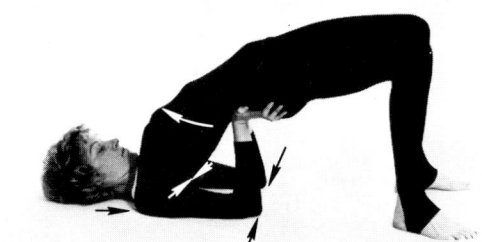

FIG. 11-5a

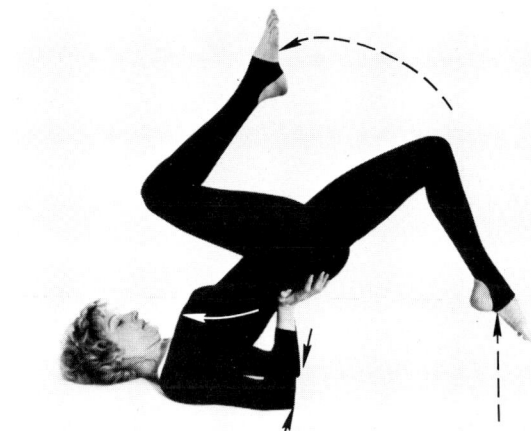

FIG. 11-5b

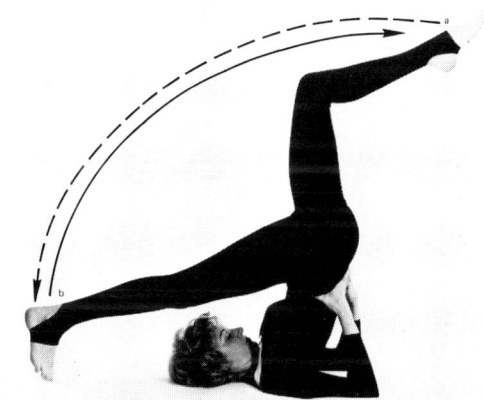

FIG. 11-5c

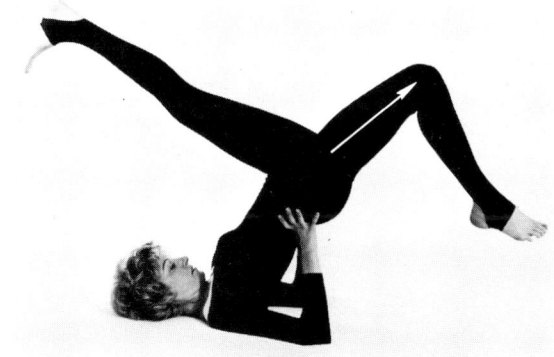

FIG. 11-5d

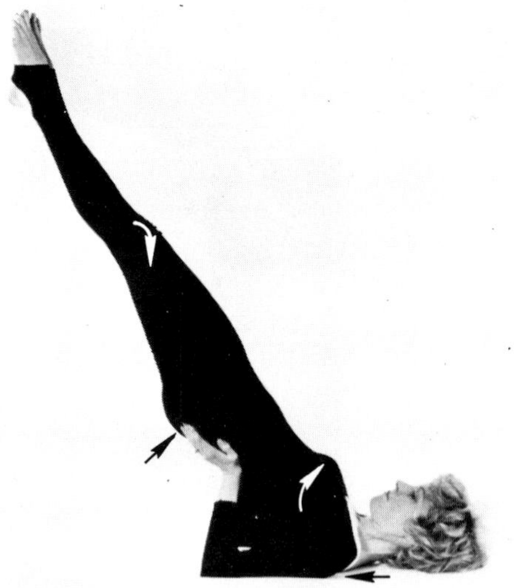

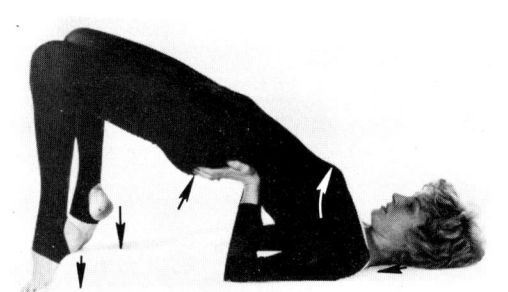

FIG. 11-6a

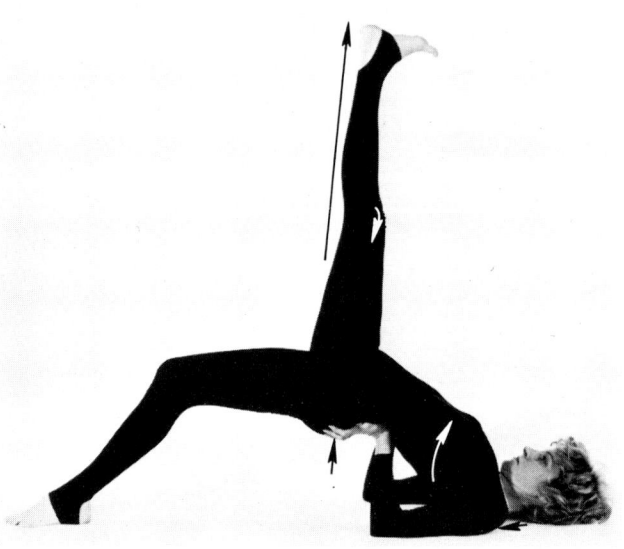

FIG. 11-6b

Brückenverlängerung

Technik

1. Nehmen Sie die Pflugstellung ein, wobei die Hände im Kreuz verschränkt sind. Strecken Sie den Nacken und pressen Sie die Schulterblätter zusammen und vom Hals weg, wobei sich die Halswirbel vom Boden heben. Die Ellbogen so nah zusammen wie möglich, setzen Sie die Handgelenke knapp über der Taille an und stützen Sie das Gesäß mit den Händen.
2. Atmen Sie ein und heben Sie das Brustbein. Atmen Sie aus, während Sie das Gesäß anspannen und die Hüften drehen. Heben Sie die Beine **(Fig. 11-6a)**.
3. Atmen Sie ein und verstärken Sie Ihre Rückenwölbung. Atmen Sie aus, während Sie die Knie beugen, wobei das Gesäß angespannt und die Hüften vorgeneigt bleiben, während Sie Ihre Beine langsam und *leicht* zu Boden senken, wie in **Fig. 11-6b**.
4. Schließen Sie die Fußgelenke und Knie und rutschen Sie mit den Füßen weiter hinunter, so daß die Beine so gerade werden, wie es Ihnen möglich ist, wobei Zehen und Fersen auf dem Boden bleiben.
5. Atmen Sie ein, strecken Sie das Brustbein vor und heben Sie sich. Atmen Sie aus, während Sie die linke Ferse zur Decke strecken, wie in **Fig. 11-6c**.
6. Atmen Sie ein und strecken Sie die Ferse noch weiter hoch, um das Bein zu verlängern. Atmen Sie aus und strecken Sie die Ferse, während Sie das Bein zu Boden senken. Wiederholen mit dem rechten Bein.
7. Atmen Sie mit geschlossenen Knien und Fußgelenåo-0096ken ein. Der Rumpf bleibt oben und Sie atmen aus, während Sie mit den Händen weiter nach oben greifen, wie in **Fig. 11-6d**. Machen Sie drei weitere Atemzüge in dieser Stellung und konzentrieren Sie sich darauf, Ihre Wirbelsäule hochzuhalten.
8. Beim letzten Ausatmen senken Sie die Arme zu Boden und rutschen mit den Füßen nach unten, bis Sie am Boden sind. Belohnen Sie sich mit einigen tiefen, entspannenden Atemzügen.

Tips

1. *Ihre Schultern, nicht die Wirbelsäule, sollten sich während der ganzen Übung gegen den Boden stemmen.*
2. *Um den Druck auf die Handgelenke und Hände zu mindern, konzentrieren Sie sich darauf, das Brustbein zu heben, das Rückgrat zu strecken und die Fersen fest auf dem Boden zu halten.*

Nutzen

Macht die Wirbelsäule geschmeidig, was zu einem gesunden Nervensystem beiträgt.
Wenn die Übung richtig ausgeführt wird, baut sie die Verspannungen im Hals ab. Fördert das Gleichgewicht.

FIG. 11-6c

FIG. 11-6d

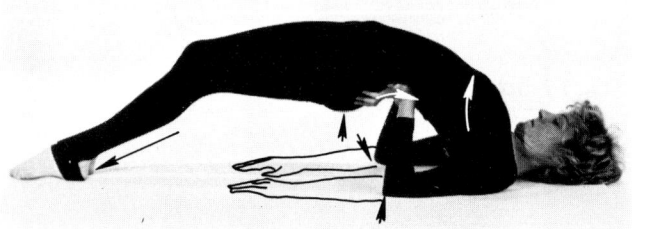

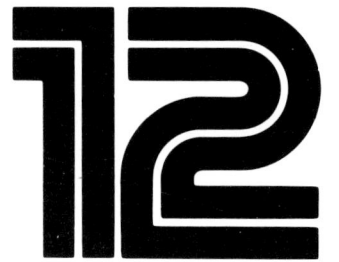 **Biegsamkeit des unteren Rückgrats nach vorn**

Die Pflugstellung wird Ihnen vielleicht zunächst schwerfallen, insbesondere wenn Sie ein steifes Rückgrat und verkürzte Rückenmuskeln haben. Wenn Sie sich zwingen, wie in **Fig. 1**, werden Sie sich bloß die Wirbelsäule zerren und vielleicht den Hals verletzen. Sie riskieren auch ein Gefühl des Schocks oder des Erstickens infolge des Drucks, der durch eine falsche Halsstellung entsteht.

Um das richtige Vorgehen zu spüren und zu verstehen, setzen Sie die Beine auf einen Stuhl, wie in **Fig. 2**. Verschränken Sie die Hände und pressen Sie die Schulterblätter so stark zusammen, daß sich die Halswirbel völlig vom Boden heben. Bleiben Sie mit dem Rumpf oben und legen Sie Ihre Zeigefinger knapp unterhalb der Schulterblätter an. Wölben Sie die Wirbelsäule konkav durch, während Sie die Hüfte so drehen, daß der Schritt zur Decke zeigt, wobei Sie das Sitzbein so hoch wie möglich nach oben recken. Dieses Strecken des Rückgrats vermindert den Druck auf die Lunge, den Hals und den Unterleib.

Die Bewegungen des Pflugs und der Atmungsrhythmus (einatmen = strekken, ausatmen = konkav durchwölben) sollten so lange ruhig und simultan fortgesetzt werden, wie Sie sich in dieser Stellung behaglich fühlen. Zunächst besteht die Tendenz, sich ungleichmäßig und ruckhaft zu bewegen, aber das wird gewöhnlich überwunden, wenn der Schüler langsam und bewußt atmet und sich dabei über jede Bewegung Rechenschaft gibt. Atmen Sie ein und

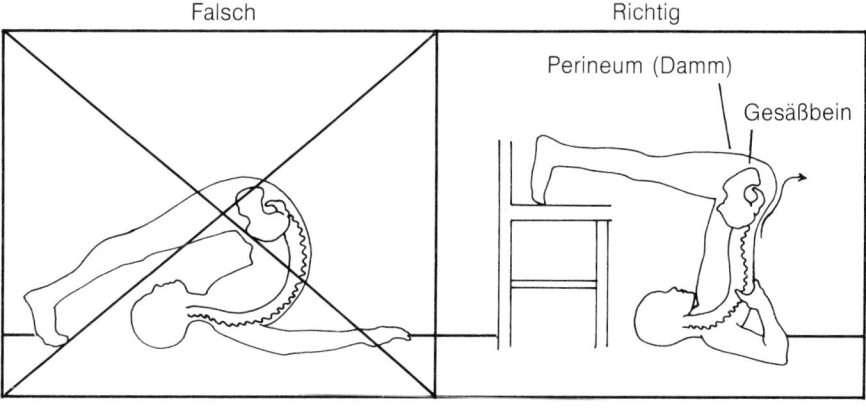

Falsch　　　　　　　　　　Richtig

Perineum (Damm)

Gesäßbein

Figur 1　　　　　　　　　　Figur 2

strecken Sie sich nach oben; bleiben Sie in dieser Stellung; atmen Sie aus und verstärken Sie die Wölbung. Mit zunehmender Übung werden Ihre Bewegungen flüssiger und harmonischer werden.

Arbeiten Sie am Pflug, bis Sie gelernt haben, alle Zwischenwirbelmuskeln in der Rückenpartie zu strecken und zu entspannen. Sie werden bemerken, daß Ihre Bewegungen mit zunehmender Elastizität und Geschmeidigkeit der Wirbelsäule leichter und graziöser werden.

Die mehr oder minder großen Schwierigkeiten dieser Übungen hängen natürlich vom Gewicht und Körperbau des Betreffenden ab. Personen mit knochiger Wirbelsäule brauchen einen zusätzlichen Schutz gegen Prellungen beim Rock and Roll. Ich empfehle in einem solchen Fall zwei Übungsmatten oder Teppiche übereinanderzulegen. Diese beiden Matten sollten beide körperlang sein und nicht bloß die empfindliche Partie schützen, denn Kopf, Hals und Rückgrat müssen auf derselben Ebene sein. Die Knie sollten in diesen Stellungen gerade sein, um einen maximalen Nutzen zu erzielen.

Durch diese Übung werden Wirbelsäulen beweglicher, die durch nervöse Verspannung, Kalziumablagerungen oder Arthritis steif geworden sind. Der Wert des Pfluges und damit zusammenhängender Übungen liegt in der Öffnung der Wirbelzwischenräume, so daß sich die Rückenmuskeln und die Wirbelsäule besser strecken können.

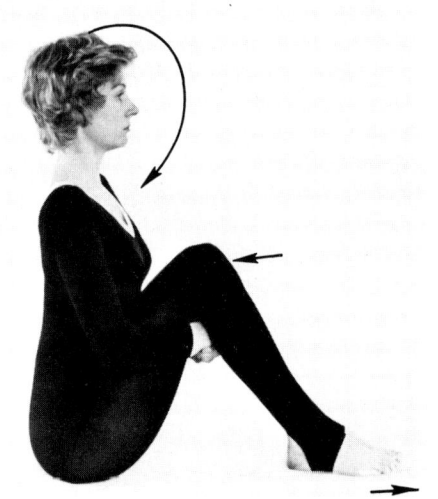

FIG. 12-1a
FIG. 12-1b

Rock and Roll

Technik

1. Setzen Sie sich auf den Boden und beugen Sie die Knie zur Brust, die Hände unter den Knien verschränkt, wie in **Fig. 12-1a**.

2. Ziehen Sie den Kopf ein und halten Sie ihn eingezogen, während Sie sich mit den Füßen abstoßen und zurückrollen, wobei Sie genügend Schwung haben sollten, um vor und zurück zu rollen. Machen Sie das etwa fünfmal.

3. Bleiben Sie jetzt in der Stellung auf den Schultern mit den Knien an Ihrer Stirn. Stemmen Sie die Hände gegen Ihren Rücken, wie in **Fig. 12-1b** (links). Achten Sie darauf, daß Sie die Schultern auf den Boden pressen, *nicht* die Wirbelsäule.

4. Öffnen Sie die Knie und senken Sie sie zu den Schultern. Die Schenkel müssen an der Brust sein und der Rücken in Ihren Händen. Rollen Sie nicht nach vorn. Wenn Sie das richtig machen, werden Sie kein Ziehen im Hals verspüren.

5. Halten Sie die Schenkel an der Brust und atmen Sie aus, indem Sie leicht nach vorn rollen. Die Schenkel sollen sich nicht bewegen, aber senken Sie die Beine so weit, daß Ihre Zehen den Boden berühren, wobei die Knie bei den Schultern und die Füße in einem rechten Winkel bleiben, wie in **Fig. 12-1b** (rechts). Denken Sie daran, daß Gesicht und Hals entspannt sind.

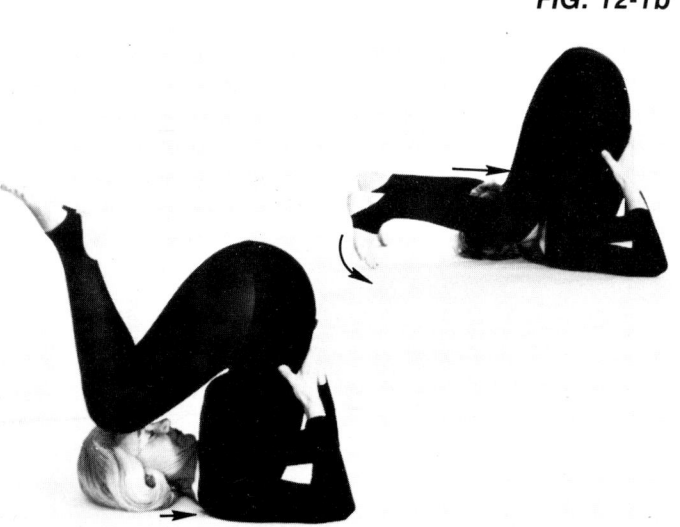

6. Ohne die Zehen von der Stelle zu bewegen, strecken Sie jetzt die Beine, indem Sie die Hüften mit den Händen stützen, wie in **Fig. 12-1c**. Wenn sich die Beine nicht ganz durchstrecken lassen, ist das okay. Mit der Zeit wird es Ihnen gelingen. Wichtig ist, daß sich Ihr Hals nicht verspannt.

7. Beugen Sie jetzt die Knie wieder zur Stirn und legen Sie die Hände hinter die Knie, wie in **Fig. 12-1d**. Ziehen Sie die Beine ein, indem Sie die Fersen zum Gesäß schwingen und sich abrollen, wie in **Fig. 12-1a**.

8. Wenn Sie die Stellung in **Fig. 12-1c** einnehmen können, ohne sich im Hals oder in den Schultern zu verspannen, während Ihre Zehen auf dem Boden sind, können Sie weiter vor- und zurückschaukeln, wobei Sie einen gleichmäßigen Schwung beibehalten. Wenn Sie eine Verspannung bemerken, benutzen Sie die Stuhltechnik, die in **Fig. 2** dargestellt ist.

9. Setzen wir uns jetzt wieder auf. Ziehen Sie die Knie zur Brust und atmen Sie aus, während Sie den Kopf einziehen.

10. Atmen Sie ein, während Sie auf die Schultern zurückrollen, die Hände unter den Knien, wie in **Fig. 12-1d**.

11. Atmen Sie aus, während Sie die Beine strecken, die Hände hinter den Knien und die Zehen auf dem Boden, wie in **Fig. 12-1c**.

12. Beugen Sie jetzt die Knie wieder zurück zur Stirn. Atmen Sie ein, während Sie die Beine einziehen und Schwung holen, um sich abzurollen. Wiederholen Sie die Schritte 9–12 fünfmal, bis Sie die Wirbelsäule wirklich gelockert haben.

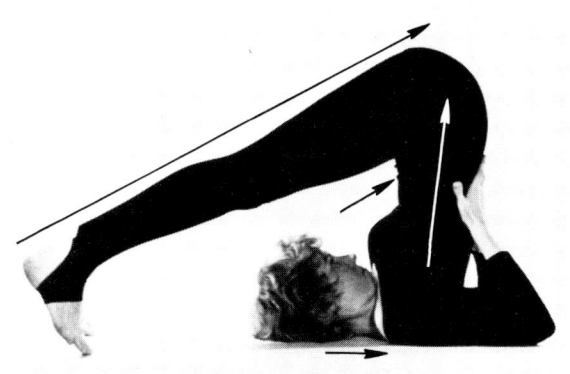

FIG. 12-1c

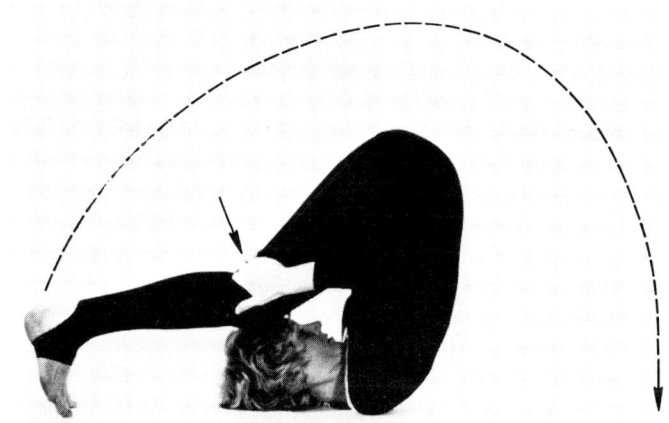

FIG. 12-1d

Tips

1. Falls es Ihnen schwerfällt, den Boden mit den Zehen zu berühren, setzen Sie die Füße beim Zurückschaukeln gegen eine Wand. Wenn Sie lockerer werden, können Sie mit den Zehen weiter die Wand hinuntergehen.

2. Achten Sie darauf, daß Sie gründlich ausatmen, wenn Sie mit den Zehen den Boden zu erreichen suchen. Das wird Ihnen dann viel leichter fallen.

3. Genießen Sie diese Übung. Schaukeln Sie sich einfach vor und zurück.

Nutzen

Kräftigt und koordiniert den ganzen Körper und massiert gleichzeitig den Hals und die Wirbelsäule.
Regt die Schilddrüse an.
Baut die Verspannung im Kopf und im Hals ab.
Erfüllt Sie mit Energie.

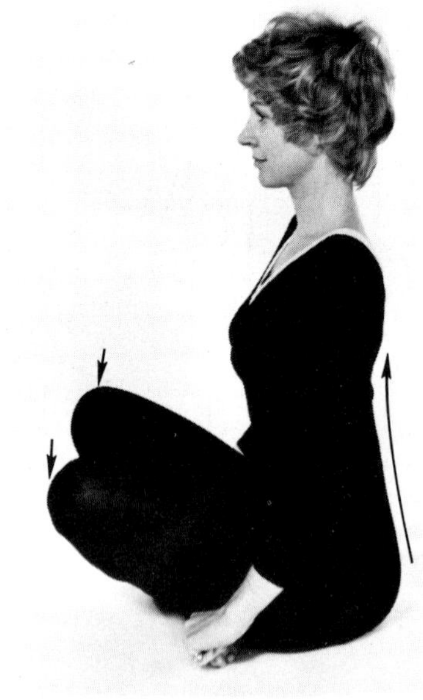

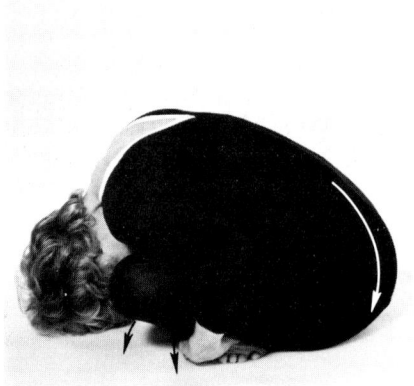

FIG. 12-2a

FIG. 12-2b

Rock and Roll mit gekreuzten Beinen

Technik

1. Versuchen Sie diese Übung erst, wenn Sie den normalen Rock and Roll gut können. Setzen Sie sich im Schneidersitz auf den Boden und halten Sie sich mit den Händen an den Zehen, wie in **Fig. 12-2a**. Halten Sie während der ganzen Übung die Zehen fest.

2. Atmen Sie aus, ziehen Sie den Bauch ein und atmen Sie ein, während Sie sich strecken. Atmen Sie aus und senken Sie den Kopf, wobei das Brustbein vorgestreckt bleibt, auf den Boden vor und halten Sie dabei das Gesäß auf dem Boden, wie in **Fig. 12-2b**.

3. Atmen Sie ein, während Sie sich zurückrollen. Lassen Sie die Füße nicht los. Atmen Sie aus, während Sie mit den Zehen, die Sie immer noch festhalten, hinter Ihrem Kopf den Boden berühren, wie in **Fig. 12-2c**.

4. Bemühen Sie sich, den Rücken gerade zu strecken, wobei Sie das Gesäß zur Decke recken. Konzentrieren Sie sich darauf, langsam zu atmen, während Sie sich bemühen, die Beine gerade zu strecken, wie in **Fig. 12-2d**.

5. Um den Körper zu senken, beugen Sie die Knie zur Brust. Atmen Sie ein, während Sie das Gesäß auf den Boden sinken lassen. Halten Sie die Zehen immer noch fest, ziehen Sie die Füße gegen die Hinterseite der Schenkel und schwingen Sie die Knie nach vorn und unten. Das bringt Sie in eine Sitzstellung, wie in **Fig. 12-2a**. Atmen Sie aus, während Sie die Stirn vor sich auf den Boden senken. Wiederholen Sie die Übung noch dreimal. Dann wechseln Sie die Beinstellung und wiederholen Sie das Ganze.

6. Um sich bei dieser Übung noch stärker zu strecken, wenn Sie in der Stellung **12-2d** sind, atmen Sie ein, strecken Sie den Rücken und heben Sie die Hüften. Atmen Sie aus und spüren Sie das Ziehen entlang der Beine, während Sie die Fersen strecken und die Zehen zu Ihrem Kopf ziehen. (Achten Sie auf meine Handstellung in **Fig. 12-2d**).

Tips

1. *Um in die Stellung* **12-2b** *zu gelangen, ziehen Sie die Zehen zur Seite, wenn Sie die Knie zu Boden senken. Dadurch kommt der Kopf noch weiter nach unten.*

2. *Bemühen Sie sich, eine koordinierte, rhythmische Bewegung zu erzielen, wenn Sie vor- und zurück-schaukeln.*

3. *Kreuzen Sie die Arme nicht.*

Nutzen

Eine ausgezeichnete Massage für die ganze Wirbelsäule vom Hals bis zum Steißbein.
Trimmt und festigt die Schenkel und Hüften.
Regt den Kreislauf an.

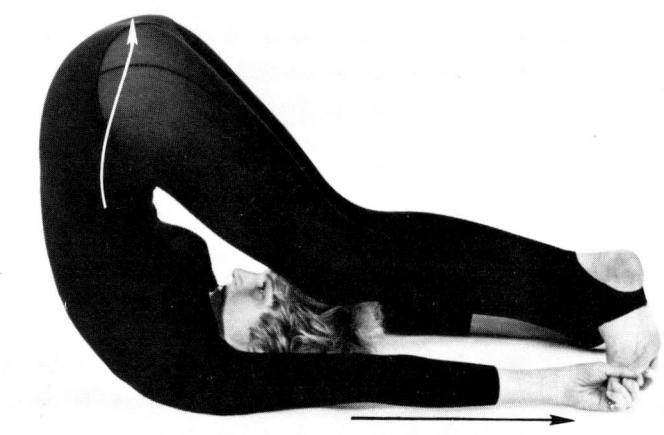

FIG. 12-2c

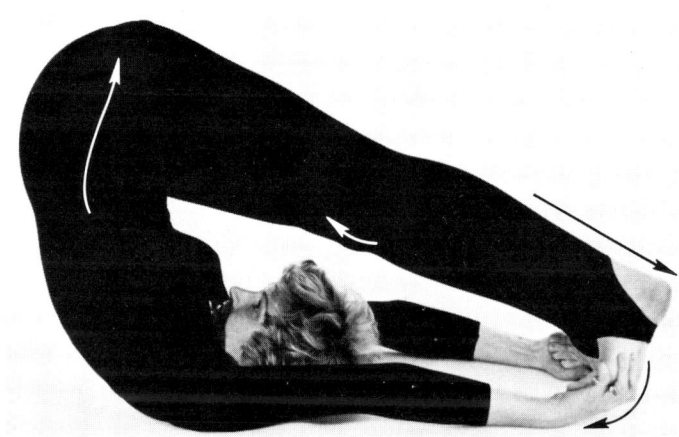

FIG. 12-2d

97

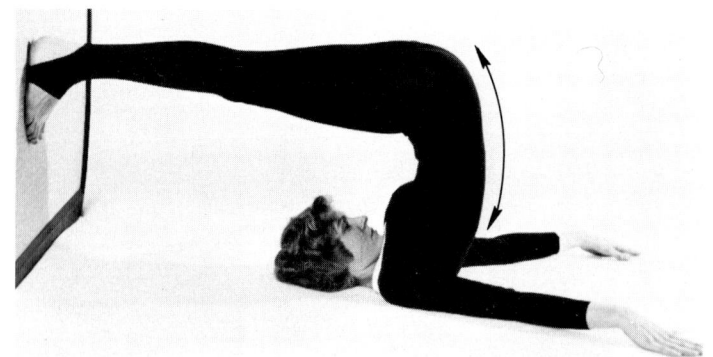

FIG. 12-3a

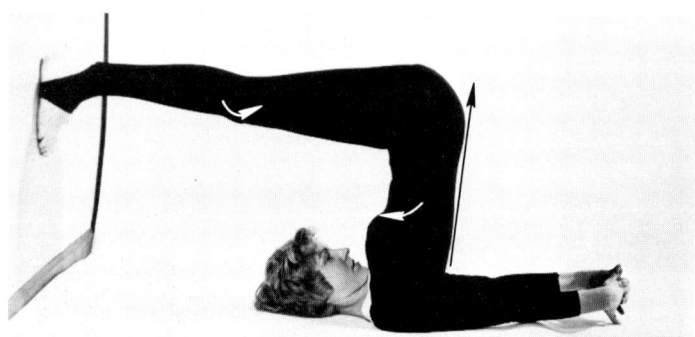

FIG. 12-3b

Pflugstellung

Technik

1. Setzen Sie sich etwa eineinhalb Meter von einer Wand entfernt auf den Boden.

2. Wippen Sie zurück und strecken Sie die Beine so, daß Ihre Zehen und Fersen flach auf der Wand aufliegen und Ihre Beine parallel zum Boden sind, wie in **Fig. 12-3a**. Sie sind zu weit von der Wand entfernt, wenn Sie in der Kehle oder im Nacken ein unangenehmes Gefühl haben.

3. Atmen Sie in dieser Stellung ein und verschränken Sie hinter Ihnen die Hände auf dem Boden. Strecken Sie die Arme (die Ellbogen nach unten), pressen Sie die Schulterblätter zusammen und drehen Sie die Schultern von den Ohren weg nach unten. Atmen Sie aus, während Sie die Hüften heben, um den Rücken zu strecken und geradezurichten, so daß er einen rechten Winkel zu den Beinen bildet, wie in **Fig. 12-3b**. Ihre Halswirbel sollten nach innen gezogen sein und den Boden nicht berühren.

4. Stemmen Sie Ihre Hände gegen den Rücken und zwar so hoch wie möglich. Schieben Sie die Haut der Nacken- und Schulterpartie in Richtung Taille nach unten, bis die Rückenhaut völlig gespannt ist. Halten Sie die Ellbogen so nah wie möglich beieinander.

5. Gehen Sie mit den Zehen etwa eine Fußlänge an der Wand hoch. Drücken Sie die Fersen mit den Zehen von der Wand weg, ziehen Sie die Kniescheiben zu den Schenkeln hoch, während Sie die Wirbelsäule konkav durchwölben, indem Sie mit den Händen höher am Rücken hinauf bis unter die Schulterblätter greifen, wie in **Fig. 12-3c**.

6. Atmen Sie in dieser Stellung ein und heben Sie das Brustbein, während Sie die Wirbelsäule heben und strecken. Atmen Sie aus und wölben Sie den Rücken noch stärker durch, während Sie das Gesäß heben und den Schritt zur Decke strecken. Spüren Sie die Entlastung in Ihrem Nacken und die erleichterte Atmung.

7. Wiederholen Sie den Schritt 6 dreimal im angegebenen Atmungsrhythmus. Sobald Sie das Gleichgewicht erlangt haben, werden Sie merken, daß die Wirbelsäule ganz nach innen gezogen ist und die Zehen nicht mehr die Wand berühren, wie in **Fig. 12-3d** (links).

8. Beim Herunterkommen halten Sie die Kniescheiben hochgezogen und die Fersen gestreckt, während Sie den Rumpf senken. Atmen Sie langsam aus und senken Sie die Beine zu Boden, ohne Ihren Rücken zu bewegen oder die Stellung der Hüften zu verändern.

9. Wenn die Zehen den Boden berühren, legen Sie die Hände an die Knöcheln auf der Hinterseite der Beine. Strecken Sie die Ellbogen zur Seite, heben Sie die Kniescheiben, strecken Sie die Fersen und ziehen Sie Ihre gestreckten Beine nahe zum Gesicht, wie in **Fig. 12-3d** (rechts). Rollen Sie sich langsam, einen Wirbel nach dem anderen, am Rückgrat ab.

10. Wenn Ihr Gesäß den Boden berührt, lassen Sie los und legen Sie die Hände seitlich auf den Boden. Benutzen Sie sie als Bremsen, während Sie das Becken kippen und das Kreuz auf den Boden pressen, während Sie die Beine senken. Senken Sie die Beine nur so weit Sie können, während der Rücken noch auf dem Boden bleibt. Dann beugen Sie die Beine und stellen Sie die Füße auf den Boden.

11. Das war eine schwierige, aus vielen Schritten bestehende Übung. Sie haben Entspannung verdient. Machen Sie einige schöne, tiefe Rippenatemzüge.

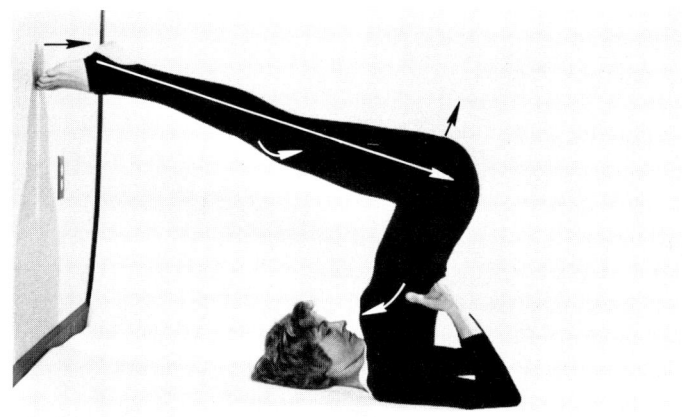

FIG. 12-3c

Tips

1. Wenn Sie die Schritte 1–7 richtig beherrschen, versuchen Sie, die ganze Übung ohne die Wand zu machen. Achten Sie darauf, daß die Halswirbel während der ganzen Übung nicht den Boden berühren.

2. Ich weiß, daß man in dieser Stellung die Tendenz hat, einen runden Rücken zu machen, aber dadurch wird ein starker Druck auf den Hals und die Brust ausgeübt. Strecken Sie sich und heben Sie das Sitzbein und den Schritt so hoch wie möglich. Denken Sie daran, daß Sie Ihren Körper beherrschen können. Lassen Sie sich nicht von ihm beherrschen.

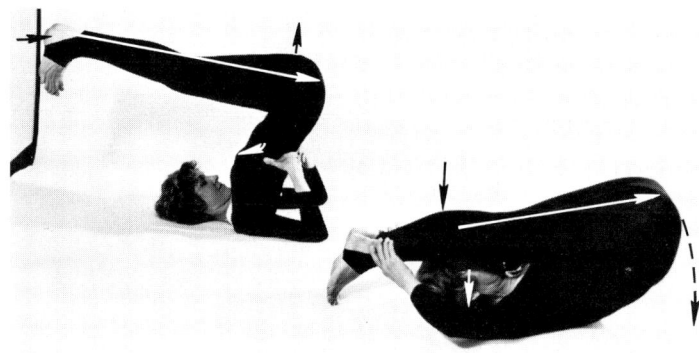

FIG. 12-3d

Nutzen

Eine hervorragende Massage für die ganze Wirbelsäule. Kräftigt und streckt die Kniesehnen.
Gut gegen steife Schultern und Arthritis im Rücken.

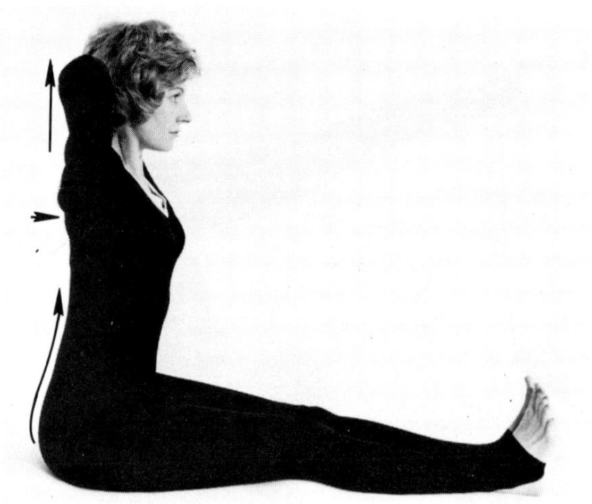

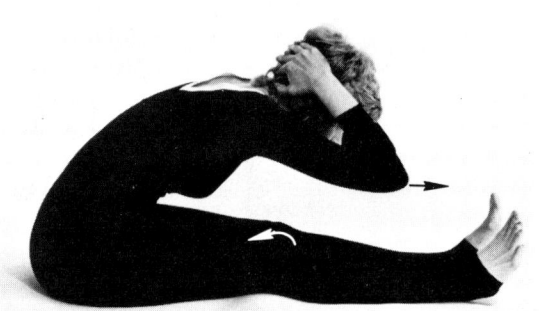

FIG. 12-4a

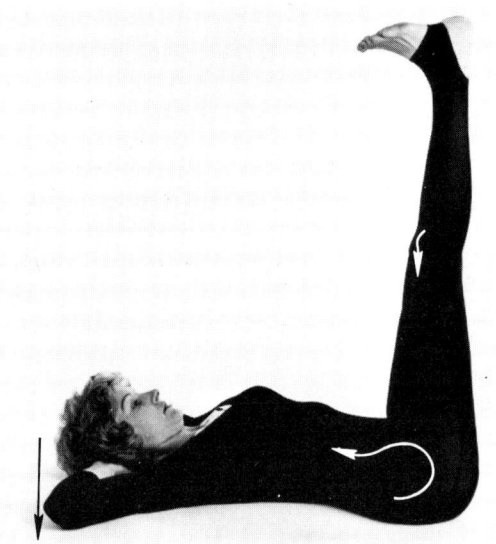

FIG. 12-4b

FIG. 12-4c
FIG. 12-4d

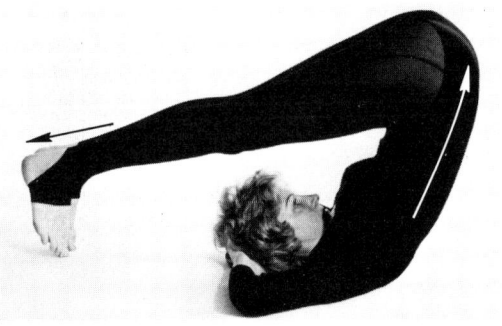

Rock and Roll
für Fortgeschrittene

Technik

1. Legen Sie sich flach auf den Rücken. Atmen Sie ein, während Sie die Finger unter dem Hinterkopf verschränken.

2. Atmen Sie aus, kippen Sie das Becken und heben Sie die Schultern, während Sie den Oberkörper hochrecken.

3. Atmen Sie ein und heben Sie sich dabei in eine hochgestreckte, sitzende Stellung, wie in **Fig. 12-4a**, wobei die Ellbogen in der Höhe bleiben.

4. Atmen Sie aus und neigen Sie sich vor, wobei Sie die Ellbogen senken und sie so weit wie möglich nach unten zu den Beinen neigen, wie in **Fig. 12-4b**.

5. Atmen Sie ein und richten Sie sich mit erhobenen Ellbogen wieder in eine sitzende Stellung auf, wie in **Fig. 12-4a**. Atmen Sie aus und rollen Sie das Rückgrat langsam auf dem Boden ab.

6. Atmen Sie ein und kippen Sie das Becken. Atmen Sie aus, während Sie die Beine hochheben, wie in **Fig. 12-4c**. Ziehen Sie den Bauch ein, kippen Sie das Becken noch stärker, um das Kreuz vom Boden zu heben, und senken Sie sich beim Ausatmen in die Pflugstellung, wie in **Fig. 12-4d**.

7. Machen Sie einen kleinen Atemzug und atmen Sie dann aus, während Sie das Rückgrat einen Wirbel nach dem anderen zu Boden senken, wie in **Fig. 12-4c**.

S. Halten Sie den Kopf unten und fahren Sie fort, die Beine langsam zu Boden zu senken, indem Sie das Becken kippen und den Rücken auf dem Boden halten.

9. Wiederholen Sie diese acht Schritte fünf- bis zehnmal. Lassen Sie sich Zeit. Strecken Sie sich in jeder Stellung ganz bewußt.

Tips

1. *Falls diese Handstellung zu schwierig für Sie ist, halten Sie die Hände mit verschränkten Daumen nach vorn oder legen Sie sie über die Ohren, statt sie auf dem Hinterkopf zu verschränken.*

2. *In der Stellung **12-4d** gleiten die Hände zum Scheitel, damit der Kopf flach auf dem Boden aufliegt.*

Nutzen

Eine vollständige Massage der Wirbelsäule und des Halses.
Trimmt Taille, Hüften und Schenkel.
Sehr gut für den Kreislauf.

Vogel Strauß

Technik

1. Setzen Sie sich auf den Boden und fassen Sie sich mit den Händen unter die gebeugten Knie, wie in **Fig. 12-5a**.

2. Atmen Sie ein, während Sie sich mit den Füßen abstoßen und zurückrollen, bis Ihre Knie an Ihrer Stirn sind. Atmen Sie aus, während Sie die Knie öffnen und sie neben den Ohren und Schultern aufsetzen, wie in **Fig. 12-5b**. Atmen Sie weiter aus, neigen Sie den Rumpf zum Kinn und senken Sie die Knie näher zum Boden, wobei das Rückgrat gestreckt bleibt.

3. Atmen Sie ein und fassen Sie die Wölbung des rechten Fußes mit beiden Händen. Ziehen Sie den Fuß mit den Händen und drücken Sie das Knie in die Schulter, wobei das Knie auf dem Boden bleibt. Atmen Sie aus, während Sie das linke Bein heben, wie in **Fig. 12-5c**. Beim Einatmen heben Sie die linke Ferse zur Decke, wobei Sie das Bein so gerade wie möglich halten. Atmen Sie aus, während Sie das linke Bein langsam zu Boden senken. Wiederholen Sie den obigen Schritt mit dem rechten Bein.

4. Da Sie jetzt etwas lockerer sind, versuchen Sie jetzt, beide Knie neben die Schultern auf den Boden zu setzen. Legen Sie beide Unterarme in die Kniekehlen und greifen Sie mit den Fingern zwischen Knie und Kopf, so daß die Handflächen an beiden Ohren anliegen, wie in **Fig. 12-5d**.

5. Ob Sie es glauben oder nicht, diese Stellung kann überaus entspannend sein. Bleiben Sie in dieser Stellung, während Sie drei bis fünf normale Atemzüge machen oder solange Sie sich wohlfühlen. Rollen Sie dann langsam und kontrolliert aus dieser Stellung.

Tips

1. *In **Fig. 12-5c** erlangen Sie das nötige Gleichgewicht zum Heben des Beines, indem Sie das Knie zur Schulter ziehen, die Ellbogen zur Seite strecken und sie gegen den Boden stemmen.*

2. *Wenn Sie in **Fig. 12-5d** Ihre Arme und Hände in diese Stellung bringen, so hilft Ihnen das, die Knie tiefer zu senken und Sie bekommen das nötige Gleichgewicht.*

3. *Lassen Sie die Brust nicht einfallen. Halten Sie die Wirbelsäule gestreckt, damit Sie leicht atmen können.*

Nutzen

Eine ausgezeichnete Übung zum Strecken des Rückgrats.
Trimmt und festigt Schenkel und Hüften.
Massiert alle inneren Organe.

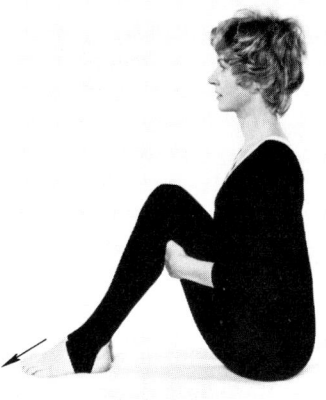

FIG. 12-5a

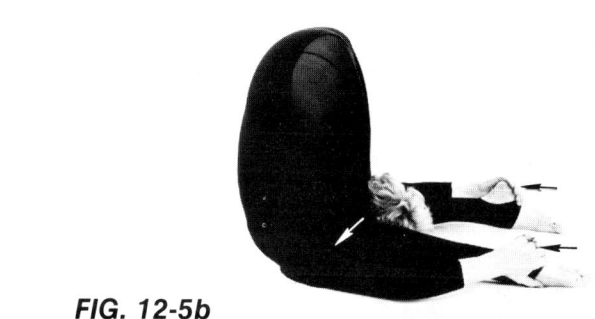

FIG. 12-5b

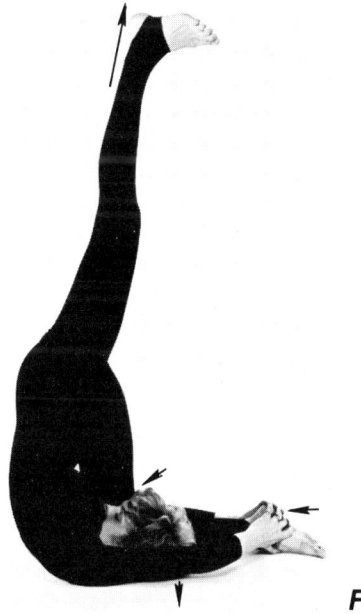

FIG. 12-5c

FIG. 12-5d

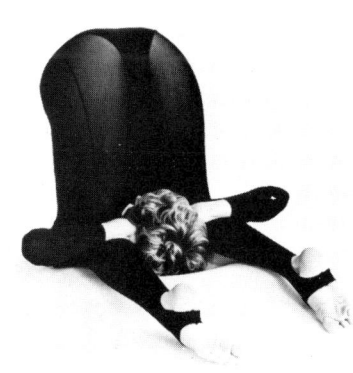

13 Schulterstand

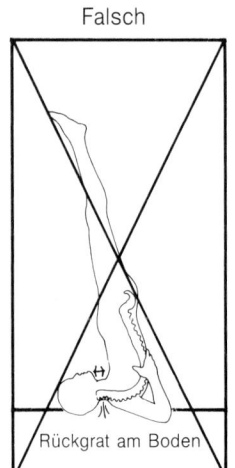

Falsch

Rückgrat am Boden

Figur 1

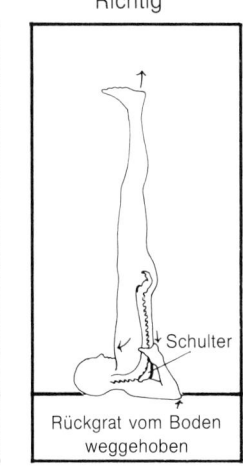

Richtig

↑

Schulter

Rückgrat vom Boden
weggehoben

Figur 2

Der große therapeutische Wert des Schulterstands liegt in einem zweifachen Mechanismus der Streckung und isometrischen Kontraktion drei verschiedener Muskelgruppen, Streckung der Rückenmuskeln, Kontraktion der Muskeln in der Bauchwand und Kontraktion der vorderen Halsmuskeln. Die Halswirbel des Rückgrats (die ein dichtes Nervengeflecht beherbergen) werden durch das Zusammenpressen der Schulterblätter vom Boden abgehoben und gelockert, entspannt und angeregt.

Die bedeutende Verstärkung der Blutzufuhr zum Gehirn trägt zur Behebung der Gefäßkrämpfe bei, die eine so häufige Ursache von Kopfschmerzen sind, und verbessert die Funktion der Schilddrüse, Thymusdrüse und Nebenschilddrüse und trägt zum allgemeinen Wohlbefinden des gesamten menschlichen Organismus bei.

Die Kontraktion und Entspannung der Bauchmuskeln trägt zur Überwindung von Verdauungs-, Kreislauf- und Unterleibsbeschwerden bei.

In **Fig. 1** ist die Lunge zusammengepreßt, das Gewicht des Körpers lastet auf Nacken und Kopf, und Bauch und Beine sind nicht gestrafft, so daß der ganze Körper nicht die richtige Balance findet.

In **Fig. 2** sehen Sie einen schön ausgerichteten Schulterstand. Heben Sie bei jedem Einatmen das Brustbein zum Kinn und *nicht* das Kinn zum Brustbein. Wenn Sie das Kinn zum Brustbein drücken, entsteht dadurch eine Verspannung und die Lunge wird zusammengepreßt. Wenn Sie das Brustbein zum Kinn vorstrecken, dehnt sich dadurch der Brustkorb und der Körper gelangt in die richtige ausbalancierte Stellung auf den Schultern. Es heißt ja auch Schulterstand – nicht Halsstand.

Halber Schulterstand

Technik

1. Rücken Sie einen Stuhl gegen die Wand, so daß dieser nicht rutschen kann. Legen Sie sich auf den Rücken und legen Sie die Unterbeine auf den Sitz, so daß Ihr Gesäß und Ihre Schenkel parallel zu den Stuhlbeinen verlaufen, wie in **Fig. 13-1a**.

2. Setzen Sie die Füße auf die Vorderkante der Sitzfläche. Strecken Sie den Nacken. Stemmen Sie sich mit den Füßen gegen die Stuhlkante und heben Sie das Gesäß langsam so hoch, wie es Ihnen möglich ist. Verschränken Sie jetzt die Hände, während Sie die Schultern hinunter auf den Boden und weg vom Hals drehen. Darauf achten, daß die Ellbogen so nahe wie möglich beisammen sind und daß Ihre Halswirbel nicht den Boden berühren **(Fig. 13-1b)**.

3. Gehen Sie erst weiter, wenn Sie die obige Übung beherrschen. Halten Sie die Hüften weiter oben, nehmen Sie die Hände auseinander, beugen Sie die Ellbogen und setzen Sie die Handgelenke so an die Taille, daß Ihr Gesäß in den Händen ruht. Senken Sie jetzt das Gesäß. Sie sitzen jetzt auf den Händen, das ganze Gewicht ruht auf den Handgelenken und Ellbogen **(Fig. 13-1c)**.

4. Sobald Sie ein gutes Gleichgewicht haben, drehen Sie die Hände und kippen das Becken, während Sie das linke Bein heben, wie in **Fig. 13-1c** angedeutet.

5. Strecken Sie die Brust zum Kinn, während Sie das rechte Bein heben und die leichte Drehung der Hüfte beibehalten. Halten Sie Balance wie in **Fig. 13-1d**.

6. Atmen Sie ein, während Sie das Brustbein heben und atmen Sie aus, während Sie die Kniescheiben hochziehen und die Fersen strecken. Atmen Sie so fünf Runden lang und halten Sie das Gleichgewicht mit den Zehen genau über den Augen.

7. Kommen Sie langsam wieder herunter, so wie Sie hinaufgegangen sind und entspannen Sie sich.

Tips

1. *Ebenso wie in* **Fig. 13-1b**, *drücken Sie nicht so weit, daß es dem Hals wehtut. Es kommt uns vor allem auf die Hebung der Hüften an.*

2. *Ich weiß, daß das schwierig für Sie ist, wenn Sie schwache Handgelenke haben, aber konzentrieren Sie sich wirklich auf die innere Drehung der Hüften.*

3. *Wenn Sie das schaffen, ohne das Gewicht auf den Hals zu verlagern, dann können Sie den halben Schulterstand aus der Pflugstellung ohne Stuhl versuchen.*

Nutzen

Fördert den Kreislauf.
Sehr gut gegen Krampfadern. Gut gegen Hämorrhoiden.

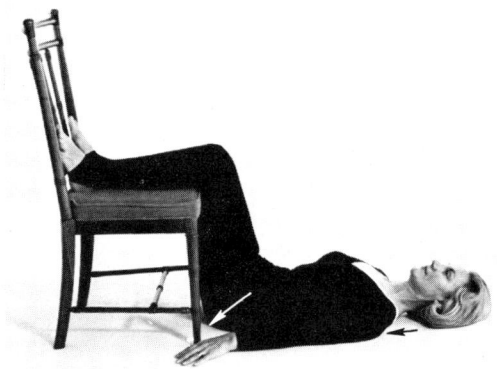

FIG. 13-1a

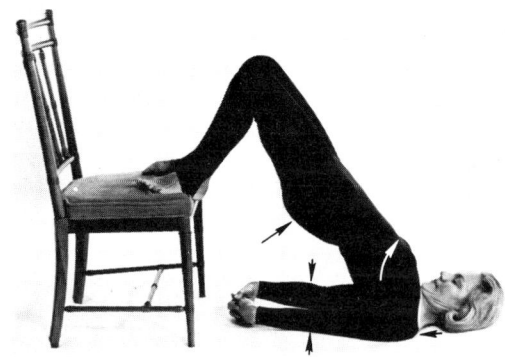

FIG. 13-1b

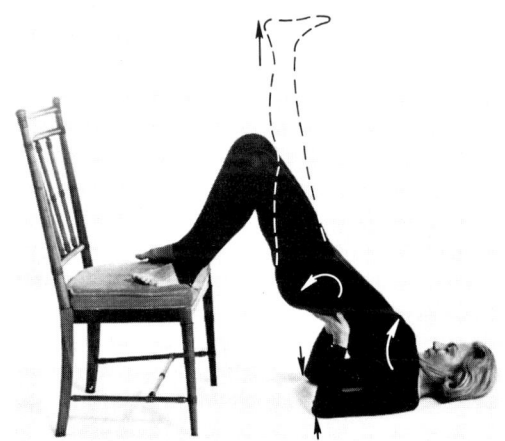

FIG. 13-1c

FIG. 13-1d

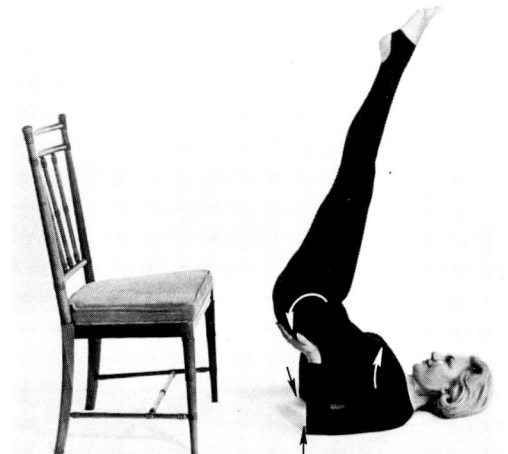

103

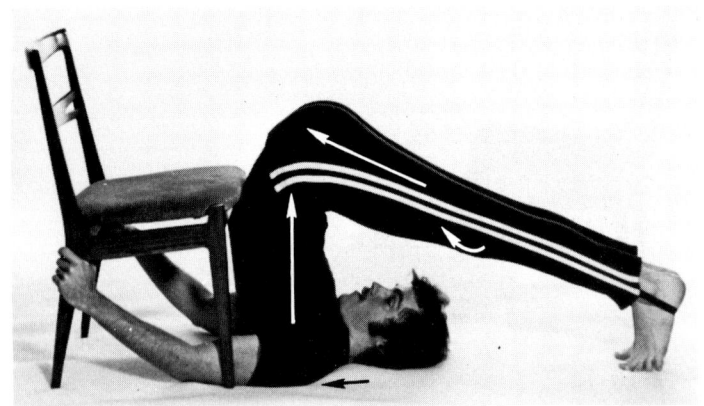

FIG. 13-2a

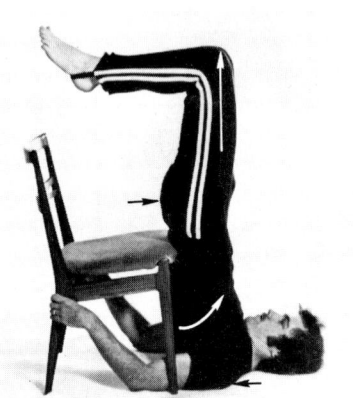

FIG. 13-2b

Schulterstand mit Stuhl

Technik

1. Nehmen Sie die gleiche Stellung ein wie für den halben Schulterstand in **Fig. 13-1a** (S. 103).
2. Halten Sie sich an den Hinterbeinen des Stuhls fest und heben Sie sich in die Pflugstellung. Sobald Ihre Zehen den Boden berührt haben, greifen Sie mit den Armen zwischen die Stuhlbeine. Fassen Sie die Hinterbeine und ziehen Sie den Stuhl zu sich, bis er Ihr Rückgrat berührt, wie in **Fig. 13-2a**. Das wird Ihnen helfen, die Schulterblätter zusammenzupressen.
3. Denken Sie daran, daß wir uns nicht auf den Nacken stützen. Strecken Sie das Rückgrat, indem Sie das Sitzbein zur Decke recken.
4. Halten Sie den Stuhl gegen Ihren Rücken und beugen Sie beide Knie zur Stirn. Atmen Sie ein, während Sie das Gesäß anspannen und die Knie zur Decke heben, wie in **Fig. 13-2b**. Machen Sie einen weiteren Atemzug, während Sie die Schulterblätter enger zusammenpressen, so daß sich die Wirbelsäule vom Boden hebt.
5. Atmen Sie ein und halten Sie den Hals frei, indem Sie das Kinn nicht zur Brust drücken, sondern das Brustbein zum Kinn strecken, während Sie sich hochheben. Recken Sie beim Ausatmen die Beine gerade zur Decke, indem Sie die Kniescheiben anziehen und die Fersen strecken, wie in **Fig. 13-2c**.
6. Sobald Sie diese Übung beherrschen und die Stellung bequem finden, können Sie daran arbeiten, ohne den Stuhl auszukommen.
7. Während Sie noch in der Stellung **13-2c** sind, beugen Sie die Ellbogen und stemmen Sie die Hände gegen den Rücken. Fahren Sie fort, die Fersen zur Decke zu strecken, und arbeiten Sie sich mit den Händen in Richtung Schulterblätter vor, wie in **Fig. 13-2d**. Bei diesem Vorarbeiten der Hände drücken Sie die Haut des Rückens und der Schulterpartie in Richtung Taille, bis die Rückenhaut schließlich fest gespannt ist (denken Sie an die Bewegungen der Kopfhaut).
8. Atmen Sie ein, während Sie das Brustbein heben und atmen Sie aus, während Sie das Gesäß anspannen und die Fersen zur Decke recken, bis Sie vollkommen im Gleichgewicht sind.
9. Senken Sie sich langsam aus dieser Stellung im umgekehrten Verfahren. Machen Sie einige tiefe Atemzüge und entspannen Sie sich.

Tips

1. Um das Gleichgewicht zu halten, müssen Sie sich ständig nach oben strecken, statt sich vom Stuhl schieben zu lassen. Der Hauptzweck des Stuhles ist, die Ellbogen eng beisammen zu halten, so daß die Schulterblätter zusammengepreßt werden.

2. Falls sich der Stuhl vom Boden hebt, fassen Sie ihn höher an den Hinterbeinen, um einen besseren Halt zu haben.

Nutzen

Gut gegen Asthma, Bronchitis und Halsbeschwerden, die durch mangelhafte Zirkulation bedingt sind.
Reguliert die Schilddrüse und Nebenschilddrüse.
Gut gegen Organvorfall.

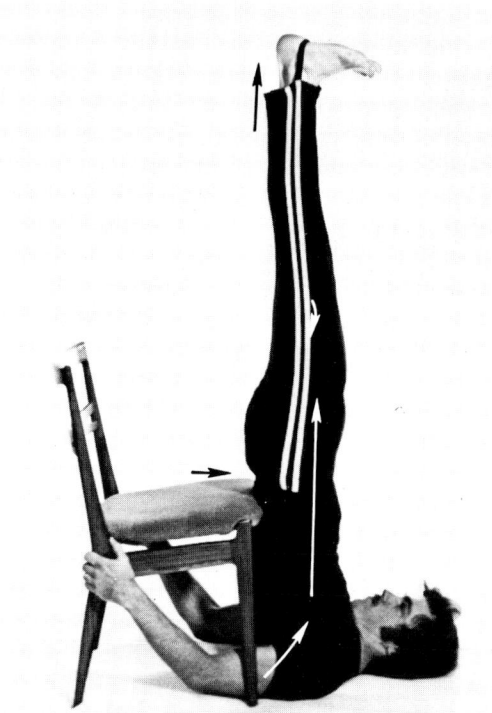

FIG. 13-2c

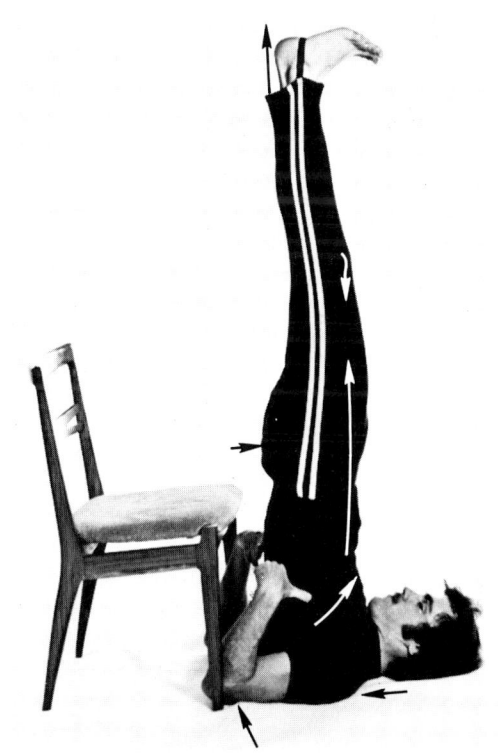

FIG. 13-2d

105

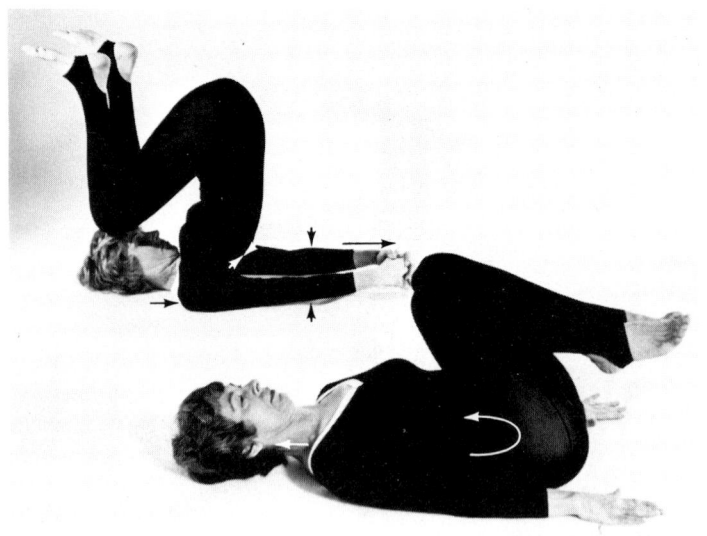

FIG. 13-3a

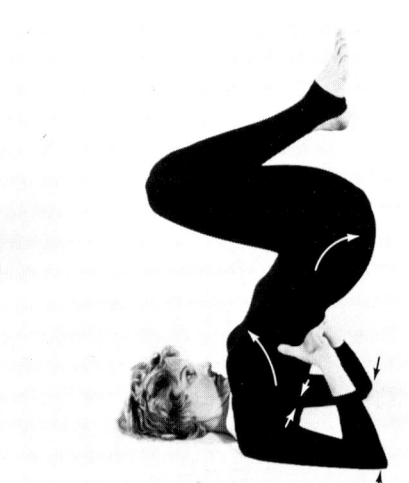

FIG. 13-3b

Schulterstand

Technik

1. Legen Sie sich flach auf den Rücken, die Hände zur Seite, die Handflächen nach unten, und machen Sie einige schöne, tiefe Atemzüge.

2. Atmen Sie aus, kippen Sie das Becken, während Sie die Knie beugen und die Schenkel zur Brust ziehen, wie in **Fig. 13-3a** (rechts). Machen Sie zwei weitere Atemzüge.

3. Stemmen Sie die Handflächen gegen den Boden und atmen Sie aus, während Sie die Hüften hochheben und die Knie zur Stirn ziehen, wie in **Fig. 13-3a** (links).

4. Verschränken Sie jetzt die Finger, während Sie mit gestreckten Armen und **eingezogenem Kinn** normal atmen. Pressen Sie durch eine leichte Neigung von Seite zu Seite die Schulterblätter zusammen und nähern Sie die Ellbogen so weit wie möglich einander an, während Sie die Schultern nach unten zu Boden und weg von den Ohren drehen, wie es der Pfeil in **Fig. 13-3a** (links) zeigt. Dadurch streckt sich der Hals und die Wirbelsäule hebt sich vom Boden.

5. Beugen Sie die Arme, ohne die Ellbogen zu bewegen, und stemmen Sie die Hände nahe der Schulterblätter gegen den Rücken. Schieben Sie die Haut hoch, während Sie sich mit den Händen näher zu den Schulterblättern vorarbeiten. Atmen Sie ein und heben Sie das Brustbein. Atmen Sie aus und heben Sie Hüften und Schenkel, während Sie den Rücken konkav durchwölben und sich mit den Händen näher an die Schultern heranarbeiten, wie in **Fig. 13-3b**. Achten Sie auf die Handstellung.

6. Dieser Schritt 5 ist entscheidend, um das richtige Gleichgewicht zu erlangen. Sie sollten keinen übermäßigen Druck auf dem Hinterkopf verspüren; das ganze Gewicht wird von Ihren Armen und Schultern getragen, unterstützt von der Hebung, die Sie bei jedem Ausatmen verstärken. Falls Ihre Halswirbel unangenehm auf den Boden drücken, haben Sie die Schulterblätter nicht eng genug zusammengepreßt und den Rumpf nicht stark genug gehoben, während Sie mit den Händen die Rückenhaut hochschoben. Während Sie das tun, sollten Sie einatmen, wobei Sie das Brustbein heben und ausatmen, wobei Sie den Rücken durchwölben und Ihr Sitzbein gegen die Decke recken. Wiederholen Sie diesen Atmungsrhythmus zweimal, bevor Sie die Knie heben.

7. Spannen Sie das Gesäß an, während Sie ausatmen, und heben Sie dabei die Knie zur Decke, so daß die Schenkel senkrecht zum Boden stehen. Heben Sie beim Einatmen das Brustbein und arbeiten Sie sich mit den Händen noch weiter zu den Schulterblättern vor,

während die Brust das Kinn berührt. Spannen Sie beim Ausatmen das Gesäß an, während Sie Hüften und Knie in die Höhe strecken, wie in **Fig. 13-3c**. Verlagern Sie Ihr Gewicht nicht auf den Hals. Strecken Sie sich **weg davon**.

8. Sie sind jetzt bereit, die Beine zu strecken. Atmen Sie ein, während Sie sich in die Länge strecken und das Brustbein heben, dann das Gesäß anspannen und die Beine hochrecken. Atmen Sie aus und strecken Sie sich so hoch wie möglich, während Sie die Kniescheiben anziehen und die Fersen hochrecken, so daß der ganze Körper senkrecht zum Boden steht, wie in **Fig. 13-3d**. Bleiben Sie fünf Minuten in dieser Stellung und atmen Sie dabei gleichmäßig. Wenn Sie sich unbehaglich fühlen, senken Sie sich in die Pflugstellung und rollen das Rückgrat einen Wirbel nach dem anderen ab, wobei Sie die Hände als Bremsen benutzen. Beugen Sie die Knie zur Brust und senken Sie die Beine.

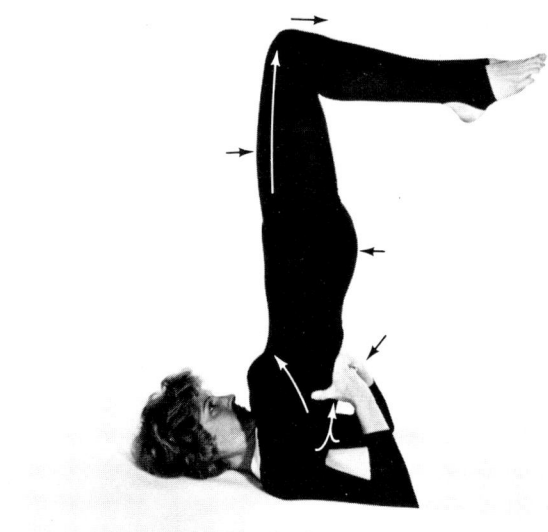

FIG. 13-3c

Tips

1. *Die innere Anstrengung ist in dieser Stellung nicht sichtbar, sie besteht aus der ständigen Streckung, die Sie im ganzen Körper verspüren. Um sich dessen bewußt zu werden, lassen Sie sich von jemandem ein leichtes Buch zwischen die Füße stecken und versuchen Sie es zu halten, während Sie sich nach oben strecken. Der Körper ist voll bewußt und gleichzeitig hat man ein wundervolles Gefühl des Gleichgewichts.*

2. *Ich weiß, daß die Beine anfangs dazu neigen, die senkrechte Position zu verlassen. Um dem entgegenzuwirken, spannen Sie das Gesäß und die hinteren Schenkelmuskeln an während Sie sich senkrecht nach oben strecken.*

3. *Achten Sie darauf, die Schultern vom Hals wegzustrecken, und ziehen Sie die Ellbogen so nahe wie möglich auf Schulterbreite. Der Hals muß gerade sein, während sich die Brust dem Kinn nähert.*

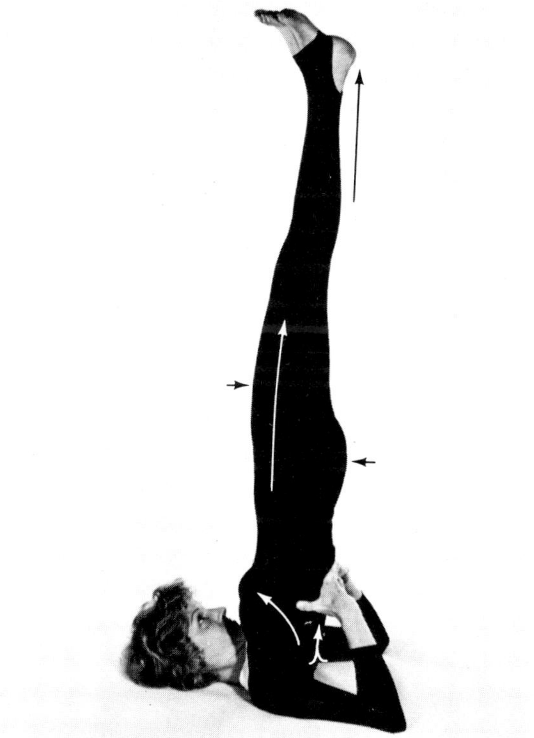

Nutzen

Normalisiert die Schilddrüse durch Anregung.
Fördert den Kreislauf, günstige Wirkung auf das Gehirn; gut gegen Kurzatmigkeit, Bronchitis und Asthma.
Erfrischt und stimuliert alle inneren Organe und Drüsen.
Entspannt die Beine, gut gegen Krampfadern.

FIG. 13-3d

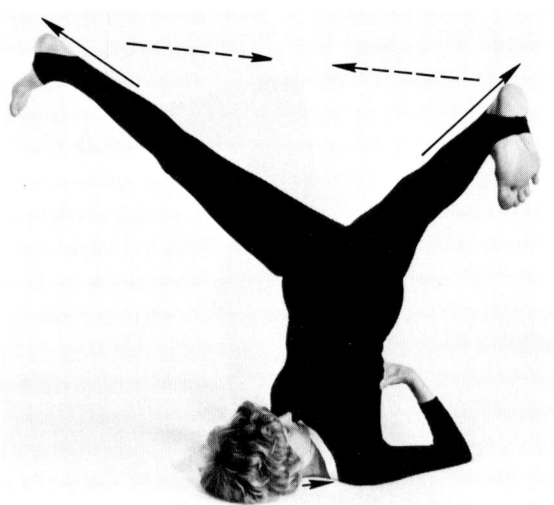

FIG. 13-4a

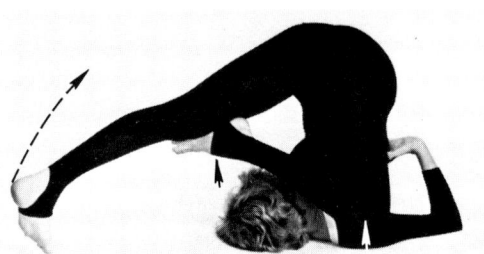

FIG. 13-4b

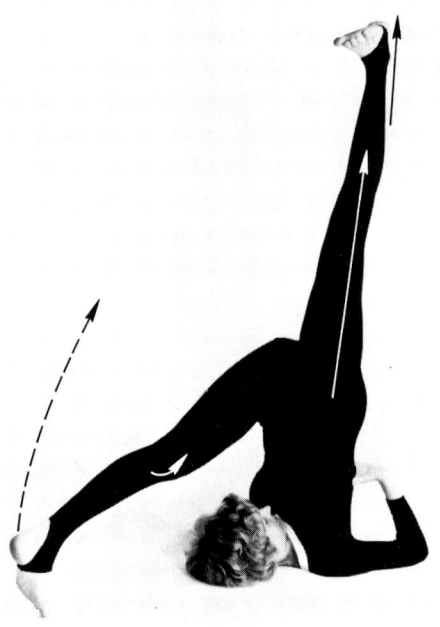

FIG. 13-4c
FIG. 13-4d

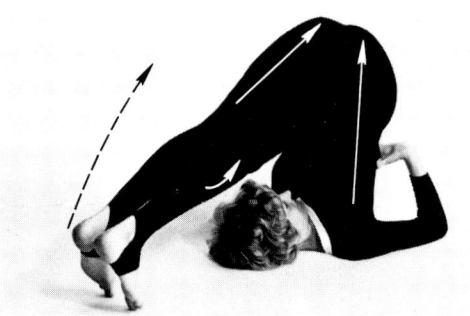

Schulterstand: Varianten

Technik

1. Bevor Sie diese Varianten ausprobieren, sollten Sie den normalen Schulterstand beherrschen.
2. Nehmen Sie die Grundstellung zum Schulterstand ein. Achten Sie darauf, daß das Gewicht auf den Schultern ruht (daher der Name – *nicht* »Halsstand«).
3. Halten Sie das Rückgrat im Schulterstand gestreckt und spreizen Sie die Beine gleichzeitig zur Seite, während Sie ausatmen, und strecken Sie dabei die Fersen, wie in **Fig. 13-4a**. Atmen Sie aus, während Sie das Becken kippen und die Beine wieder schließen.
4. Setzen Sie aus dem Schulterstand die Spitze Ihres rechten Fußes vor den linken Schenkel. Atmen Sie aus und öffnen Sie das rechte Knie zur Seite. Kippen Sie das Becken und senken Sie das linke Bein langsam zu Boden, wobei Sie mit dem rechten Knie dagegendrücken, wie in **Fig. 13-4b**. Atmen Sie ein, während Sie mit dem rechten Bein führend das linke Bein heben. Ausatmen, beide Beine heben und schließen.
5. Bleiben Sie aus einem perfekten Schulterstand während dieser ganzen Übung entsprechend nach oben gestreckt. Fertig! Atmen Sie ein, während Sie mit der rechten Ferse nach oben ziehen. Atmen Sie aus und ziehen Sie den Bauch ein, während Sie das linke Bein zu Boden senken, wie in **Fig. 13-4c**. Halten Sie die Hüften in der Mitte. Senken Sie das linke Bein nur bis an den Punkt, an dem Sie die rechte Ferse zur Decke gestreckt halten können. Mit der Zeit werden Sie den Boden erreichen. Atmen Sie ein und heben Sie das linke Bein wieder zum rechten hoch. Wiederholen Sie die Übung mit dem anderen Bein.
6. Kehren Sie zu einem vollkommenen Schulterstand zurück. Atmen Sie ein und strecken Sie sich nach oben. Atmen Sie aus, während Sie das Becken kippen und beide Beine gleichzeitig senken, wie in **Fig. 13-4d**. Sie beugen sich aus der Hüfte und stützen sich nicht auf den Nacken; dabei konzentrieren Sie sich darauf, das Sitzbein hochzuhalten. Atmen Sie ein, halten Sie den Bauch eingezogen und heben Sie beide Beine parallel zum Fußboden. Atmen Sie dann aus, während Sie die Beine wieder zu einem geraden Schulterstand heben.
7. Senken Sie den Rumpf wie beim Schulterstand.

Tips

1. *Diese Varianten kann man mehrmals nacheinander machen.*
2. *Hüften in der Mitte und nach oben gestreckt halten.*

Nutzen

Stärkt die Bauchmuskeln.
Fördert die Koordination.
Trägt zur Regulierung der Schilddrüse bei.

Schulterstand ohne Hände

Technik

1. Nehmen Sie die Pflugstellung mit gerade gestrecktem Rücken ein. Verschränken Sie die Hände hinter dem Rücken und pressen Sie die Schulterblätter bei gestreckten Ellbogen zusammen. Atmen Sie ein, während Sie beide Beine zu einem rechten Winkel heben, atmen Sie dann aus, während Sie sich zu einem Schulterstand aufrichten. Strecken Sie sich, um noch gerader zu werden, wie in **Fig. 13-5a**. Nehmen Sie die rhythmische Atmung wieder auf, atmen Sie ein, während Sie sich in die Höhe strecken, und atmen Sie aus, während Sie die Fersen nach oben recken.

2. Sobald Sie das richtige Gleichgewicht haben, führen Sie die Hände über dem Kopf zusammen, wie in **Fig. 13-5b**. Knicken Sie nicht in der Taille ein. Spannen Sie das Gesäß an und heben Sie sich immer höher und gerader.

3. Sobald Sie die beiden vorangegangenen Schulterstände beherrschen, ohne im Rücken einzusacken, haben Sie das innere Gleichgewicht gefunden und brauchen Ihre Hände nicht mehr. Legen Sie sie an die Schenkel. Sie sollen sich nicht an den Schenkeln festhalten, sondern die Hände bloß anlegen. (Siehe **Fig. 13-5c**.)

4. Für die Ruhestellung senken Sie die Beine und legen Sie die Hände dort an, wo Sie eine Balance finden, während die Beine in Ihren Händen ruhen, wie in **Fig. 13-5d**.

5. Atmen Sie aus, senken Sie die Beine kontrolliert in die Pflugstellung und rollen Sie dann langsam aus.

Tips

1. Der in die Höhe gestreckte Körper lehnt sich ständig gegen das Kinn, aber der Hals muß entspannt bleiben. Sie müssen ständig das Gefühl haben, sich stark nach oben zu strecken, um keinen Druck auf den Kopf zu spüren.

2. Achten Sie darauf, daß Sie keinen Druck in den Halswirbeln spüren. Wenn das der Fall ist, stemmen Sie die Schultern stärker gegen den Boden, um die Wirbelsäule zu entlasten (daher der Name »Schulterstand«).

Nutzen

Ausgezeichnet gegen Uterusvorfall.
Regt die Schilddrüse an.
Belebt und beruhigt das Nervensystem.

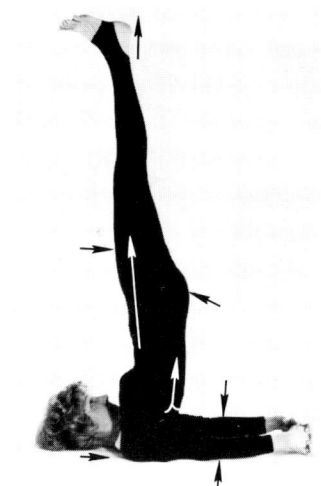

FIG. 13-5a

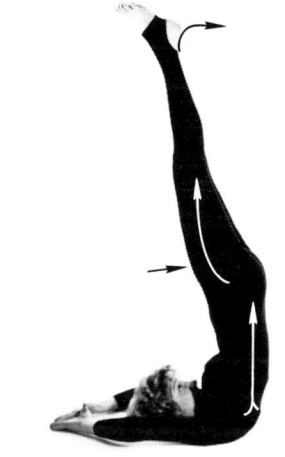

FIG. 13-5b

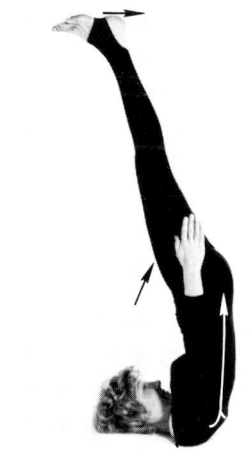

FIG. 13-5c
FIG. 13-5d

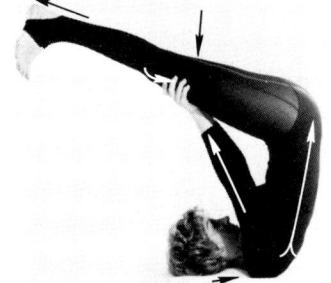

14 Biegsamkeit des Rückgrats nach hinten

Der menschliche Körper steht aufrecht, weil seine Muskeln an der Wirbelsäule befestigt sind. Das ermöglicht dem Menschen seine einzigartige Körperhaltung. Die am Rückgrat angewachsenen Muskeln wirken wie Spannseile und ermöglichen es dem Menschen, aufrecht zu stehen, sich nach vorn oder hinten zu neigen, sich zur Seite zu beugen, zu tanzen und die unzähligen Bewegungen auszuführen, die sich im Laufe eines Lebens ergeben. Es ist sehr wichtig, sich mit diesen Vorstellungen vertraut zu machen und sie mit dem Konzept der körperlichen Interdependenz, der wechselseitigen Abhängigkeit, zu verknüpfen, das in diesen Seiten immer wieder auftaucht. Die Art und Weise, in der wir unseren Oberkörper gebrauchen, wirkt sich auf die Reaktionen des Unterkörpers aus. Es empfiehlt sich daher, etwas über die Wirbelsäulenmuskulatur zu wissen.

Der wichtigste am Rückgrat befestigte Muskel ist der Erector Spinae oder Sacrospinalis, der die Wirbelsäule von hinten stützt. Er beginnt am unteren Ende des Rückgrats und verläuft dann in komplexer und weitverzweigter Weise nach oben, wobei er an jedem einzelnen Wirbel und jeder Rippe festgewachsen ist. Ohne diese Muskelgruppe hätte unser Rückgrat keinerlei Halt; dank dieser Muskeln können wir uns vom Boden hochziehen und zurückbeugen, wie wir es in einigen der folgenden Übungen tun werden. Aus anderen Richtungen wird die Wirbelsäule hauptsächlich durch die Muskeln der Schulterpartie, der Brust und der Seiten gehalten. Man erinnere sich daran, wie die einzelnen Körperteile zusammenspielen. Sooft Sie eine Übung zur Stärkung der Rückenmuskulatur machen, kräftigen Sie auch die Muskeln der Brust und der Seiten (und umgekehrt!). Wenn Sie Ihre Beine korrekt ausrichten, nimmt auch der Rücken die richtige Haltung ein. Ebenso gilt das Umgekehrte.

Wenn wir uns die folgenden Übungen ansehen, so könnte der Eindruck entstehen, daß sie einen Hohlrücken verursachen oder verstärken. Sie helfen Ihnen aber im Gegenteil, die natürliche Krümmung der Wirbelsäule zu erlangen, den Rücken dort gerade zu machen, wo er vorher hohl war, und die durch hängende Schultern entstandene Krümmung zu beseitigen. Um dieses Ziel zu erreichen, müssen Sie aber der Haltung des Unterkörpers genaues

Falsch

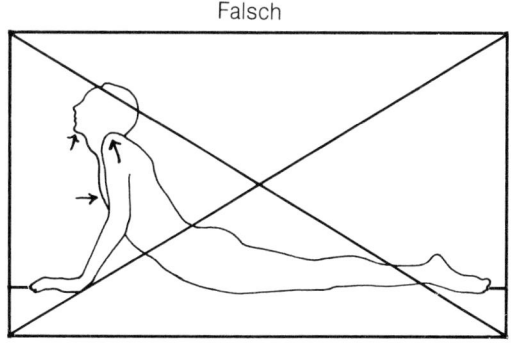

Richtig

A. Deltamuskel

B. Kapuzenmuskel

C. Breitester Rückenmuskel

D. Erector spinae

E. Mittlerer Gesäßmuskel

F. Größter Gesäßmuskel

G. Zweiköpfiger Schenkelmuskel

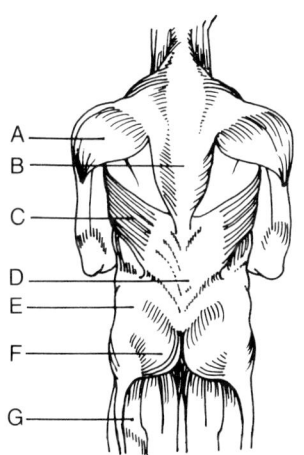

Augenmerk schenken und alle Streck- und Dehnübungen gewissenhaft ausführen. Das ist besonders wichtig, falls Sie eine bestimmte Schwachstelle haben, denn schwache Partien neigen als erste dazu, sich zu verspannen, Fehlhaltungen anzunehmen und sich auf diese Weise weiter zu verschlechtern. Partien, die Sie »schonen«, bedürfen behutsamer, aber ausdauernder Arbeit.

Es ist schwierig, körperliche Empfindungen in Worten zu beschreiben, aber Sie werden merken, daß Sie, wenn Sie das Brustbein heben und sich in die Höhe recken, in der Lendenregion eine Hebung verspüren. Unser Ziel ist es, dies mit einem konkav durchgewölbten Rückgrat zu verbinden, so daß Sie entlang der gesamten Länge der Wirbelsäule eine Streckung verspüren. Streben Sie dieses Gefühl in allen diesen Positionen an. Mit zunehmender Übung wird es sich von selbst einstellen.

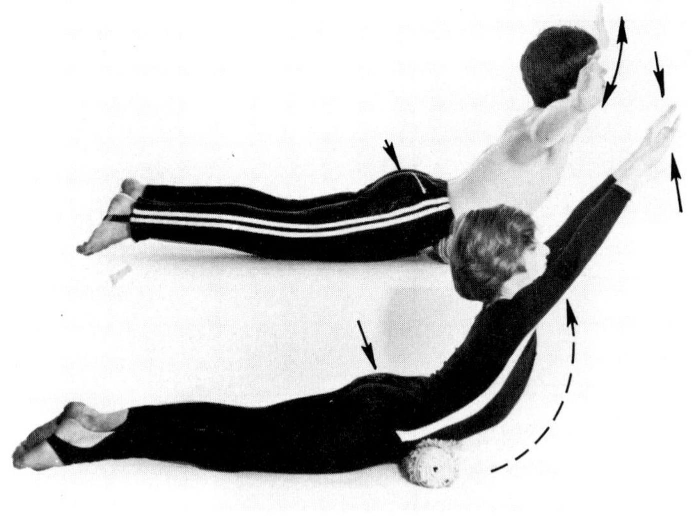

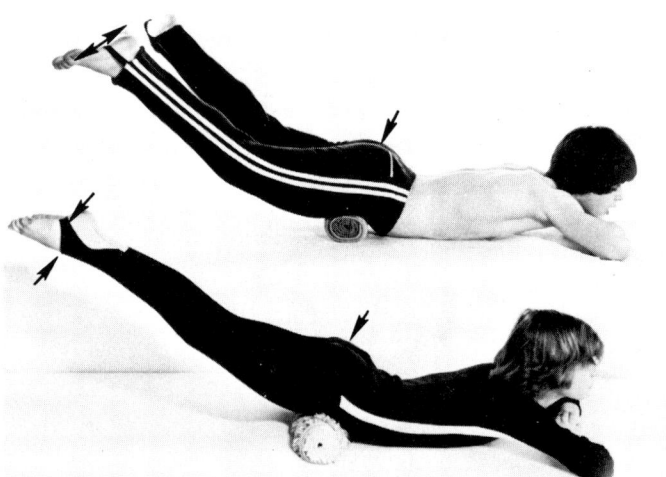

FIG. 14-1a

FIG. 14-1b

Bootstellung

Technik

1. Rollen Sie Ihr Badetuch zu einer festen Rolle zusammen oder benutzen Sie ein kleines, hartes Kissen. Legen Sie dies in Bauchlage unter die Hüften.

2. Um die Arme zu heben, legen Sie das Kissen knapp über den Hüftknochen. Atmen Sie ein, spannen Sie das Gesäß an und atmen Sie dann aus, während Sie die gestreckten Arme und den Brustkorb vom Boden heben, wie in **Fig. 14-1a**. Atmen Sie noch einmal ein und heben Sie dabei das Brustbein, atmen Sie aus und recken Sie sich noch höher. Senken Sie sich langsam wieder, wobei Sie die Arme zur Seite strecken.

3. Wiederholen Sie die obige Übung, aber beginnen und enden Sie mit den Armen nur schulterbreit voneinander entfernt, wie in **Fig. 14-1a** (unten). Aber falls Sie das zu schwierig finden, können Sie die Arme weiter auseinanderhalten, wie in **Fig. 14-1a** (oben). Wiederholen Sie diesen Atmungsrhythmus für eine weitere Runde. Senken Sie sich dann langsam wieder, indem Sie die Arme zur Seite strecken.

4. Legen Sie das Kissen knapp unterhalb des Hüftknochens, so daß es Ihnen leichter fallen wird, die Beine zu heben. Atmen Sie ein, spannen Sie das Gesäß an, dann atmen Sie aus, während Sie die Beine geschlossen oder geöffnet heben, wie in **Fig. 14-1b**. Ihr Kinn ruht dabei auf den Händen, und die Schultern sind entspannt. Machen Sie einen weiteren Atemzug und atmen Sie dann aus, während Sie sich bemühen, die Beine noch höher zu heben. Senken Sie die Beine wieder langsam nach unten.

5. Plazieren Sie die Handtuchrolle etwas oberhalb des Hüftknochens. Atmen Sie ein und verschränken Sie die Hände hinter dem Körper. Atmen Sie aus, drehen Sie die Schultern zurück und pressen Sie die Schulterblätter zusammen, während Sie sich vorne hochwölben, die Hände zu den Füßen strecken und den Scheitel zur Decke heben. Entspannen Sie den Hals. Es soll kein Nackenbeugen, sondern eine Streckung der ganzen Wirbelsäule sein **(Fig. 14-1c)**.

6. Entfernen Sie das Kissen, so daß Sie die Arme und Beine gleichzeitig heben können. Machen Sie einen Vollständigen tiefen Atemzug, bevor Sie anfangen. Atmen Sie ein; atmen Sie dann aus, während Sie Ihre Beine, Arme und Schultern so hoch heben wie Sie können, wie in **Fig. 14-1d**. Machen Sie noch einen tiefen Atemzug in dieser Stellung und senken Sie sich dann wieder langsam.

Tips

1. Wenn Sie die Arme heben, bemühen Sie sich, sie auf gleicher Höhe mit den Ohren zu halten. Senken Sie nicht den Kopf.

2. Sobald Sie diese Bewegungen mühelos ausführen können, arbeiten Sie an Armen und Beinen gleichzeitig in der erhobenen Position.

3. Sobald Sie die obigen Varianten beherrschen, können Sie das Kissen ganz entfernen. Machen Sie sich keine Sorgen, wenn Sie sich nur zehn oder fünfzehn cm vom Boden heben können. Es genügt, ein solches Ergebnis zu erzielen.

Nutzen

Streckt die Wirbelsäule und macht sie geschmeidiger. Gut gegen Übergewicht; kräftigt, entwickelt und trimmt die Beine, Schenkel, das Gesäß und die Schultern. Stimuliert lebenswichtige Organe und Drüsen.

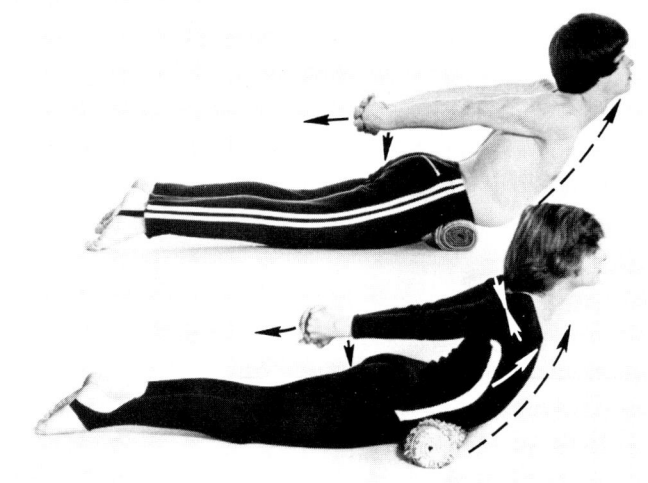

FIG. 14-1c

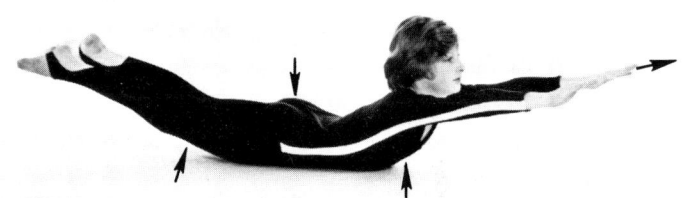

FIG. 14-1d

113

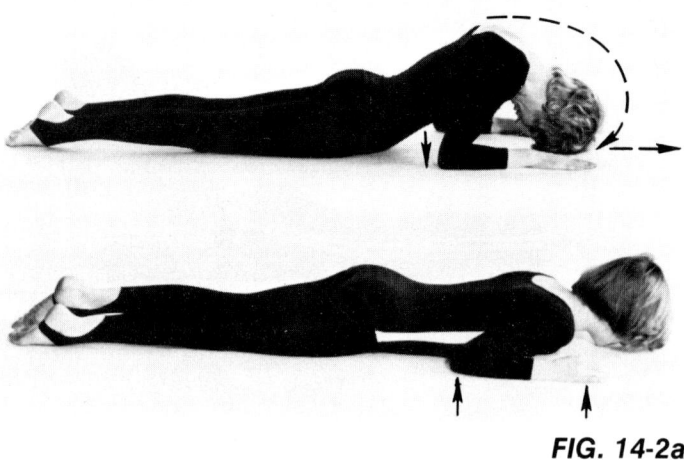

FIG. 14-2a

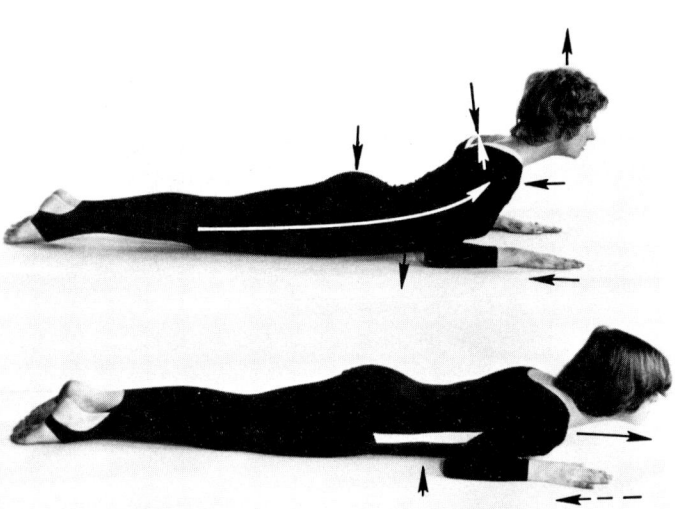

FIG. 14-2b

Kobrastellung

Technik

1. Legen Sie sich auf den Bauch. Beugen Sie die Ellbogen und legen Sie Ellbogen und Handflächen neben den Körper flach auf den Boden, wie in **Fig. 14-2a** (unten).

2. Atmen Sie aus und stemmen Sie die Ellbogen gegen den Boden, während Sie die Brust heben. Ziehen Sie das Kinn ein und stützen Sie die Stirn auf die Matte, wobei Sie den Nacken dehnen, so daß Sie auf Ihren Nabel schauen, wie in **Fig. 14-2a** (oben).

3. Beginnen Sie, während Sie einatmen und sich nach vorn strecken, die Stirn, die Nase und das Kinn auf der Matte vorwärtszubewegen. Stoppen Sie, um auszuatmen, wobei das Kinn auf der Matte ruht, während Sie die Schultern entspannen, wie in **Fig. 14-2b** (unten).

4. Atmen Sie ein, heben Sie den Kopf, stemmen Sie die Ellbogen gegen den Boden und schauen Sie gerade nach vorn. Ziehen Sie mit den Händen nach vorn, während Sie mit Ihrem Körper eine Kriechbewegung machen (wie die Bewegung der Kopfhaut), aber ohne zu rutschen, wie in **Fig. 14-2b** (oben).

5. Atmen Sie ein, während Sie den Brustkorb heben und dabei die Schultern nach hinten und weg von den Ohren ziehen. Ziehen Sie sich nach vorn, während Sie sich hochheben, und spannen Sie das Gesäß an.

6. Atmen Sie aus, während Sie die Schultern nach hinten drehen und den Hals strecken. Ihre Ellbogen bleiben gebeugt und nahe am Rumpf, wie in **Fig. 14-2c**.

7. Atmen Sie wieder ein, wobei Sie mit den Händen ziehen, und heben Sie sich noch höher, als ob Ihr Brustbein vom Scheitel aus nach oben gezogen würde.

8. Wenn Sie sich senken, atmen Sie aus, mit dem vorgestreckten Brustbein voran, und halten Sie die Schulterblätter hinten zusammengepreßt, wobei Sie sich beim Senken nach vorn strecken, wie in **Fig. 14-2d**.

9. Machen Sie zwei Vollständige Atemzüge, bevor Sie sich noch zweimal hochheben.

10. Eine fortgeschrittene Variante besteht darin, die Beine in Lotusstellung zu verschränken. Verfahren Sie wie oben und bemühen Sie sich, die Hüften auf den Boden zu senken.

Tips

1. Huschen Sie nicht flüchtig über diese Kriechbewegung hinweg. Sie ist sehr wichtig. Sie versuchen, vorwärts zu kriechen, bewegen sich aber nur innerhalb Ihrer Haut.

2. Achten Sie darauf, daß Ihre Ellbogen gebeugt sind und eng am Körper anliegen und daß die Schultern unten und hinten, weg von den Ohren sind.

3. Lassen Sie die Beine zusammen; falls Sie jedoch Schwierigkeiten mit dem Rücken haben, öffnen Sie die Beine auf Hüftbreite und halten Sie das Gesäß ständig angespannt. Die Hände können auch ein Stück weiter vorn aufgesetzt werden, auf einer Höhe mit den Wangen oder noch weiter vorn.

4. Ihre Hüften sollten auf dem Boden bleiben. Falls Ihnen das schwerfällt, rücken Sie die Hände etwas weiter nach vorn.

Nutzen

Stimuliert, massiert und entspannt alle Wirbel.
Strafft den Busen, den Hals und das Kinn.
Strafft und festigt Arme und Gesäß.

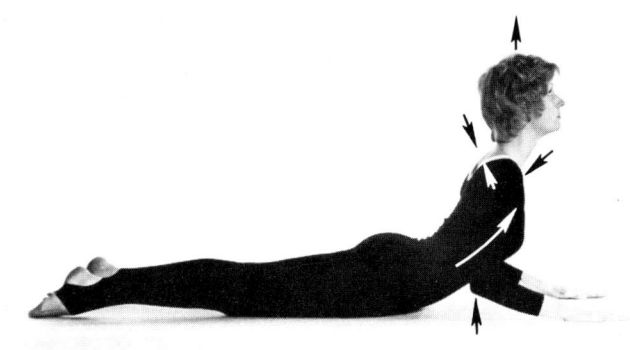

FIG. 14-2c

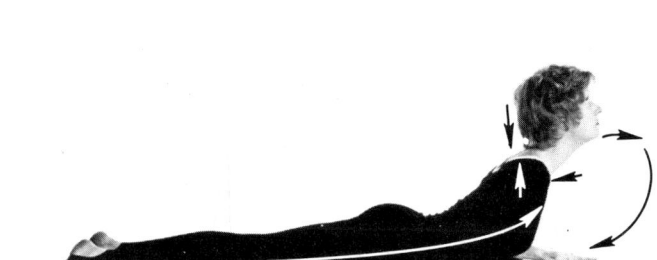

FIG. 14-2d

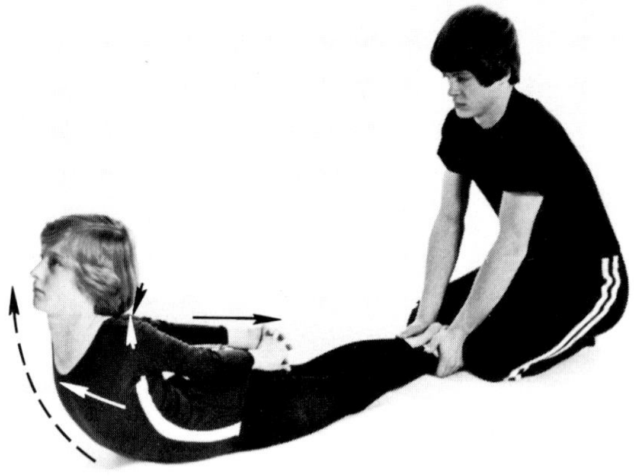

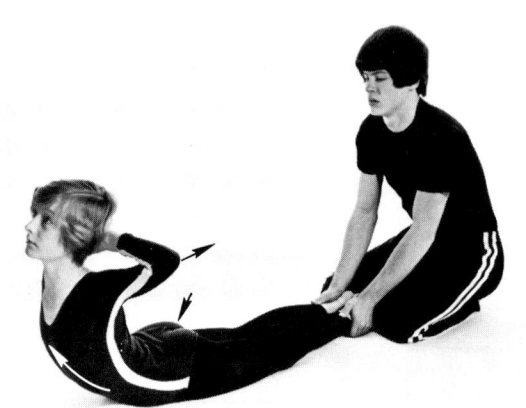

FIG. 14-3a

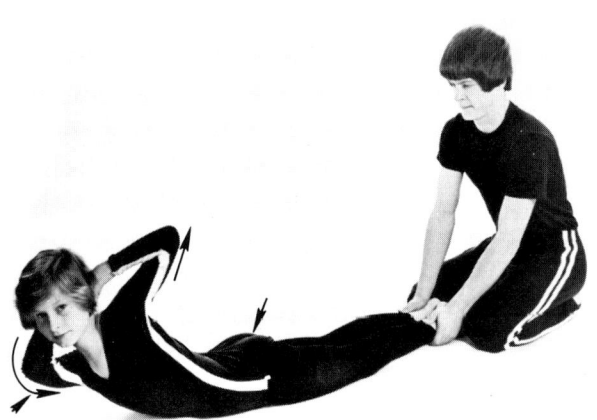

FIG. 14-3b

FIG. 14-3c

FIG. 14-3d

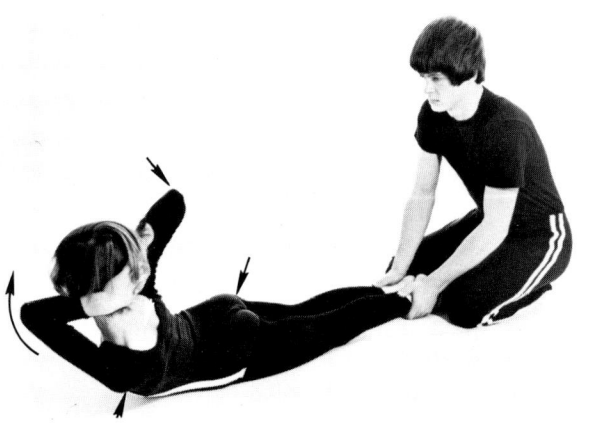

Kobratwist

Technik

1. Legen Sie sich zum Aufwärmen auf den Bauch, mit den Füßen unter einem schweren Möbelstück. Verschränken Sie die Hände hinter dem Körper, das Kinn auf dem Boden, drehen Sie die Schultern weg von den Ohren, pressen Sie die Schulterblätter fest zusammen.

2. Atmen Sie zuerst ein. Spannen Sie beim Ausatmen das Gesäß an und rollen Sie sich hoch, wobei Sie den Kopf und Brustkorb heben, während Sie mit den verschränkten Händen nach hinten zu den Füßen ziehen, wie in **Fig. 14-3a**.

3. Atmen Sie in dieser Stellung ein, strecken Sie das Brustbein vor und dehnen Sie den Nacken. Recken Sie sich beim Ausatmen noch etwas höher und strekken Sie die Hände noch weiter nach hinten. Atmen Sie nochmals ein und senken Sie sich dann wieder, indem Sie ausatmen und den Brustkorb und das Kinn nach vorn strecken. Entspannen Sie sich.

4. Sie sind jetzt bereit für den Kobratwist. Stützen Sie Ihr Kinn auf die Matte und verschränken Sie die Finger hinter Ihrem Kopf. Atmen Sie zuerst ein; spannen Sie beim Ausatmen das Gesäß an und rollen Sie sich hoch, indem Sie zuerst die Ellbogen, dann das Kinn und den Brustkorb heben. Atmen Sie ein, während Sie sich noch höher strecken und die Schulterblätter zusammenpressen. Atmen Sie aus, verstärken Sie Ihre Streckung und recken Sie die Ellbogen nach hinten, wie in **Fig. 14-3b**.

5. Atmen Sie nochmals ein. Atmen Sie diesmal aus, während Sie den Körper nach links drehen, wobei der rechte Ellbogen nach links geht und der linke Ellbogen nach hinten und in die Höhe gereckt wird. Bleiben Sie gestreckt, und lassen Sie den rechten Ellbogen nicht den Boden berühren, wie in **Fig. 14-3c**.

6. Atmen Sie in der erhobenen Stellung wieder ein und kehren Sie wieder zur Mitte zurück, wie in **Fig. 14-3b**. Geben Sie nicht auf! Wiederholen Sie dasselbe nach der rechten Seite, wie in **Fig. 14-3d**.

7. Strecken Sie langsam das Kinn nach vorn, während Sie sich senken. Entspannen Sie sich.

Tips

1. *Es ist egal, ob Sie ein Möbelstück benutzen oder sich von einem Partner die Füße halten lassen, solange sich die Füße nicht vom Boden heben.*

2. *Machen Sie sich keine Sorgen, wenn Sie nicht sehr hoch kommen. Was Sie tun, ist wichtig für Sie.*

3. *Falls Ihre Ellbogen den Boden berühren, wenn Sie sich drehen, üben Sie Schritt 4 **Fig. 14-3b**, bis Ihr Rücken stärker geworden ist.*

Nutzen

Bewirkt eine gerade Haltung des Rückgrats.
Strafft Gesäß und Schenkel.
Kräftigt die Schultern.

Kobrasalut

Technik

1. Legen Sie sich mit dem Gesicht nach unten auf die Matte. Legen Sie die rechte Hand mit der Handfläche nach unten, genau unter das Gesicht, wie in **Fig. 14-4a**. Der linke Arm wird gegen das linke Ohr gepreßt, wobei die Hand so weit wie möglich nach vorn greift.

2. Atmen Sie zuerst ein. Atmen Sie dann aus, während Sie sich auf den Ellbogen stützen, wie in **Fig. 14-4b**, und hochgreifen, wobei der linke Arm am Ohr bleibt.

3. Halten Sie den linken Arm hochgestreckt, während Sie sich auf die Handfläche hochstemmen, wie in **Fig. 14-4c**. Atmen Sie in dieser Position ein und strecken Sie die Wirbelsäule und den Arm. Atmen Sie dann aus und strecken Sie den Arm noch höher. Atmen Sie wieder ein und atmen Sie dann aus, während Sie sich langsam senken, wobei Sie das Brustbein vorstrecken und den Arm so weit wie möglich vorrecken, wie in **Fig. 14-4d**. Ruhen Sie sich dann aus, wie in **Fig. 14-4a**. Wiederholen Sie die Übung nach der anderen Seite.

Tips

1. *Um das richtige Gleichgewicht zu haben, muß die Hand genau unter dem Gesicht liegen, mit der Nase auf den Knöcheln. Wenn Sie schwache Handgelenke haben, können Sie die Hand weiter vorschieben.*

2. *Sobald Sie die Hand in der richtigen Stellung haben, zwängen Sie den Ellbogen so weit wie möglich unter den Körper.*

3. *Konzentrieren Sie sich, wenn Sie sich hochheben, auf das Strecken Ihres Rückens. Das entlastet den Arm.*

Nutzen

Macht die Wirbelsäule elastischer.
Stärkt die Arme.
Fördert das innere Gleichgewicht.

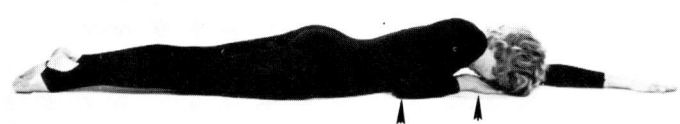

FIG. 14-4a

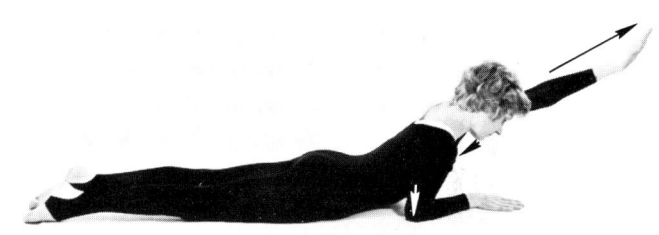

FIG. 14-4b

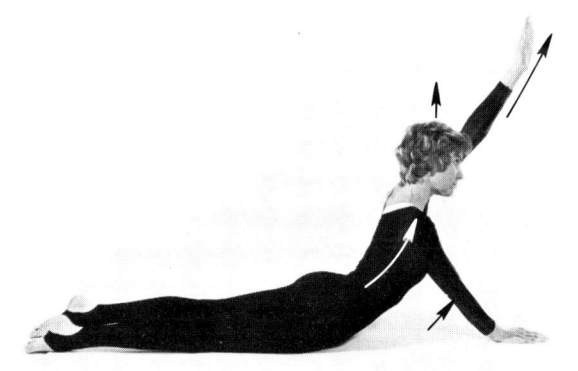

FIG. 14-4c

FIG. 14-4d

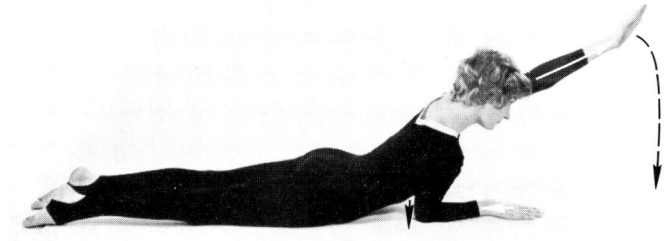

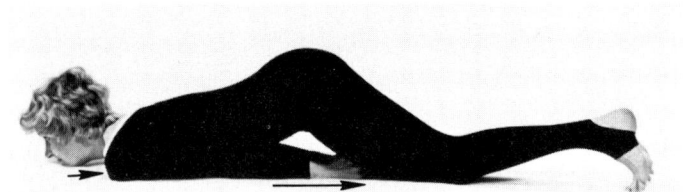

FIG. 14-5a

Heuschreckenstellungen

Technik

1. Ballen Sie beide Hände zur Faust. Legen Sie die Hände mit den Daumen nach oben aneinander. Merken Sie sich, wie die Hände sein sollten, wenn Sie sie unter den Körper legen.

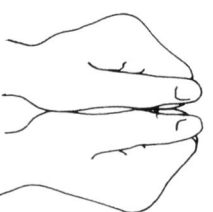

2. Legen Sie sich auf den Bauch und nehmen Sie die obige Handstellung ein, wobei die Daumen auf dem Boden liegen. Ziehen Sie die Arme unter den Rumpf und strecken Sie die Hände so weit wie möglich nach unten, wobei Sie die Unterarme zwischen die Hüftknochen zwängen (siehe **Fig. 14-5a**).

3. Senken Sie sich auf die Arme. Atmen Sie ein und stemmen Sie Arme und Hände gegen den Boden. Dadurch erhalten Sie die nötige Hebelkraft, um den Unterkörper in einem schönen Bogen vom Boden zu heben.

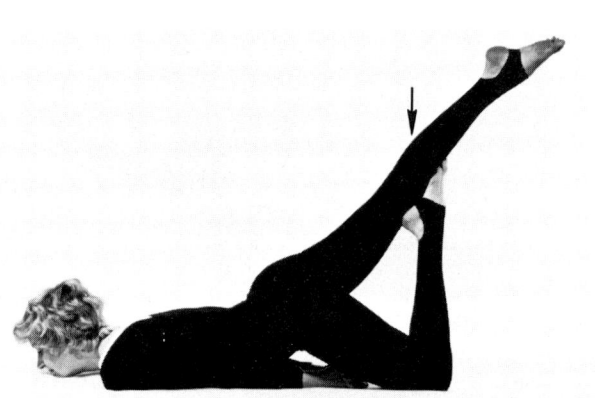

FIG. 14-5b

4. Um sich aufzuwärmen, atmen Sie aus, während Sie das Gesäß anspannen und Ihr rechtes Bein mit gestreckten Zehen hochheben. Atmen Sie ein, während Sie das linke Bein am Knie beugen, und stellen Sie den linken Fuß über das rechte Knie.

5. Atmen Sie aus, während Sie sich in dieser Stellung entspannen **(Fig. 14-5b)**. Kommen Sie dann wieder herunter und wiederholen Sie diese Aufwärmübung für die Heuschrecke nach der anderen Seite.

6. Wir sind jetzt bereit für die halbe Heuschrecke. Wiederholen Sie die Schritte 1–3. Atmen Sie aus, während Sie das Gesäß anspannen, und heben Sie das rechte Bein mit gestreckten Zehen **(Fig. 14-5c)**.

7. Atmen Sie in dieser Stellung ein und achten Sie darauf, daß Sie sich nicht drehen. Senken Sie die linke Hüfte, um die Hüften gleich zu halten. Atmen Sie aus und strecken Sie sich, während Sie das Bein langsam senken. Machen Sie zwei Atemzüge und wiederholen Sie zur anderen Seite.

8. Jetzt kommt die ganze Heuschrecke. Wiederholen Sie die Schritte 1 und 3. Atmen Sie aus, während Sie das Gesäß anspannen. Heben Sie beide Beine gleichzeitig vom Boden. Die Beine sollen voll gestreckt sein und sich an den Schenkeln, Knien und Fußgelenken berühren **(Fig. 14-5d)**.

9. Atmen Sie wieder ein und atmen Sie dann aus, während Sie die Arme fest gegen den Boden stemmen und die Schenkel von den Händen heben. Senken Sie sich langsam wieder, ziehen Sie die Arme zur Seite und entspannen Sie sich in der Embryonalstellung. Wenn Sie das richtig gemacht haben, können Sie mit sich zufrieden sein.

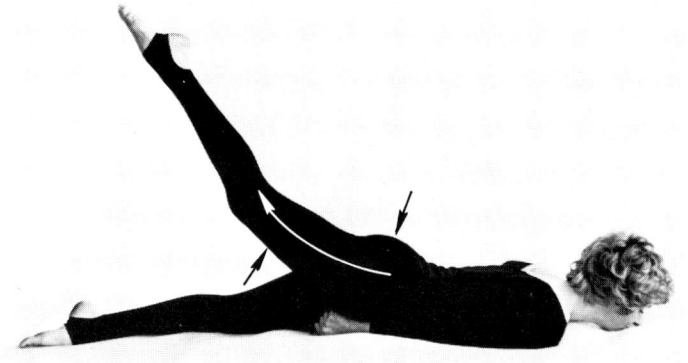

FIG. 14-5c

Tips

1. Das Geheimnis dieser Übung ist die Plazierung Ihrer Hände und Arme zwischen den Hüftknochen und der Druck, den Sie mit den Armen auf den Boden ausüben.

2. Es empfiehlt sich, zwei Vollständige Atemzüge zu machen, bevor Sie diese Stellung einnehmen. Das verleiht Ihnen zusätzlich Schwung.

Nutzen

Stärkt die Muskeln der Kreuzregion, des Bauches und der Schenkel.
Fördert die Blutzufuhr zum Gehirn.
Festigt und stärkt die Arme.

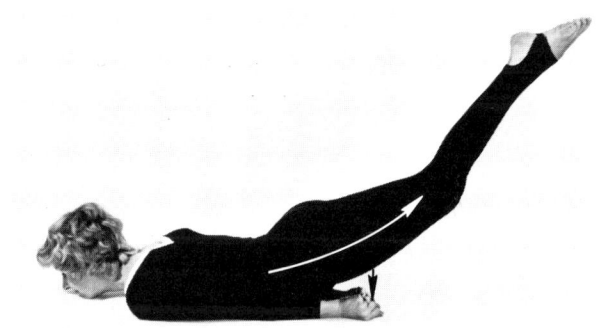

FIG. 14-5d

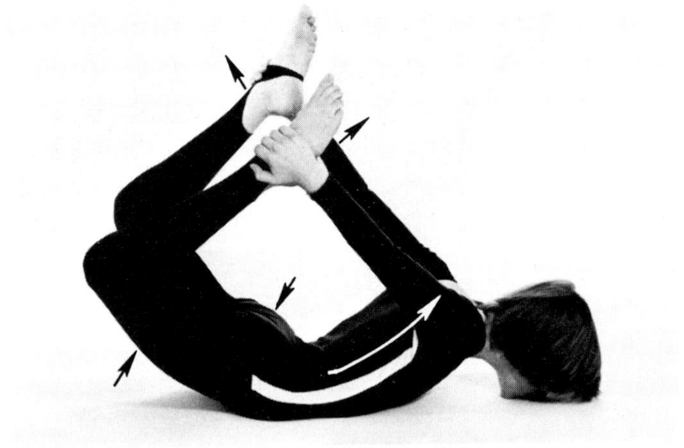

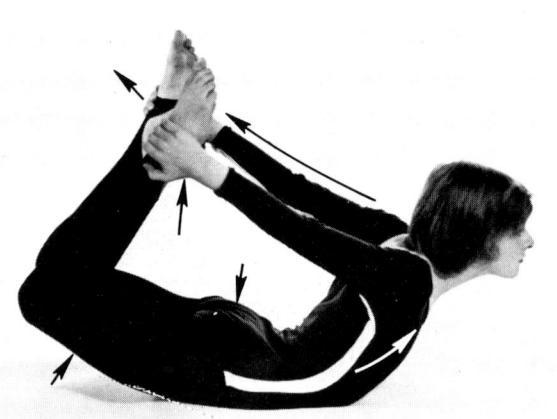

FIG. 14-6a

FIG.14-6b

Bogenstellung

Technik

1. Legen Sie sich auf den Bauch mit dem Kinn auf der Matte. Fassen Sie den Rist Ihrer Füße mit beiden Händen, wobei die Knie hüftbreit voneinander entfernt sind.

2. Atmen Sie ein und strecken Sie das Brustbein vor. Atmen Sie aus und drehen Sie die Schultern zurück, von den Ohren weg, so daß die Schulterblätter fest zusammengepreßt sind. Lassen Sie das Kinn unten. Atmen Sie wieder ein, dann atmen Sie aus und spannen Sie das Gesäß an, während Sie die Füße nach oben schnellen, so daß Ihre Arme gespannt sind wie die Sehne eines Bogens **(Fig. 14-6a)**.

3. Atmen Sie ein und strecken Sie das Brustbein vor. Atmen Sie aus, während Sie den Kopf heben, den Hals strecken und den Brustkorb vom Boden wegheben **(Fig. 14-6b)**. Denken Sie an eine Robbe.

4. Achten Sie darauf, die Füße und Knie hüftbreit voneinander entfernt zu halten und senken Sie nicht die Knie, um den Kopf hochzubekommen. Halten Sie die Knie hoch. Bleiben Sie oben. Ich möchte keinen »platten Reifen«. Pressen Sie die Fußgelenke gegen die Hände, dadurch heben sich die Schenkel höher.

5. Atmen Sie wieder ein und atmen Sie dann aus, während Sie sowohl den Kopf als auch die Knie durch ein gleichzeitiges Hochschnellen der Schultern, Arme, Hände, Schenkel und Fußgelenke höher heben. All das geschieht gleichzeitig. Atmen und strecken Sie sich zwei weitere Runden lang, wobei Sie sich ständig höher recken.

6. Sobald Sie die obige Übung beherrschen, können Sie sich langsam auf die rechte Seite rollen, so daß Ihr Kopf und Ihre rechte Schulter auf dem Boden aufliegen **(Fig. 14-6c)**. Biegen Sie sich beim Einatmen durch und rollen Sie sich beim Ausatmen zur Seite. Um leichter rollen zu können, verringern Sie die Wölbung etwas. Sobald Sie auf der Seite liegen, pressen Sie die Knie und Fußrücken zusammen, um die Wölbung zu verstärken.

7. Um wieder zurückzurollen, heben Sie das linke Bein hoch **(Fig. 14-6d)**. Der übrige Körper folgt nach. Rollen Sie langsam und kontrolliert.

8. Wiederholen Sie die Übung für drei weitere Runden nach der linken Seite. Dann lassen Sie langsam los und ruhen Sie sich in der Klassischen Embryonalstellung aus.

Tips

1. *Achten Sie darauf, die Füße und Knie hüftbreit vonein-*
ander entfernt zu halten. Ich weiß, daß sich die Knie
zur Seite öffnen wollen, aber die Streckung ist dann
nicht dieselbe und sie ist ungünstig für Ihre Knie.

2. *Sie sollten die Übung nicht im Kreuz spüren; falls*
doch, haben Sie sich nicht genug gestreckt.

3. *Eine fortgeschrittene Variante besteht darin, Ihre Fuß-*
knöchel zu fassen und die Übung vom ersten Schritt
an zu wiederholen.

4. *Eine andere Variante besteht darin, die Knie und Ze-*
hen in der Bogenstellung zu schließen und dann
wieder hüftbreit zu öffnen. Dadurch werden die
Schenkel stärker gestreckt und das Gesäß weiter
gestrafft.

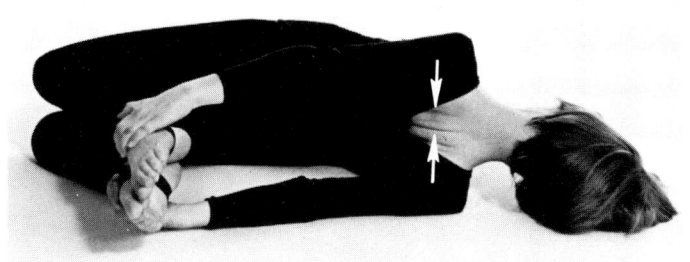

FIG. 14-6c

Nutzen

Kräftigt und entwickelt die gesamte Rücken- und Len-
denpartie.
Entwickelt und stärkt die Muskeln der Brust- und der
Busenpartie.
Trimmt Hüften und Gesäß.

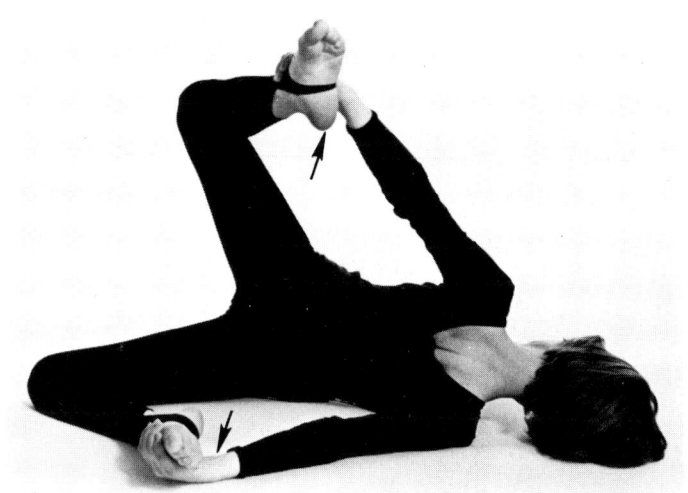

FIG. 14-6d

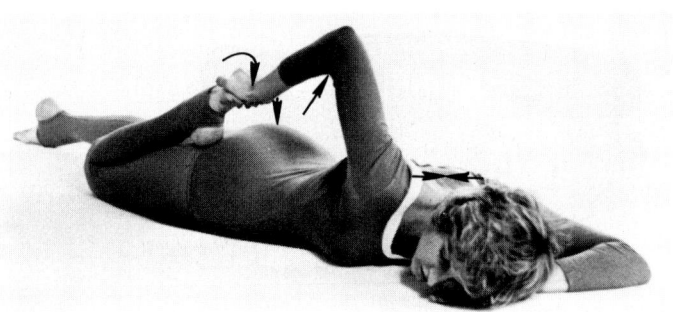

FIG. 14-7a

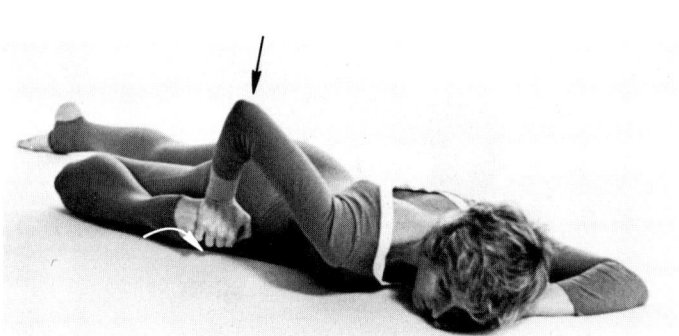

FIG. 14-7b

Der Geschlossene Bogen

Technik

1. Legen Sie sich auf den Bauch, das Gesicht nach links gedreht und auf der rechten Hand ruhend. Die Knie sind hüftbreit voneinander entfernt, und Sie beugen jetzt das linke Bein am Knie, wobei die Hüftknochen die ganze Zeit auf dem Boden bleiben. Fassen Sie jetzt mit der linken Hand den Fußrücken, so daß die Zehen am Handgelenk liegen, wie in **Fig. 14-7a**. Atmen Sie zuerst ein; atmen Sie dann aus, während Sie die Schultern nach hinten und von den Ohren wegdrehen. Halten Sie den Ellbogen hoch, während Sie die Ferse zum Gesäß hinunterziehen, wie in **Fig. 14-7a**.

2. Wenn es Ihnen gelingt, das Gesäß zu berühren, lassen Sie die Ferse **seitlich** am Gesäß zu Boden gleiten. Wenn die Ferse vom Gesäß abhebt, um weiter hinunter zu gelangen, dann sind Sie zu weit gegangen und müssen wieder an den Punkt zurückkehren, wo die Ferse noch am Körper bleibt. Um den Fuß etwas besser strecken zu können, ändern Sie den Handgriff, wie in **Fig. 14-7b**. Sie atmen zuerst ein und atmen dann aus, während Sie die Ferse tiefer hinunterdrükken. Setzen Sie diesen Rhythmus während drei Atemzügen fort. Wiederholen Sie die Übung nach der rechten Seite.

3. Nachdem Sie beide Füße aufgewärmt haben, senken Sie beide Füße neben den Hüften zu Boden, während das Kinn auf dem Boden bleibt, wie in **Fig. 14-7c**. Lassen Sie sich drei Atemzüge lang Zeit, um in diese Stellung zu gelangen. Wenden Sie keine Gewalt an.

4. Eine Streckübung für Fortgeschrittene besteht darin, das Kinn auf dem Boden zu halten und die Fersen zum Gesäß zu ziehen. Lassen Sie die Fersen auf dem Gesäß, während Sie mit zurückgedrehten Schultern einatmen. Lassen Sie die Ellbogen oben. Atmen Sie dann aus, während Sie die Knie vom Boden heben, wic in **Fig. 14-7d** (unten). Es hilft Ihnen, wenn Sie dabei die Füße zur Taille hochziehen.

5. Der letzte Schritt dieser Übung besteht darin, einzuatmen, während Sie das Brustbein vorstrecken und beim Ausatmen auch Kopf und Brust heben. Jetzt sind sowohl die Brust als auch die Knie vom Boden weg, wie in **Fig. 14-7d** (oben).

6. Lassen Sie los, heben Sie sich auf die Knie und setzen Sie sich in der Embryonalstellung nach hinten.

Tips

1. *Achten Sie darauf, daß Ihre Beckenknochen während dieser ganzen Übung auf dem Boden bleiben.*

2. *Lassen Sie den Fuß nicht vom Gesäß wegschnellen, wenn Sie versuchen die Ferse nach unten zu drücken. Die Ferse muß die ganze Zeit über den Körper berühren, wie in* **Fig. 14-7b**.

3. *Versuchen Sie die Stellung* **14-7c** *erst, wenn Sie* **14-7a** *und* **b** *richtig beherrschen.*

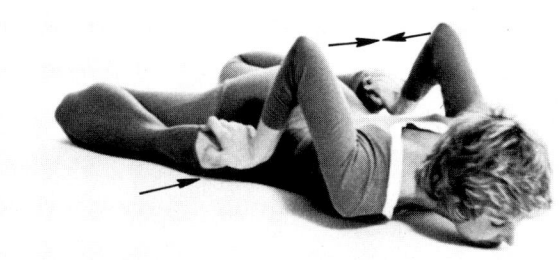

FIG. 14-7c

Nutzen

Macht den Fußrücken und die Zehen geschmeidiger und ist gut gegen Plattfüße.
Stärkt die Knie und streckt die Schenkel.
Streckt die Schultern und Arme.

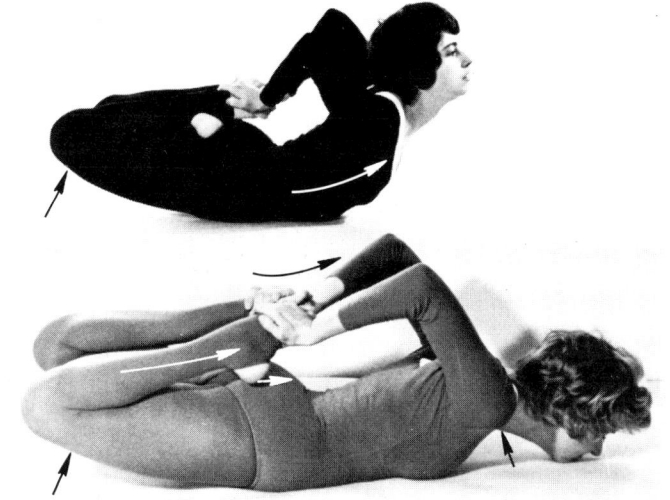

FIG. 14-7d

123

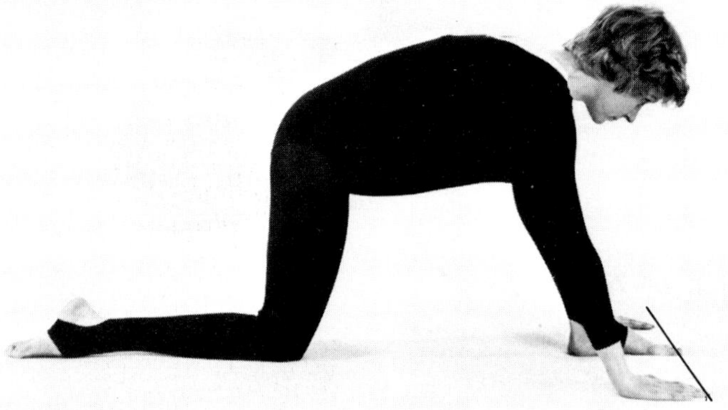

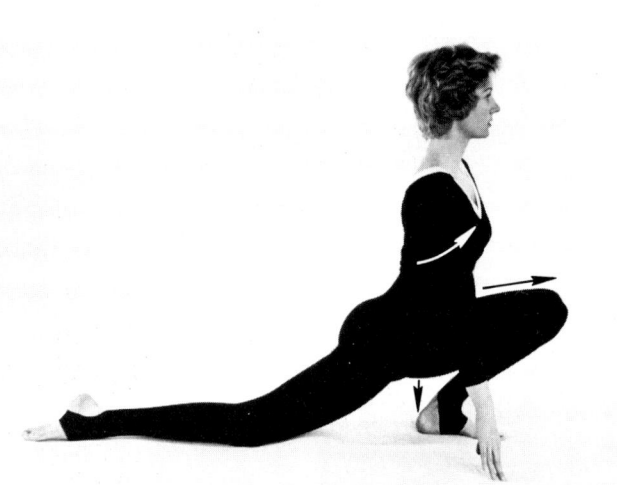

FIG. 14-8a

FIG. 14-8b

Ausfallstellung

Technik

1. Knien Sie sich hin und strecken Sie den linken Fuß vor, die Sohlen flach auf dem Boden. Senken Sie Ihre Brust auf den linken Schenkel und legen Sie Ihre Fingerspitzen auf eine Linie mit den Zehen, wie in **Fig. 14-8a**.

2. Atmen Sie ein, dann atmen Sie aus, drücken Sie die Brust gegen das Knie und schieben es nach vorn. Ziehen Sie das rechte Bein nach, so daß das linke Knie über die Zehen hinaussteht, aber nur so weit, wie das möglich ist, solange die Ferse flach auf dem Boden bleibt, wie in **Fig. 14-8b**.

3. Lassen Sie das Knie in der vorgestreckten Stellung, legen Sie die Hände auf's Knie und drücken Sie, dabei strecken Sie beim Einatmen das Rückgrat. Recken Sie das Brustbein vor, wie in **Fig. 14-8c**.

4. Atmen Sie aus, während Sie die Schultern nach hinten und unten drehen und die Schulterblätter leicht zusammenpressen. Atmen Sie ein; strecken Sie das Brustbein vor und recken Sie den Oberkörper noch stärker hoch.

5. Bleiben Sie gestreckt, das Knie vorgeschoben und atmen Sie ein, während Sie die Arme mit zusammengelegten Handflächen und verschränkten Daumen über den Kopf heben. Atmen Sie aus, während Sie sich höher strecken, wobei die Streckung vom Brustkorb ausgeht, wie in **Fig. 14-8d** (links). Der Hals bleibt entspannt.

6. Beim neuerlichen Einatmen ist es wichtig, die Streckung nach oben beizubehalten und das Knie vorne zu lassen. Setzen Sie beim Ausatmen die Streckung nach oben fort, während Sie sich zurückbeugen und dabei auf Ihre Finger schauen, wie in **Fig. 14-8d** (rechts).

7. Machen Sie weitere drei Atemzüge im Rhythmus mit den Bewegungen.

8. Kehren Sie langsam in die Ausgangsstellung zurück und wiederholen Sie die Übung mit dem rechten Bein.

Tips

1. *Falls Sie Druck im Kreuz verspüren, machen Sie es nicht richtig. Sie strecken sich nicht genug und heben das Brustbein zu wenig.*

2. *Das Knie bleibt während der ganzen Übung über die Zehen hinaus vorgestreckt, die Ferse flach auf dem Boden.*

3. *Wenn Sie den Schenkel etwas stärker strecken wollen, siehe Schritt 4 und* **Fig. 14-8c**. *Wenn Sie gut ausbalanciert sind, straffen Sie die rechte Kniescheibe und machen Sie das Bein gerade, ohne die Hüfte zu heben.*

4. *Achten Sie darauf, daß Ihr Knie in dieser Übung genau über dem Fuß bleibt.*

Nutzen

Festigt die Beine.
Kräftigt die Schultern.
Trimmt Arme und Oberkörper.

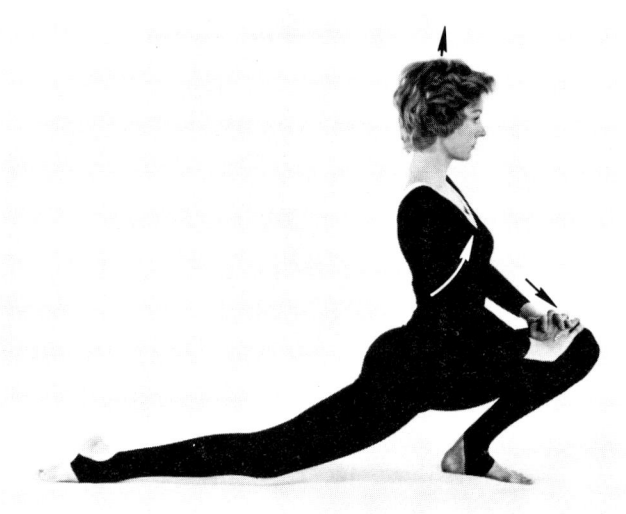

FIG. 14-8c

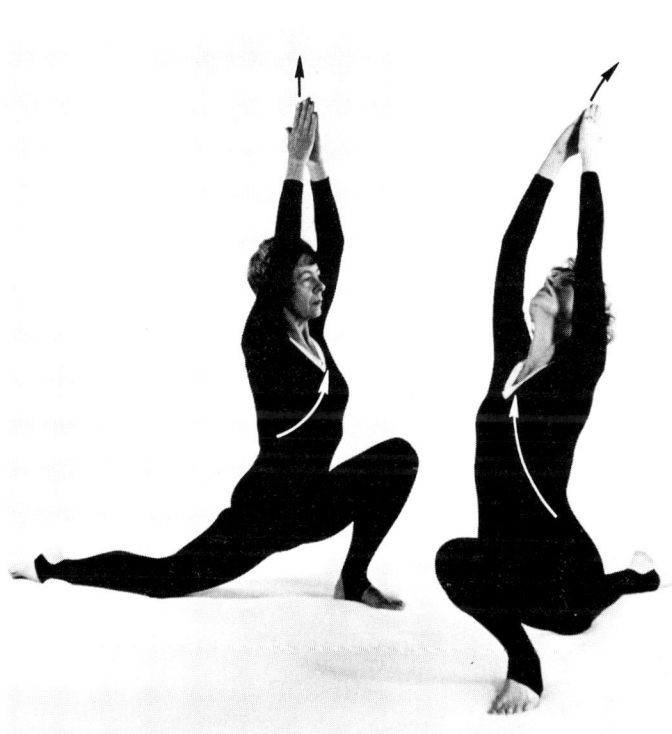

FIG. 14-8d

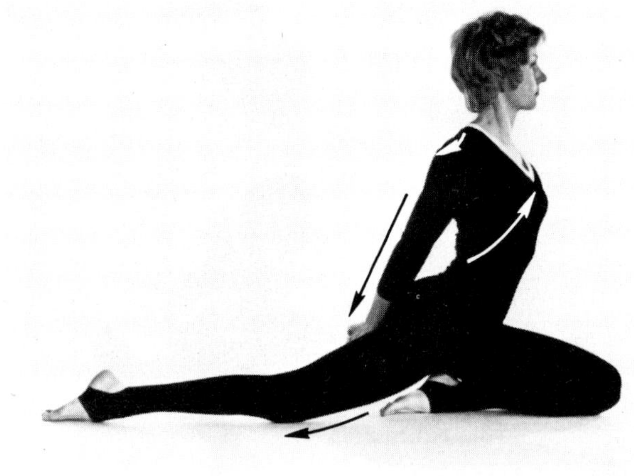

Ausfallstellung Vorwärtsbeugen

Technik

1. Knien Sie sich hin und lassen Sie das rechte Bein nach hinten gleiten, während Sie das linke Knie beugen. Setzen Sie sich auf die linke Ferse. Um sich auszubalancieren, verschränken Sie die Hände hinter sich.

2. Atmen Sie ein und recken Sie das Brustbein vor, während Sie sich strecken. Atmen Sie aus, drehen Sie die Schultern nach hinten und pressen Sie die Schulterblätter zusammen. Die Arme sind dabei gestreckt und ziehen nach unten, wie in **Fig. 14-9a**.

3. Atmen Sie ein, recken Sie das Brustbein vor und strecken Sie sich noch stärker. Atmen Sie langsam aus, während Sie sich mit dem Kinn und Brustbein voran nach unten senken, wie in **Fig. 14-9b**. Während Sie sich senken, halten Sie die Schulterblätter zusammengepreßt und heben Sie die Arme zur Decke hoch. Legen Sie die Stirn vor dem linken Knie auf den Boden, wie in **Fig. 14-9c**.

4. Die Stirn bleibt auf dem Boden, Sie lösen die Hände und legen sie mit den Handflächen nach unten auf den Boden, so daß die Ellbogen in einer Linie mit den Schultern und die Unterarme parallel zueinander sind.

5. Atmen Sie ein; strecken Sie das Brustbein vor. Atmen Sie aus; heben Sie Stirn und Arme auf Schulterhöhe und pressen Sie die Schultern zusammen. Krümmen Sie den Nacken nicht. Schauen Sie auf den Boden, wie in **Fig. 14-9d** (unten). Machen Sie noch einen Atemzug im Rhythmus mit der Bewegung, senken Sie sich dann und entspannen Sie sich.

6. Arme und Kopf bleiben diesmal unten, Sie heben Ihr rechtes Bein gestreckt vom Boden, wie in **Fig. 14-9d** (oben). Bleiben Sie in dieser Stellung, senken Sie dann das Bein wieder und entspannen Sie sich. Das ist schwieriger, als es aussieht, nicht wahr?

7. Um wieder hochzukommen, verschränken Sie die Arme wieder auf dem Rücken. Pressen Sie die Schulterblätter zusammen, wie in **Fig. 14-9c**. Atmen Sie ein, strecken Sie das Brustbein vor; strecken Sie sich in die Länge und heben Sie den Kopf. Beim Ausatmen drehen Sie die Schultern zurück und beim Aufrichten führen Sie mit den Armen und Schultern. Durch die Führung mit den Armen krümmt sich der Rücken und Sie kommen wieder hoch, wie in **Fig. 14-9a**.

8. Wiederholen Sie die Übung zur anderen Seite, wobei Sie auf der rechten Ferse sitzen.

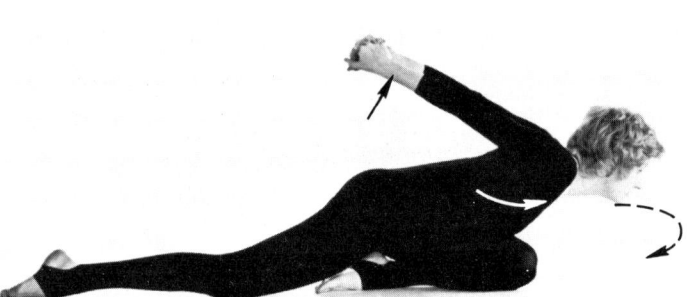

FIG. 14-9a

FIG. 14-9b

Tips

1. Das Gleichgewicht beim Heben und Senken des Körpers wird durch die Streckung der Wirbelsäule und die Armbewegung erreicht.

2. Wenn Sie den Kopf langsam zu Boden senken, lassen Sie ihn nicht fallen. Das Kinn ist zuerst vorgestreckt und wird dann eingezogen, aber der Nacken bleibt vom Scheitel her gestreckt.

3. Die Anstrengung konzentriert sich bei dieser ganzen Übung in den Schulterblättern.

Nutzen

Festigt Schenkel und Gesäß.
Gut gegen vorhängende Schultern.
Dehnt den Brustkorb.

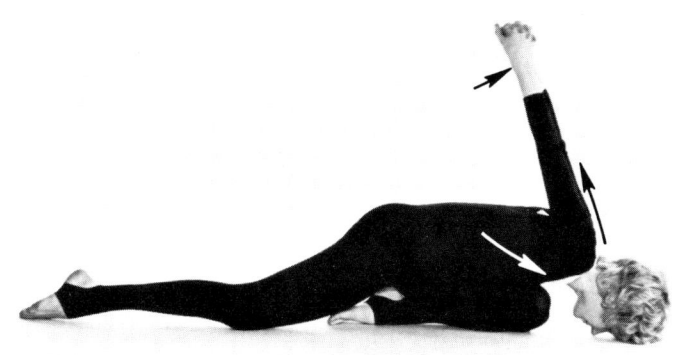

FIG. 14-9c

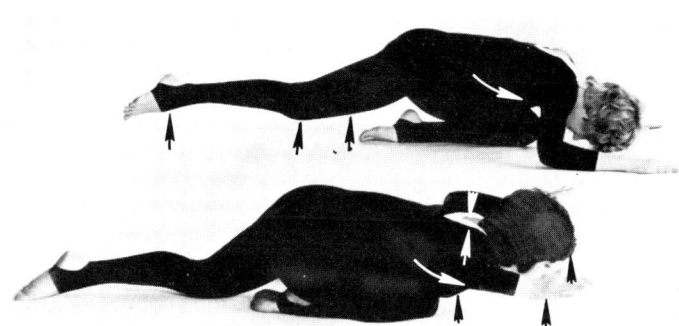

FIG. 14-9d

127

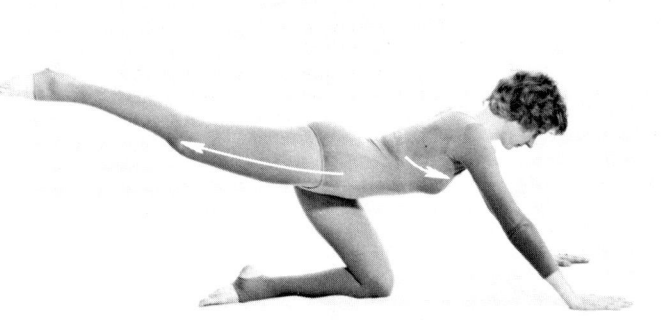

FIG. 14-10a

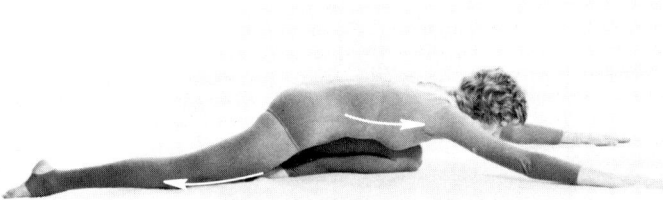

FIG. 14-10b

FIG. 14-10c

FIG. 14-10d

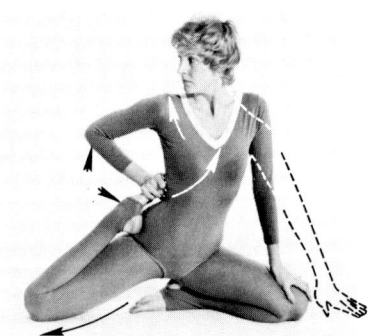

Nußknackerstellung

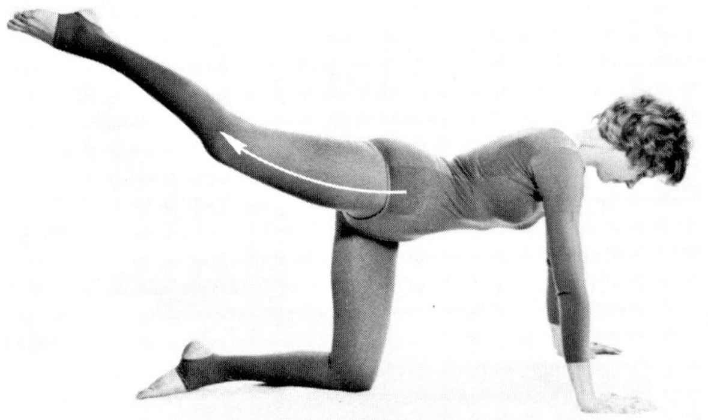

Technik

1. Hände und Knie sind schulterbreit voneinander entfernt, so daß Arme und Beine senkrecht zum Boden sind.

2. Atmen Sie ein und strecken Sie das Brustbein vor. Atmen Sie aus, während Sie Ihr rechtes Bein heben, ohne sich zu drehen, wobei die Hüften gerade bleiben, wie in **Fig. 14-10a**.

3. Atmen Sie wieder ein. Atmen Sie aus und lassen Sie den Schenkel oben, während Sie sich nach hinten strecken, wie in **Fig. 14-10b**. Senken Sie den Körper auf den linken Fuß, wie in **Fig. 14-10c** und entspannen Sie sich einen Augenblick.

4. Achten Sie darauf, daß das rechte Bein so weit wie möglich nach hinten gestreckt ist.

5. Richten Sie den Oberkörper auf, so daß Sie auf der linken Ferse sitzen. Legen Sie die linke Hand genau vor Ihr linkes Knie auf den Boden.

6. Atmen Sie ein und strecken Sie das Brustbein vor. Atmen Sie aus und drehen Sie die Schulter mit gebeugtem Ellbogen nach hinten, spannen Sie das Gesäß an und senken Sie die Hüfte, so daß die rechte Ferse das Gesäß berührt, wie in **Fig. 14-10d**. Drehen Sie sich, so daß die Schultern eine gerade Linie mit den Knien bilden.

8. Atmen Sie in dieser Stellung ein, während Sie sich nach oben strecken. Atmen Sie aus und ziehen Sie den Fuß näher ans Gesäß. Machen Sie das drei Runden lang, lösen Sie sich dann allmählich aus dieser Stellung und wiederholen Sie die Übung zur anderen Seite.

Tips

*1. Bemühen Sie sich wirklich, den Schenkel hochzuhalten, während Sie sich senken, wie in **Fig. 14-10b**. Je langsamer Sie sich bewegen, desto besser.*

2. Achten Sie bei den Schritten 5–7 darauf, die Ferse so weit wie möglich nach hinten zu strecken und die Hüfte unten zu halten.

*3. Wenn Sie ein gutes Gleichgewicht haben, können Sie die Hand auf's Knie legen, um sich höher strecken zu können, wie in **Fig. 14-10d**.*

Nutzen

Verjüngt die Lenden- und Rückenpartien der Wirbelsäule.
Gutes Training für die Schultermuskeln.
Kräftigt Schenkel und Fußgelenke.

Taubenstellung

Technik

1. Knien Sie sich hin und lassen Sie das rechte Bein nach hinten gleiten, wobei der linke Fuß unter dem rechten Schenkel zu liegen kommt, wie in **Fig. 14-11a**.

2. Atmen Sie ein, strecken Sie das Brustbein vor und strecken Sie das Rückgrat, während Sie den rechten Arm zur Decke heben. Atmen Sie aus, drehen Sie die Schultern nach hinten und beugen Sie gleichzeitig das rechte Bein, so daß die rechte Hand den rechten Fuß zu fassen kriegt.

3. Halten Sie den rechten Fuß fest, atmen Sie ein, strecken Sie das Rückgrat und greifen Sie mit dem linken Arm nach vorn. Atmen Sie aus und beugen Sie sich von der Taille aus auf den linken Schenkel nieder, wie in **Fig. 14-11b**.

4. Atmen Sie ein, während Sie das Rückgrat strecken. Atmen Sie aus, während Sie den linken Arm heben und vorstrecken, dann heben Sie das rechte Knie und den Schenkel vom Boden. Atmen Sie wieder ein und strecken Sie sich hoch. Atmen Sie aus und schnellen Sie den Fuß vom Körper weg, so daß sich Ihr Rücken hochkrümmt, wie in **Fig. 14-11c**.

5. Um eine höhere Balance zu halten, atmen Sie ein, wobei Sie den Oberkörper nochmals heben, und lassen Sie die Hand nach vorn gestreckt. Atmen Sie aus und strecken Sie dabei den Arm wie eine Bogensehne. Heben Sie sich nur, so weit es möglich ist, ohne das Knie den Boden berühren zu lassen, senken Sie sich dann langsam wieder und wiederholen Sie die Übung zur anderen Seite.

6. Bei dieser Variante fassen Sie den rechten Fuß mit der linken Hand, wie in **Fig. 14-11d**, und wiederholen die Schritte 1–5.

7. Beugen Sie sich mit ausgestrecktem Arm nach vorn, um sich langsam zu senken, wie in **Fig. 11-11b**. Lösen Sie sich aus dieser Stellung und wiederholen Sie die Übung nach der anderen Seite.

Tips

1. *Das rechte Knie und der Schenkel bleiben auf dem Boden. Sitzen Sie nicht auf dem Fuß.*
2. *Ihre Balance entsteht durch Zug und Gegenzug zwischen dem ausgestreckten Arm, dem Rückgrat und dem Bein.*

Nutzen

Festigt und strafft den Innenschenkel.
Fördert die Koordination und das Gleichgewicht.
Regt den Kreislauf an und wirkt belebend.

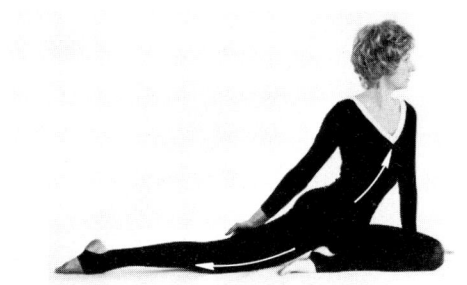

FIG. 14-11a

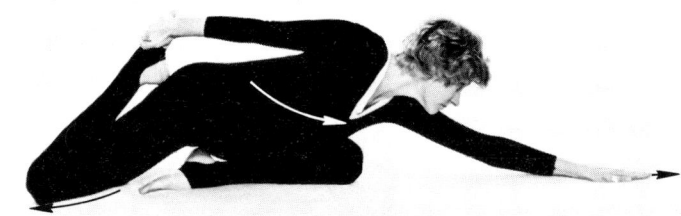

FIG. 14-11b

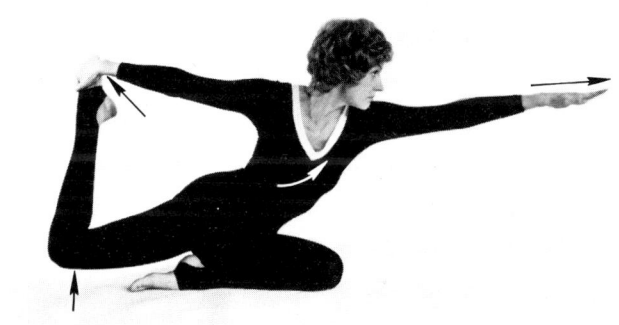

FIG. 14-11c

FIG. 14-11d

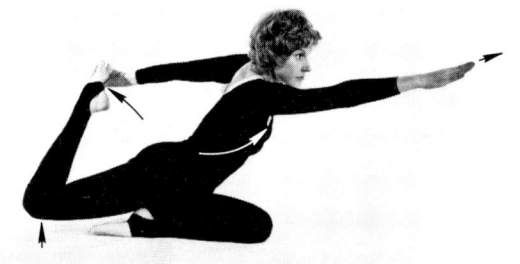

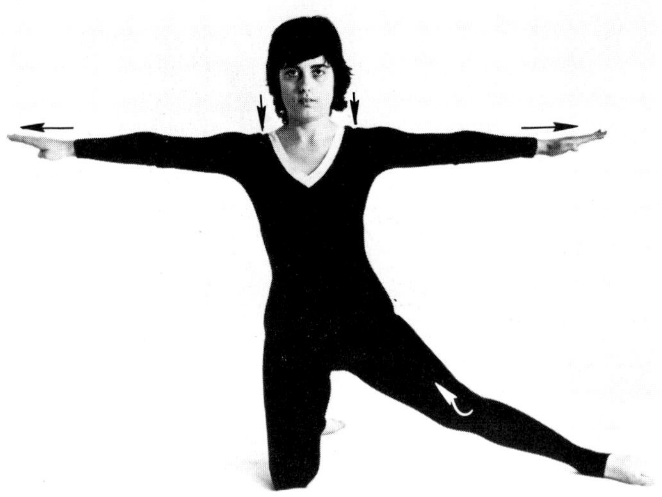

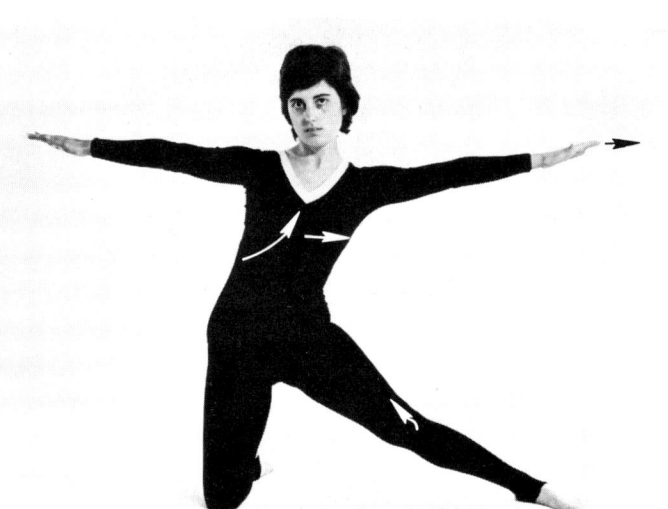

FIG. 14-12a

Seitliches Beugen aus den Knien

Technik

1. Mit geschlossenen Füßen auf den Bodenknien.

2. Strecken Sie das linke Bein zur Seite und halten Sie es in einer Linie mit dem rechten Knie.

3. Drehen und strecken Sie den linken Fuß, halten Sie die Kniescheibe angezogen und in einer Linie mit dem Fuß. Die Hüfte zeigt immer nach vorn.

4. Atmen Sie ein und heben Sie den Brustkorb hoch, während Sie die Arme zur Seite strecken. Atmen Sie aus, während Sie die Schultern senken, strecken Sie die Finger so weit wie möglich zur Seite **(Fig. 14-12a)**.

5. Atmen Sie ein, während Sie das Gesäß anspannen, so daß Ihre linke Hüfte nicht nach unten sinkt. Atmen Sie aus, während Sie den Oberkörper nach links neigen, wobei Sie mit der linken Seite des Brustkorbs führen, wie in **Fig. 14-12b**. Wenn Sie sich so weit wie möglich zur Seite geneigt haben, legen Sie die linke Hand unten auf Ihr Bein.

6. Recken Sie sich hoch, während Sie einatmen, und heben Sie den rechten Arm neben Ihr Ohr. Strecken Sie den rechten Arm während dieser ganzen Übung mit jedem Atemzug weiter nach unten.

7. Atmen Sie aus, während Sie mit der linken Hand so weit wie möglich am Bein nach unten rutschen, ohne die linke Hüfte sinken zu lassen. Beide Hüften zeigen genau nach vorn, wie in **Fig. 14-12c**. Machen Sie drei rhythmische Atemzüge, heben Sie sich mit jedem Einatmen und Ausatmen, und strecken Sie sich weiter zum Bein hinunter, wie in **Fig. 14-12d**.

8. Um sich aus dieser Stellung zu lösen, atmen Sie ein und strecken Sie sich mit dem rechten Arm hoch. Atmen Sie aus, senken Sie den Arm und wiederholen Sie die Übung nach der anderen Seite.

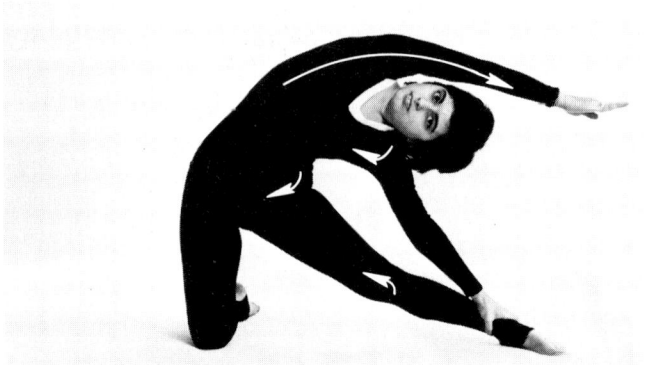

FIG. 14-12b

Tips

1. Es ist wichtig, daß Sie sich während dieser ganzen Übung von der Hüfte aus hochrecken. Lassen Sie sich nicht hängen und sacken Sie nicht zusammen.

2. Konzentrieren Sie sich darauf, daß beide Hüftknochen nach vorn gerichtet sind und bleiben.

3. Es geht weniger darum, wie weit Sie auf dem Bein nach unten kommen – wichtiger ist die korrekte Körperhaltung auf dem Weg dahin.

FIG. 14-12c

FIG. 14-12d

Nutzen

Gut gegen einen steifen Rücken.
Die Bauchpartie wird gestreckt.
Fördert die Kondition der Bauchmuskeln und -organe.

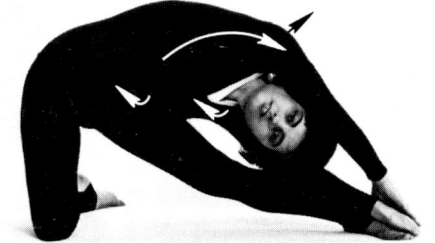

Hydrantenstellung

Technik

1. Lassen Sie sich auf Hände und Knie nieder. Rücken Sie das linke Knie in die Mitte, so daß der Körper auf drei Punkten ruht.

2. Atmen Sie ein, während Sie das rechte Knie einziehen und damit die Stirn berühren, ohne daß der Fuß den Boden berührt, wie in **Fig. 14-13a**. Drehen Sie die linke Hüfte, das hilft Ihnen, die rechte Hüfte so zu heben, daß Sie das rechte Knie in einem rechten Winkel zur Seite strecken können, wie in **Fig. 14-13b**.

3. Atmen Sie aus und schauen Sie über Ihren Arm nach hinten. Bewegen Sie das rechte Knie so, daß das Schienbein parallel zum Boden verläuft wie in **Fig. 14-13c**. Wenn Sie das richtig machen, können Sie den Fuß nicht sehen. Machen Sie zwei bis drei Atemzüge, um die richtige Stellung zu erreichen.

4. Wenn Sie diese Übung nicht richtig ausführen können gehen Sie bitte nicht weiter, sondern wiederholen Sie die obigen Schritte, bis Ihr Körper gelenkiger ist.

5. Atmen Sie ein, während Sie die Wirbelsäule strecken und die Hüfte höher heben. Atmen Sie aus, während Sie das rechte Knie zur Schulter ziehen, wie in **Fig. 14-13c**. Lassen Sie das Knie nicht sinken. Machen Sie zwei bis drei Atemzüge, um die Stellung zu erreichen.

6. Strecken Sie aus dieser Stellung das rechte Bein, wie in **Fig. 14-13d**. Strecken Sie die Ferse und achten Sie darauf, daß das Bein parallel zum Boden verläuft.

7. Halten Sie die Stellung zwei Atemzüge lang und lösen Sie sich dann auf dieselbe Weise daraus, wie Sie die Stellung eingenommen haben. Wiederholen Sie die Übung dann mit dem linken Bein. Ruhen Sie sich danach in der Embryonalstellung aus.

Tips

1. Das Ziel ist, die Schulter zu erreichen, aber nur, wenn Sie das Bein dabei nicht sinken lassen.

2. Beugen Sie nicht den Arm und lehnen Sie sich nicht zur Seite, um das Bein hochzuhalten.

3. Die Hebung geht von der Hüfte und vom Schenkel aus.

Nutzen

Macht die Hüften geschmeidiger.
Strafft den Innenschenkel.
Stärkt die Arme.

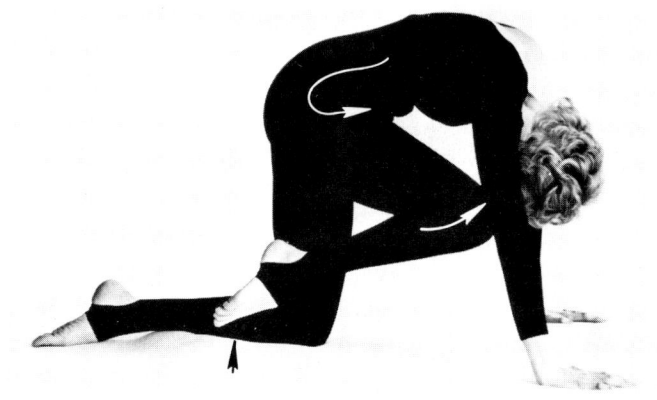

FIG. 14-13a

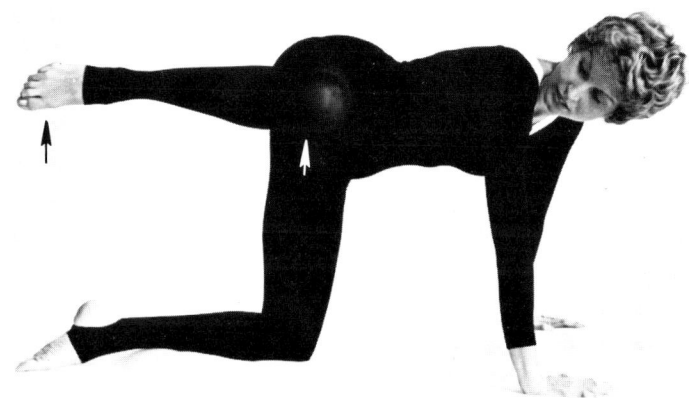

FIG. 14-13b

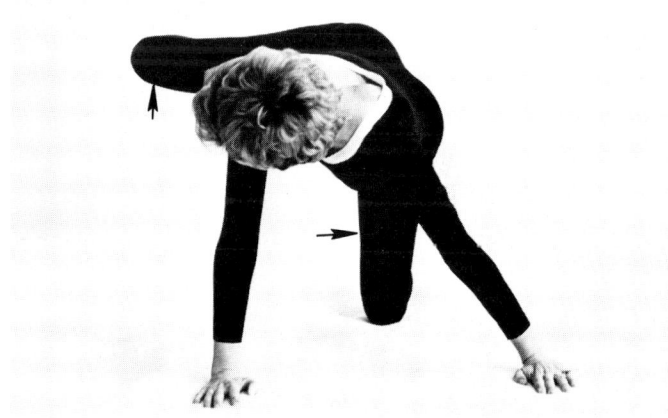

FIG. 14-13c
FIG. 14-13d

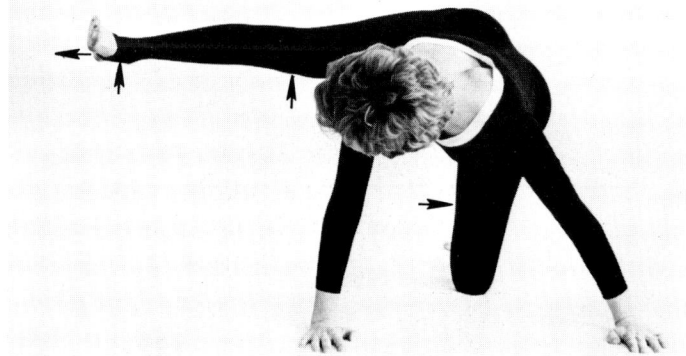

15 Biegsamkeit der Wirbelsäule in der Rückenlage

Die Übungen aus der Rückenlage können mit Hilfe der »durchgehenden Streckung« der Wirbelsäule und des Rumpfes richtig ausgeführt werden. Sehr häufig sehe ich Schüler, die nur die Taille und den Nacken wölben und den Rest der Wirbelsäule völlig vernachlässigen. Beachten Sie das durchgebogene Kreuz und die gequetschte Nackenpartie in **Fig. 1** und die hängenden Arme, die nicht die richtige Stellung haben, weil die Schultern nicht gedreht und die Schulterblätter nicht zusammengepreßt wurden. In **Fig. 2** gestattet die richtige Dehnung und Streckung des Rumpfes bei gleichzeitiger konkaver Wölbung der Wirbelsäule – wobei die Energie mit der rhythmischen Atmung vom Gesäß zu den Rippen zum Kopf und wieder zurück zum Gesäß fließt –, den Körper von innen zu *heben* und eine tadellose Fischstellung einzunehmen. Im Hals, im Kopf und im Kreuz ist keine Anstrengung spürbar. Wenden Sie bei den folgenden Übungen die »durchgehende Streckung« und die richtige Atmung an, so daß Sie entweder von der Rückenlage ausgehen oder in dieser enden.

Falsch

Richtig

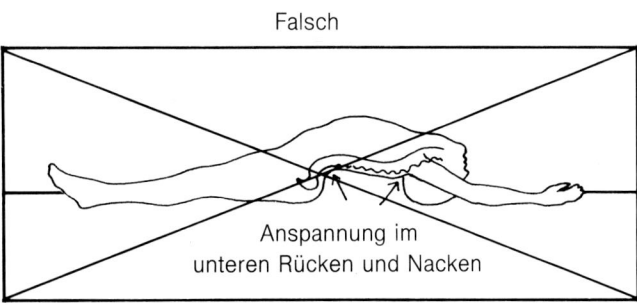

Anspannung im
unteren Rücken und Nacken

Figur 1

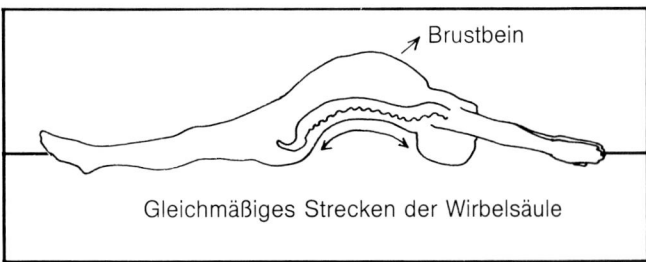

Brustbein

Gleichmäßiges Strecken der Wirbelsäule

Figur 2

Froschstellung

Technik

1. Auf dem Rücken liegend die Knie beugen mit geschlossenen Fersen, zum Schritt zeigend, und geöffneten Knien, zur Seite gedreht (**Fig. 15-1a**).

2. Legen Sie die Hände mit den Handflächen nach unten so unter das Gesäß, daß die Ellbogen unter dem Brustkorb liegen. Stemmen Sie die Ellbogen in den Boden, während Sie einatmen, und wölben Sie sich, das Brustbein voran, nach oben, so daß der Kopf vom Boden abhebt. Versuchen Sie nicht, den Kopf zu heben. Lassen Sie ihn hängen, während Sie nach vorn rutschen. Pressen Sie gleichzeitig die Schulterblätter zur Wirbelsäule. Beim Ausatmen lassen Sie den Kopf einfach zu Boden hängen, wie in **Fig. 15-1b**.

3. Atmen Sie ein, heben Sie das Brustbein und strecken Sie den Hals, wobei Sie das Kinn hochrecken, während Sie die Rücken- und Lendenpartie der Wirbelsäule heben. Verlassen Sie sich nicht auf Ihre Ellbogen für diese Hebung! Atmen Sie aus, senken Sie langsam den Kopf zu Boden, wie in **Fig. 15-1c**.

4. Machen Sie jetzt drei konzentrierte Atemzüge. Mit jedem Einatmen heben Sie die Wirbelsäule und strecken das Brustbein vor, mit jedem Ausatmen versuchen Sie sich auf dem **Scheitel auszubalancieren.**

5. Wenn Sie den richtigen Balancepunkt auf dem Kopf gefunden haben und Ihre Ellbogen nicht mehr für Ihre Hebung brauchen, können Sie weitermachen.

6. Legen Sie die Hände auf die Innenschenkel, drücken Sie die Knie tiefer auf den Boden, wie in **Fig. 15-1d**. Atmen Sie ein beim Rückgratstrecken und atmen Sie aus beim Hinunterdrücken der Schenkel.

7. Um sich aus dieser Stellung zu lösen, stemmen Sie die Ellbogen gegen den Boden und heben Sie sich, das Kinn voran, hoch, während Sie den Hals strecken. Heben Sie den Kopf, ziehen Sie das Kinn ein, während Sie das Becken kippen, drehen Sie die Schultern nach vorn und rollen Sie langsam das Rückgrat auf dem Boden ab.

Tips

1. *Achten Sie darauf, daß Sie die Hebung durch die Wölbung und das Hochrecken der gesamten Wirbelsäule erreichen, nicht bloß durch die Krümmung des Nackens.*

2. *Wichtig ist die Hebung des Brustbeins, die vom ganzen Rückgrat ausgehen muß.*

3. *Falls Ihnen in dieser Stellung übel wird, könnte es sein, daß Ihre Halswirbel nicht richtig liegen oder daß im Nackenbereich zu viel Druck ausgeübt wird. Bemühen Sie sich, die Brust stärker zu heben, und konzentrieren Sie sich darauf, den Hals zu strecken, nur tiefer, wie in* **Fig. 15-1b**.

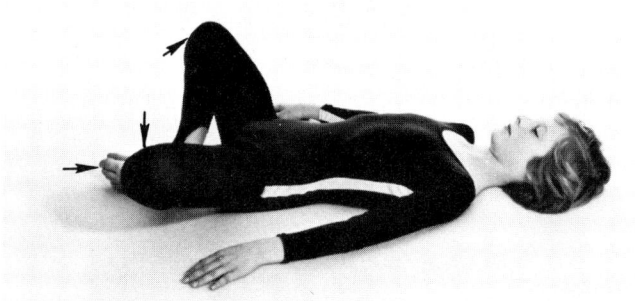

FIG. 15-1a

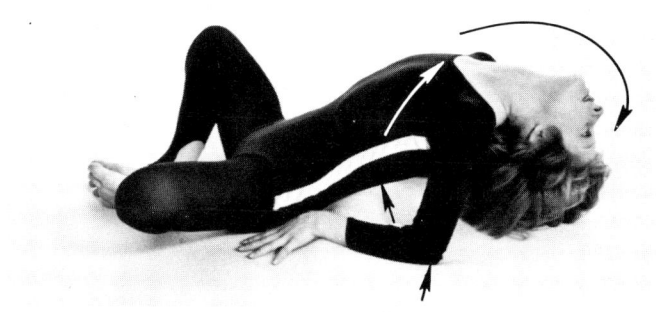

FIG. 15-1b

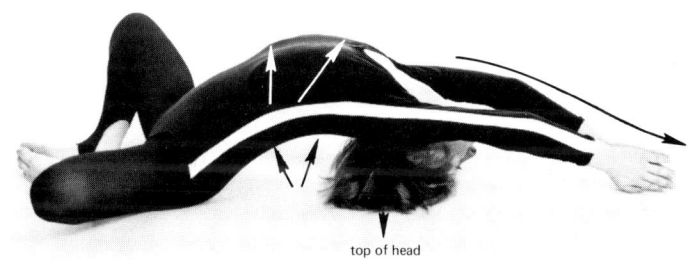

FIG. 15-1c

FIG. 15-1d

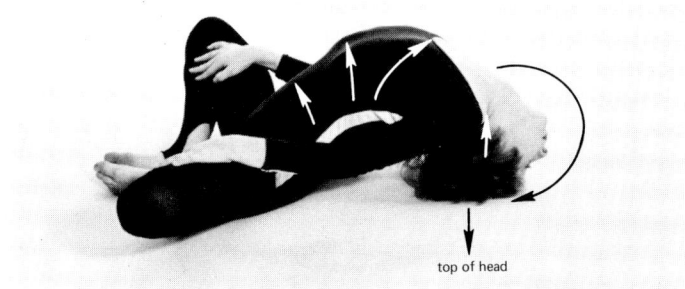

Nutzen

Baut Verspannungen im Nacken und im oberen Teil des Rückens ab.
Kräftigt Brust und Büste.
Gut gegen Asthma und Atembeschwerden.

133

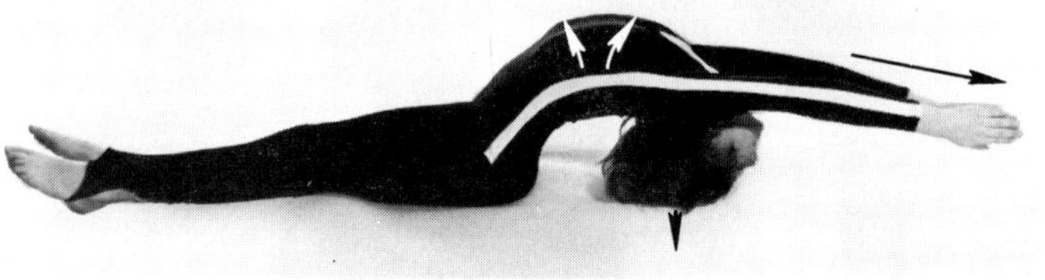

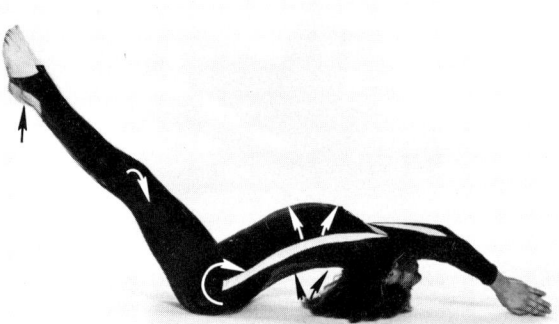

FIG. 15-2a

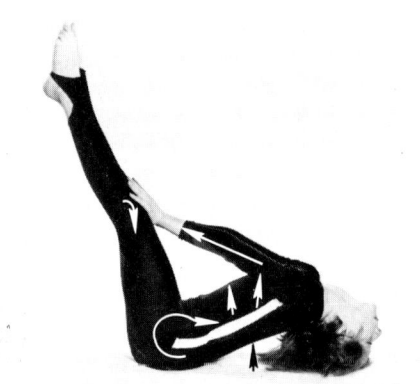

FIG. 15-2b

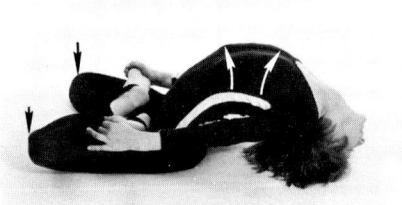

FIG. 15-2c

Fischstellung

Technik

1. Bevor Sie die Fischstellung versuchen, vergewissern Sie sich, daß Sie die Froschstellung ohne Druck im Nacken gemeistert haben.

2. Legen Sie sich auf den Rücken, die Hände unter dem Gesäß, die Ellbogen genau unter dem Brustkorb.

3. Atmen Sie ein, heben Sie das Brustbein, wölben Sie die Wirbelsäule durch und pressen Sie die Schulterblätter zusammen, während Sie den Kopf vom Boden heben. Spannen Sie den Hals nicht an, strecken Sie ihn. Atmen Sie aus, strecken Sie das Kinn nach oben, senken Sie den Scheitel zu Boden. Weitere Details siehe Froschstellung.

4. Wenn Sie die richtige Balance auf dem Kopf – nicht dem Hals – und auf dem Gesäß gefunden haben, können Sie weitergehen, indem Sie einatmen, während Sie die Hände heben, und ausatmen, während Sie die Hände über dem Kopf senken **(Fig. 15-2a)**.

5. Machen Sie drei gute Atemzüge in dieser Stellung. Während Sie einatmen, verstärken Sie die Hebung der Wirbelsäule. Wenn Sie ausatmen, strecken Sie die Hände noch weiter nach hinten.

6. Um Arme und Beine zu heben, atmen Sie zuerst ein. Atmen Sie aus, kippen Sie das Becken, heben Sie die Beine zur Decke hoch, wie in **Fig. 15-2b**. Atmen Sie wieder ein, während Sie die Hebung verstärken.

7. Heben Sie jetzt die Arme und legen Sie die Hände auf die Beine, wie in **Fig. 15-2c**. Sowohl Arme als auch Beine sollten gestreckt sein. Bleiben Sie zwei Atemzüge lang in dieser Stellung; arbeiten Sie an dieser Hebung. Atmen Sie dann aus, während Sie Arme und Beine langsam zu Boden senken.

8. Für die Lotus-Stellung kreuzen Sie die Beine in einer Lotushaltung und legen Sie sich nieder. Atmen Sie ein, während Sie sich auf den Kopf heben; atmen Sie dann aus, während Sie die Knie zu Boden drücken, wobei Sie die Zehen halten, und machen Sie drei Atemzüge, wie in **Fig. 15-2d**.

9. Um sich aus dieser Stellung zu lösen, vergleichen Sie Schritt 7 der Froschstellung.

Tips

1. Es empfiehlt sich, jeweils nur eine dieser Varianten auszuführen, aber die Stellung so lange wie angegeben beizubehalten.

2. Sacken Sie kein bißchen ein.

3. In der Fischstellung ist die Luftröhre gedehnt, atmen Sie deshalb tief zum Lufttanken.

Nutzen

Hält Rückgrat und Nacken geschmeidig.
Gut gegen Asthma und Beschwerden der Atmungswege.

FIG. 15-2d

Kamelstellung

Technik

1. Knien Sie sich hin, Knie und Füße hüftbreit voneinander entfernt. Stemmen Sie die Hände auf die Hüften und spannen Sie das Gesäß an, wie in **Fig. 15-3a**. Atmen Sie ein und strecken Sie sich nach oben, während Sie sich von der Hüfte aus zurückneigen. Atmen Sie aus, während Sie die Schultern nach hinten drehen, und senken Sie die Hände auf die Fersen (einzeln oder gleichzeitig), wenn Sie können. Wenn das zu leicht ist, fassen Sie die Handgelenke.

2. Atmen Sie ein, spannen Sie das Gesäß an; heben Sie sich aus der Hüfte, nicht aus den Schultern hoch. Atmen Sie aus und ziehen Sie weiter nach vorn, aber nur bis zu dem Punkt, an dem Ihre Schenkel senkrecht zum Boden stehen, wie in **Fig. 15-3b**. Wiederholen Sie den Schritt 2 noch zweimal. Richten Sie sich langsam wieder auf.

3. Legen Sie diesmal die Hände auf die Vorderseite der Schenkel, ziehen Sie das Kinn ein, kippen Sie das Becken und spannen Sie das Gesäß an, wie in **Fig. 15-3c**.

4. Atmen Sie ein, strecken Sie das Brustbein vor; recken Sie sich aus der Hüfte und dem Brustkorb gerade hoch und drehen Sie die Schultern nach vorn. Atmen Sie aus, während Sie in dieser Stellung bleiben, und lehnen Sie sich zurück, soweit Sie können, ohne einzusacken, wie in **Fig. 15-3d**.

5. Um sich wieder aufzurichten, heben Sie den Rumpf mit dem Nabel voran, um den Rücken gerade zu halten. Krümmen Sie sich nicht nach vorn. Wiederholen Sie den Schritt noch zweimal.

6. Entspannen Sie sich in der Embryonalstellung.

Tips

1. Falls Sie einen Druck im Kreuz verspüren, strecken Sie sich nicht genug nach oben.

2. Achten Sie darauf, daß Ihre Schultern wie in Schritt 4 nach vorn und weg von den Ohren gedreht sind. Machen Sie keinen Buckel.

3. Achten Sie wie in Schritt 5 darauf, daß Sie beim Aufrichten nicht einsacken. Halten Sie den Rumpf gestreckt.

Nutzen

Eine ausgezeichnete Streckübung für Rücken und Schenkel.
Stärkt den Nacken.
Macht die Füße biegsamer.

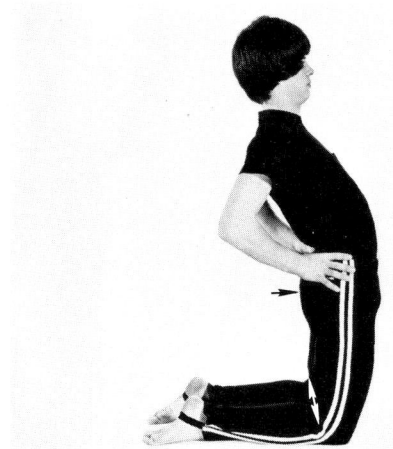

FIG. 15-3a

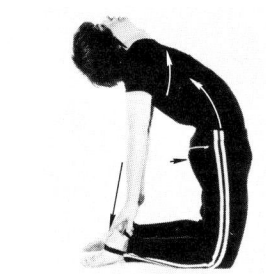

FIG. 15-3b

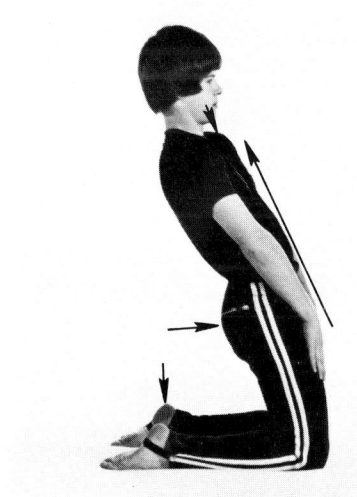

FIG. 15-3c

FIG. 15-3d

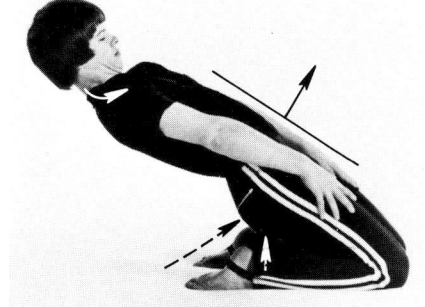

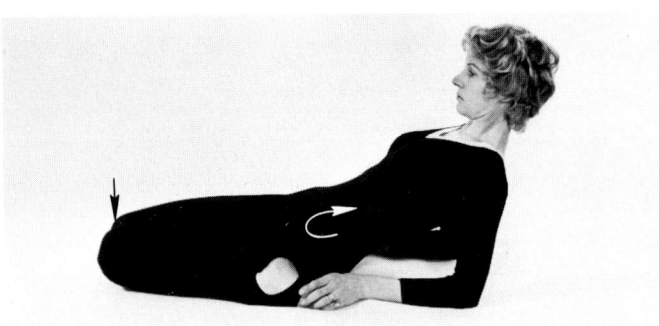

FIG. 15-4a

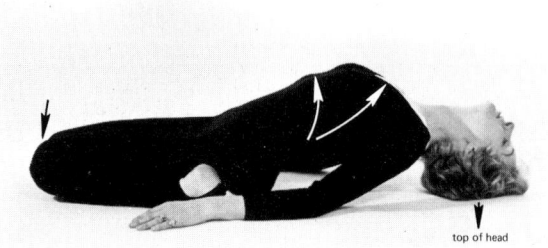

top of head

FIG. 15-4b

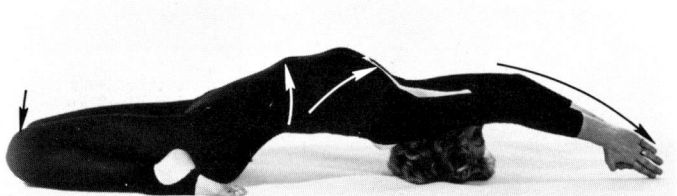

FIG. 15-4c

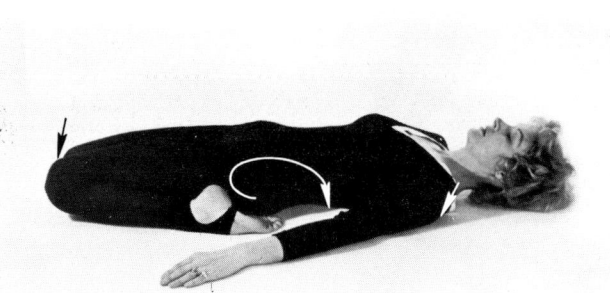

FIG. 15-4d

Kniende Stellung

Technik

1. Setzen Sie sich auf den Boden, die Beine vorge-streckt. Beugen Sie beide Beine, um die Füße zum Gesäß zu ziehen. Die Knie bleiben geschlossen.
2. Lehnen Sie sich vorsichtig auf die Ellbogen zurück, wie in **Fig. 15-4a**. Atmen Sie ein und strecken Sie das Brustbein vor, so daß sich Ihr Rücken konkav durch-wölbt. Atmen Sie aus, strecken Sie den Hals und senken Sie den Scheitel zu Boden, wie in **Fig. 15-4b**.
3. Atmen Sie ein und behalten Sie die Wölbung bei. Atmen Sie aus, während Sie beide Arme mit ge-schlossenen Handflächen über den Kopf nach hinten senken, wie in **Fig. 15-4c**. Machen Sie in dieser Stel-lung drei streckende Atemzüge.
4. Legen Sie die Arme wieder neben den Körper und stemmen Sie die Ellbogen gegen den Boden. Heben Sie den Kopf, indem Sie das Kinn zum Brustbein senken. Kippen Sie das Becken und senken Sie lang-sam das Kreuz, den Brustkorb, die Schulterblätter und zuletzt den Kopf zu Boden.
5. Um die kleine Wölbung zu beseitigen, die noch übrig ist, zwängen Sie die Hände unter dem Gesäß zu den Schenkeln durch, während Sie das Becken noch wei-ter kippen. Entspannen Sie sich einige Augenblicke in dieser Stellung. Um sich wieder daraus zu lösen, stützen Sie sich auf die Ellbogen, dann heben Sie sich so hoch, wie Sie sich vorher gesenkt hatten.

Tips

1. *Die Knie bleiben immer auf dem Boden.*
2. *Falls Sie das in den Knien als unangenehm empfin-den, legen Sie einen dünnen Lappen hinter das Knie, bevor Sie es beugen.*
3. *Behalten Sie die Wölbung im Rückgrat bei, um Ihren Hals nicht überzubeanspruchen.*

Nutzen

Regt die Bauchorgane und die ganze Bauchregion an.
Dehnt den Brustkorb.
Strafft die Beine.

Schraubstockstellung

Technik

1. Setzen Sie sich auf den Boden, beugen Sie das linke Knie und ziehen Sie den Fuß zum Gesäß. Der Fuß liegt neben, nicht unter dem Gesäß, wie in **Fig. 15-5a**.

2. Senken Sie sich nach hinten und stützen Sie sich auf die Ellbogen. Das linke Knie bleibt auf dem Boden. Wenn Ihnen das gelingt, senken Sie den Körper ganz zu Boden. Um die Wölbung im Rücken zu vermindern, zwängen Sie die Hände unter das Gesäß, während Sie das Becken kippen, wie in **Fig. 15-5b**. Achten Sie darauf, daß das Knie auf dem Boden bleibt.

3. Machen Sie nur weiter, wenn Sie die Stellungen **15-5a** und **b** beherrschen. Versuchen Sie, in dieser nächsten Stellung das Becken zu kippen. Beugen Sie das rechte Knie und verschränken Sie die Finger um das Knie. Atmen Sie ein und strecken Sie das gehobene Brustbein. Atmen Sie aus und drücken Sie das linke Knie auf den Boden. Atmen Sie wieder ein, drehen Sie die Schultern nach unten und hinten und atmen Sie aus, während Sie das rechte Knie zur Brust ziehen, wie in **Fig. 15-5c**. Machen Sie drei Atemzüge, um das Knie näher heranzubringen.

4. Lösen Sie sich aus dieser Stellung so, wie Sie sie eingenommen haben, und wiederholen Sie die Übung zur anderen Seite.

5. Setzen Sie sich auf, legen Sie beide Füße neben die Schenkel, rollen Sie sich langsam wieder zu Boden und kippen Sie das Becken. Entspannen Sie sich einige Momente in dieser Stellung (wie in **Fig. 15-5d**) und versuchen Sie dann die Wölbung im Rücken zu vermindern, indem Sie das Gesäß nach unten schieben und das Becken kippen.

Tips

1. *Wenn es Ihnen schwerfällt, den Fuß neben das Gesäß zu legen, wie in **Fig. 15-5a**, und Stellung in der Wölbung Ihres Fußes als unangenehm empfinden, arbeiten Sie noch mehr am geschlossenen Bogen.*

2. *Bei den meisten wird der Rücken in dieser Stellung eine leichte Wölbung aufweisen, aber versuchen Sie diese zu verringern, indem Sie das Gesäß nach unten drücken, während Sie das Becken kippen.*

3. *Während dieser ganzen Übung sollte das linke Knie auf dem Boden bleiben. Wenn es sich hebt, sind Sie zu weit gegangen. Sie müssen es senken, indem Sie das Becken beim Ausatmen kippen.*

Nutzen

Streckt die Schenkel. Macht die Füße geschmeidiger. Macht die Hüften gelenkiger.

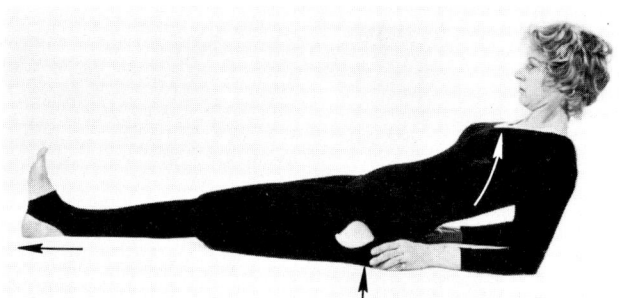

FIG. 15-5a

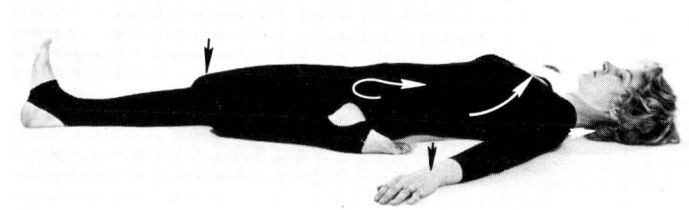

FIG. 15-5b

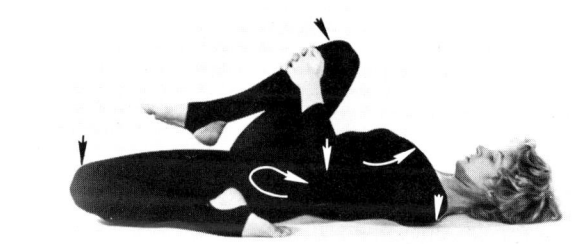

FIG. 15-5c

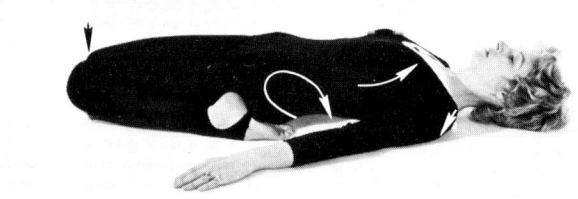

FIG. 15-5d

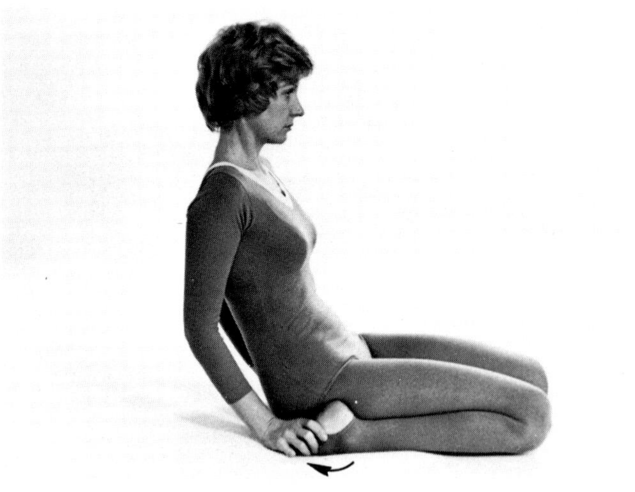

Kniebrückenstellung

Technik

1. Knien Sie sich nieder, die Beine hüftbreit voneinander entfernt und die Fersen genau unter den Schenkeln: die Fersen nach außen gedreht und die Füße dadurch etwas gekrümmt **(Fig. 15-6a)**.
2. Lassen Sie sich auf die Ellbogen nieder **(Fig. 15-6b)**.
3. Senken Sie den Kopf zu Boden und legen Sie die Hände unter die Schultern, wie in **Fig. 15-6c**.
4. Atmen Sie ein und stemmen Sie die Hände gegen den Boden. Atmen Sie aus, strecken Sie die Arme und heben Sie den ganzen Körper von den Knien, indem Sie die Schenkel strecken. Spannen Sie das Gesäß an, strecken Sie die ganze Wirbelsäule und beugen Sie die Ellbogen, während Sie den Scheitel zu Boden senken. Atmen Sie wieder ein, strecken Sie die Wirbelsäule und heben sich leicht. Atmen Sie aus und senken Sie den Kopf näher zu den Füßen. Senken Sie die geschlossenen Hände über den Kopf, wie in **Fig. 15-6d** (rechts). Kein Gewicht ruht auf den Händen. Die Stellung wird durch das Heben der Hüften und Schenkel erreicht. Wiederholen Sie den Atmungsrhythmus zwei weitere Runden lang, während Sie sich höher wölben.
5. Um sich aus dieser Stellung zu lösen, setzen Sie die Hände wieder unter den Schultern auf, wie in **Fig. 15-6c**. Heben Sie den Kopf hoch, das Kinn voran, und ziehen Sie dann das Kinn zur Brust **(Fig. 15-6b)**. Kippen Sie dann das Becken, senken Sie Rippen, Schultern und Kopf zu Boden und drehen Sie den Körper auf eine Seite zum Strecken der Beine.
6. Fortgeschrittenere Schüler können die Kniebrückenstellung mit geschlossenen oder geöffneten Knien und Füßen beginnen und mit den obigen Schritten fortsetzen. Diese Stellung erfordert eine Streckung des gesamten Rückgrats, die man erreicht, indem man den Hals nach hinten reckt, den Scheitel auf die Fußsohlen setzt, das Becken hebt und die Schenkel noch stärker streckt, wie in **Fig. 15-6d** (links). Um sich aus dieser Stellung zu lösen, siehe Schritt 5.

Tips

1. *Wenn Ihre Knie bei dieser Übung hochkommen, gehen Sie zum Schraubstock zurück.*
2. *Achten Sie darauf, den Kopf nicht zu weit nach hinten zu beugen, so daß der Nacken nicht zu stark gekrümmt ist.*
3. *Wenn Sie beim Heben des Beckens das Gesäß anspannen, läßt sich der Rumpf höher heben.*

Nutzen

Erhöht die Spannkraft der ganzen Wirbelsäule.
Fördert den Kreislauf und ist eine ausgezeichnete Herzmassage. Festigt Schenkel und Gesäß.

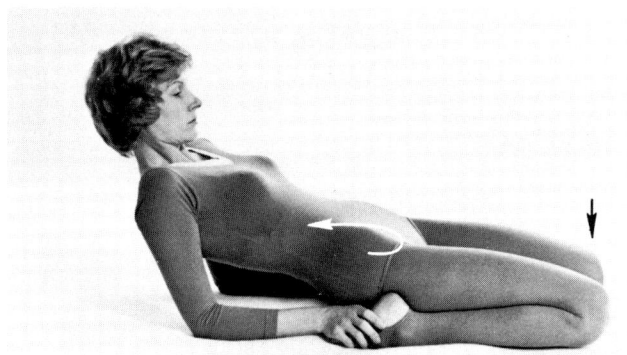

FIG. 15-6a

FIG. 15-6b

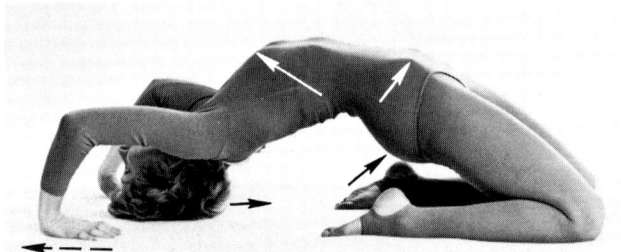

FIG. 15-6c

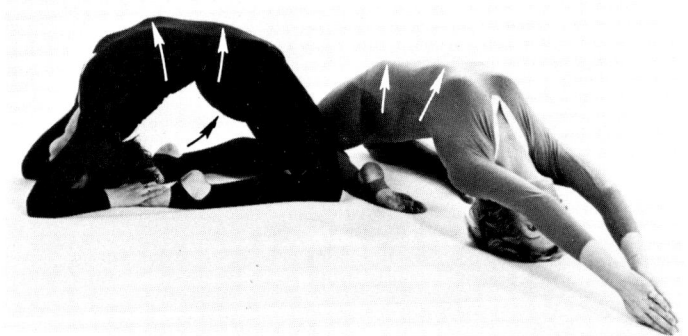

FIG. 15-6d

Radstellung

Technik

1. Legen Sie sich auf den Rücken und beugen Sie die Knie. Fassen Sie sich an den Fußgelenken und ziehen Sie diese nahe ans Gesäß. Stemmen Sie die Hände mit den Handflächen nach unten unter die Schultern.

2. Atmen Sie ein, heben Sie das Brustbein und spannen Sie das Gesäß an. Heben Sie sich beim Ausatmen mit Hüfte und Wirbelsäule hoch, drücken Sie mit den Handflächen und setzen Sie den Scheitel auf den Boden, während der Körper gewölbt ist **(Fig. 15-7a)**.

3. Bevor Sie noch höher gehen, überprüfen Sie folgendes: 1) die Füße müssen parallel und flach auf dem Boden stehen, die Beine hüftbreit voneinander entfernt und die Knie genau über den Füßen sein; 2) die Innenseite Ihrer Handgelenke muß gegen den Boden gestemmt sein; 3) die Finger müssen zu den Füßen zeigen und 4) die Knie dürfen nicht über die Zehen hinaus vorstehen.

4. Atmen Sie ein, heben Sie das Brustbein und spannen Sie das Gesäß an. Atmen Sie aus und stemmen Sie sich mit den Händen hoch, das Brustbein voran und strecken Sie die Arme, während Sie den Kopf vom Boden heben, wie in **Fig. 7b** (links). Der Hals bleibt entspannt.

5. Verbessern Sie an diesem Punkt nötigenfalls Ihr Gleichgewicht, indem Sie mit den Füßen weiter nach innen gehen, so daß Ihr Brustbein auf einer Höhe mit den Hüften bleibt, wie in **Fig. 15-7b** (rechts).

6. Wenn Sie das Gleichgewicht gefunden haben, atmen Sie ein und rücken Sie die rechte Hand in die Mitte. Atmen Sie aus, und heben Sie den rechten Fuß zur Mitte. Atmen Sie aus; heben Sie das linke Bein, wie in **Fig. 15-7c**. Senken Sie es langsam und wiederholen Sie die Übung nach der rechten Seite.

7. Falls Sie noch oben und gut in Schuß sind, atmen Sie ein und rücken Sie die rechte Hand in die Mitte. Atmen Sie aus, heben Sie die linke Hand und plazieren Sie sie wie in **Fig. 15-7d**. Senken Sie sie langsam und wiederholen Sie die Übung mit dem rechten Arm.

8. Um herunterzukommen, ist es wichtig, die Brust den Händen anzunähern und nicht bloß in den Beinen einzuknicken. Ziehen Sie das Kinn ein und senken Sie sich vorsichtig zu Boden.

9. Bleiben Sie in dieser Stellung und machen Sie drei tiefe Rippenatemzüge, um sich zu entspannen.

Tips

1. *Strecken Sie in der Radstellung immer die Arme von den Schultern aus, um sie gerade zu halten. Der Hals bleibt entspannt. Ziehen Sie die Schultern nicht zu den Ohren; drücken Sie sie weg.*

2. *Sie sollten keinen Druck in der Lendenregion verspüren. Wenn ja, heben Sie das Brustbein zu wenig.*

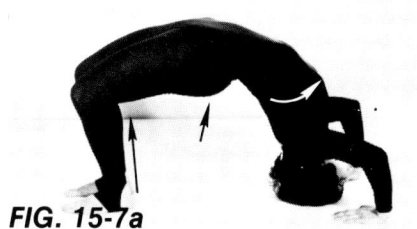

FIG. 15-7a

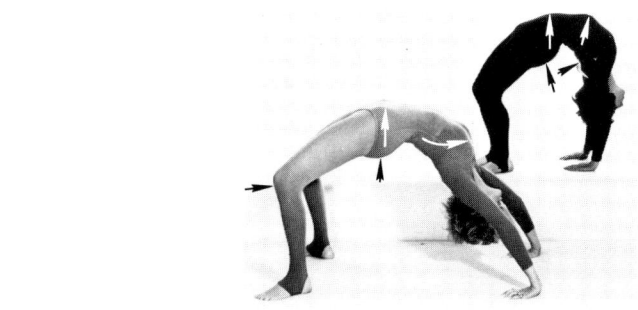

FIG. 15-7b

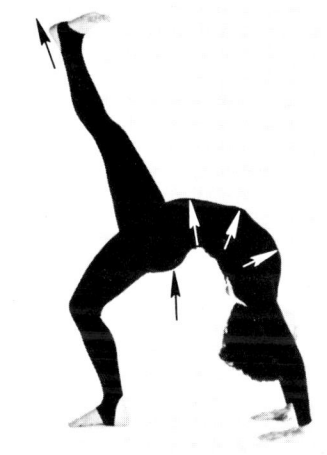

FIG. 15-7c

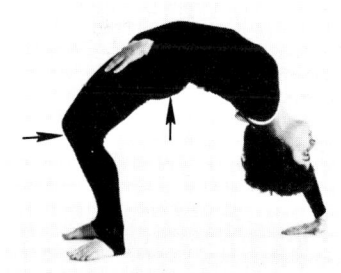

FIG. 15-7d

3. *Man neigt dazu, die Knie zu weit zu öffnen. Wenn das der Fall ist, schließen Sie die Knie stärker, so daß Sie genau über den Füßen sind.*

4. *Wenn Sie das zu schwierig finden, üben Sie die Kniebrückenstellung; Sie werden dadurch mit der Hebung des Rumpfes vertraut, die nötig ist, damit nicht das gesamte Gewicht auf Ihren Handgelenken ruht.*

Nutzen

Stärkt Arme und Beine. Macht die Wirbelsäule geschmeidig. Strafft Bauch und Schenkel.

16 Drehungen der Wirbelsäule

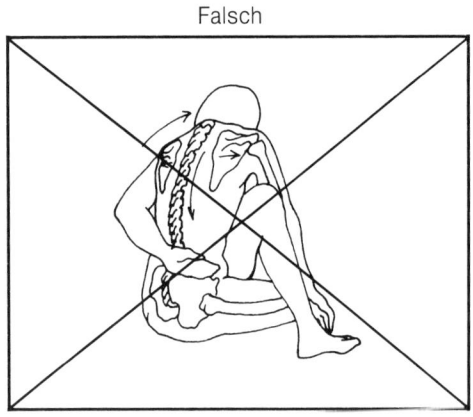

Falsch

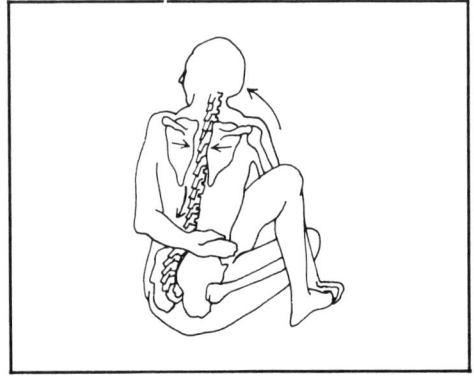

Richtig

Die folgenden Übungen erfordern eine maximale Drehung der Wirbelsäule (entlang des ganzen Rückgrats wird ein Wirbel über den anderen gedreht). Diese Drehstellungen sind Schülern mit Rückenbeschwerden erst dann zu empfehlen, wenn sie gelernt haben, ihre Wirbelsäule zu strecken, und keine Blockaden mehr aufweisen. Die Drehübungen können dazu dienen, das Rückgrat zu stärken und geradezurichten, sobald diese Probleme behoben sind.

Die Drehung der Wirbelsäule bewirkt eine kräftige Massage der sensorischen, motorischen und viszeralen Nervenwurzeln und somit eine Revitalisierung aller drei Systeme. Bei den verstärkten Drehbewegungen der Lendenregion werden die Muskeln besonders angeregt, mit dem Resultat, daß ihre Streckung und Kontraktion die Blutzufuhr isometrisch erhöht.

Die günstige Wirkung setzt sich nach oben fort, die zusammengezogene Leber und Milz erhalten neue Spannkraft und verlieren Ihre Trägheit.

Verstauchungen der Schulter, Kalkablagerungen und Verrenkungen des Schultergelenks bessern sich, und die Schulterbewegungen werden freier.

Schließlich werden auch die Halsmuskeln gestärkt.

Es ist sehr wichtig, daß Sie die Drehung damit beginnen, daß Sie den rechten Schenkel gegen den Bauch pressen. Das fördert die Peristaltik der Eingeweide und wirkt der Verstopfung entgegen. Zur Förderung der richtigen peristaltischen Bewegung wird die rechte Seite der Bauchregion zuerst zusammengepreßt. Abgesehen vom Dickdarm werden in der ersten Hälfte der Übung die Leber und die rechte Niere angeregt und in der zweiten Hälfte die Milz, die Bauchspeicheldrüse und die linke Niere.

Konzentrieren Sie sich darauf, die Muskeln der Wirbelsäule zu entspannen, und verfolgen Sie im Geist das Fortschreiten der Drehung vom Kreuzbein bis zum Schädel.

Drehung / Aufwärmübung an der Wand

Technik

1. Knien Sie sich so hin, daß der rechte Schenkel, die Hüfte und die Schulter an der Wand sind; setzen Sie sich. Plazieren Sie die Füße so weit wie möglich weg von der Wand, aber nah am Körper, wie in **Fig. 16-1a**.
2. Legen Sie die Hände mit den Handflächen an die Wand, die Ellbogen in Schulterhöhe, wie in **Fig. 16-1b**.
3. Atmen Sie ein; heben Sie das Brustbein, wobei die Streckung von der Hüfte ausgeht. Atmen Sie aus und drehen Sie sich nach rechts, wie in **Fig. 16-1c**. Kinn und Brustbein müssen sich gemeinsam drehen. Der Hals bleibt entspannt, da man die Drehung in der Schulter spürt. Sie drücken mit der rechten Hand, wodurch sich das rechte Schulterblatt zur Mitte verschiebt und die linke Brust sich stärker der Wand annähert. Bleiben Sie mit der linken Seite oben; das ist sehr wichtig. Lassen Sie die Finger auf einer Höhe.
4. Atmen Sie ein und heben Sie das Brustbein, während Sie sich nach oben strecken. Atmen Sie aus, während Sie sich noch stärker drehen, und nähern Sie die linke Brust der Wand an. Machen Sie mehrere tiefe Atemzüge im Rhythmus mit der Drehung; beide Seiten Ihrer Brust sind der Wand gleich nahe, und beide Schultern sind auf gleicher Höhe und gleich nahe an der Wand, wie in **Fig. 16-1d**.
5. Lösen Sie sich langsam aus der Drehung. Wiederholen Sie die Schritte 1–4 mit der linken Seite an der Wand.

Tips

1. Achten Sie darauf, sich mit jedem Einatmen zu strecken und mit jedem Ausatmen weiterzudrehen.
2. Neigen Sie sich nicht nach rechts, sondern halten Sie die Wirbelsäule gerade.
3. Der Hals bleibt entspannt.
4. Die Drehung beginnt im Kreuz und setzt sich bis in die Schulterblätter, nicht in den Hals fort.

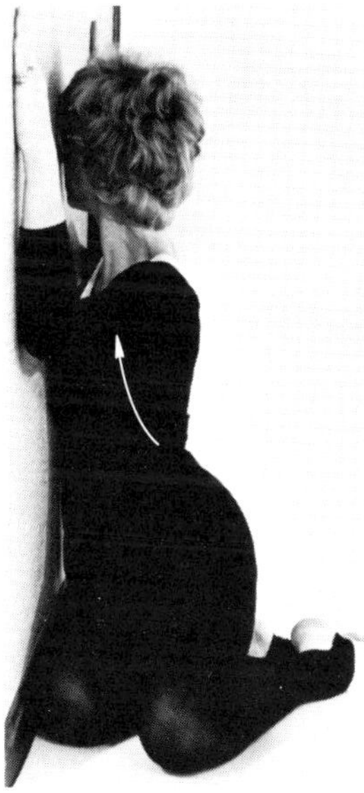

Nutzen

Sehr gut gegen vorhängende Schultern.
Trimmt Arme, Zwerchfell, Taille und Hüften.
Macht die Wirbelsäule geschmeidiger.

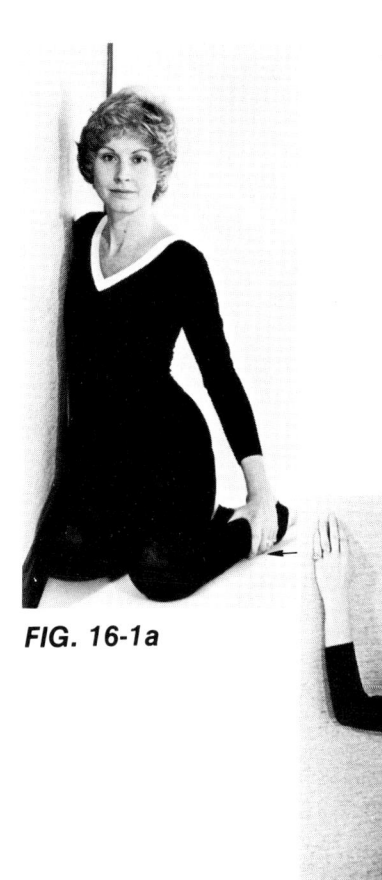

FIG. 16-1a

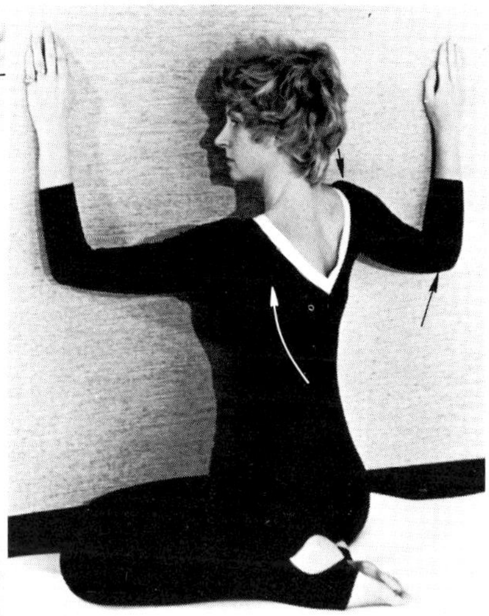

FIG. 16-1b

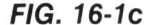

FIG. 16-1c

FIG. 16-1d

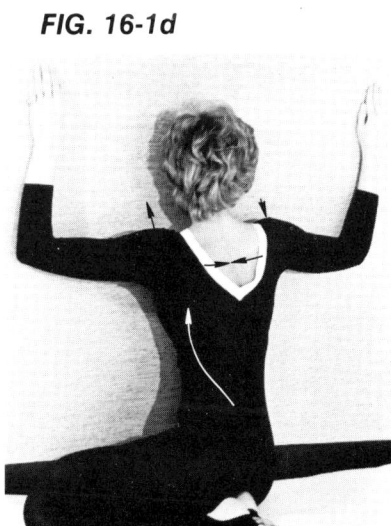

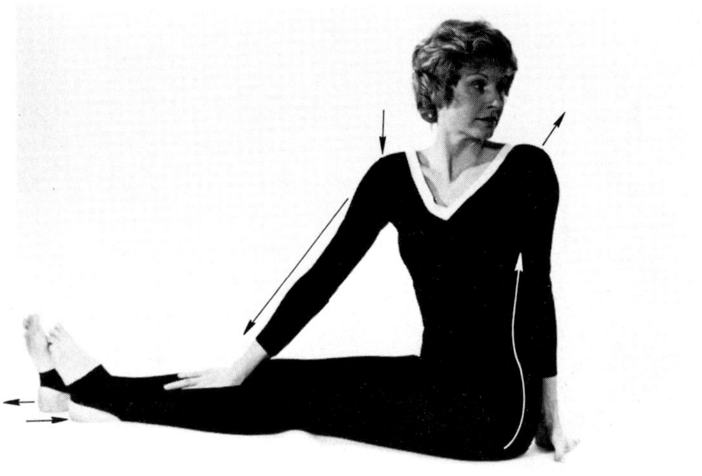

Leichte Drehungen

Abgestützte Aufwärmübung

Technik

1. Setzen Sie sich mit hochgerecktem Oberkörper auf Ihre Sitzknochen, die Beine vorgestreckt.
2. Legen Sie Ihre rechte Hand zwischen die Beine mit der rechten Handfläche gegen das rechte Knie. Die Hand rutscht durch die Drehung tiefer am Bein.
3. Stützen Sie Ihre linke Hand genau hinter sich auf den Boden mit dem Handgelenk gegen das Gesäß, wie in **Fig. 16-2a**.
4. Atmen Sie, gestützt auf Ihre Hand und Ihrem Arm, ein und heben Sie das Brustbein, während Sie sich in die Länge strecken und die Wirbelsäule konkav durchwölben.
5. Strecken Sie sich weiter nach oben und atmen Sie aus, während Sie sich nach links drehen. Beginnend mit den Hüften, wodurch sich das linke Bein verkürzt, setzen Sie die Drehung nach oben über Brustkorb und Schultern fort. Sie pressen die Schulterblätter von links aus zusammen.
6. Die Schultern bleiben unten und von den Ohren weg. Der Hals ist entspannt, während Sie sich langsam nach hinten drehen.
7. Machen Sie mehrere tiefe Atemzüge im Rhythmus: atmen Sie ein, während Sie sich strecken, und atmen Sie aus, während Sie sich drehen. Drehen Sie sich bis zu dem Punkt, an dem Ihre Schultern parallel zu den Beinen sind.
8. Lösen Sie sich langsam aus dieser Stellung und wiederholen Sie die Übung nach der anderen Seite.

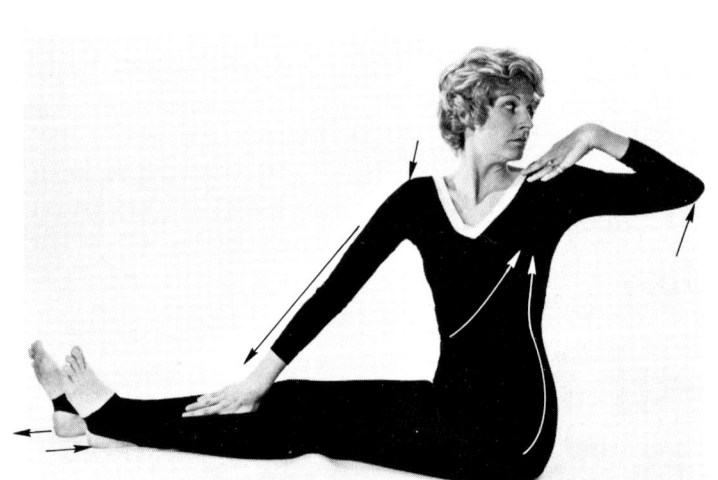

FIG. 16-2a

FIG. 16-2b

Aufwärmübung mit Flügeln

Technik

1. Wiederholen Sie die Schritte 1–5. Sobald Sie in Ihrer Drehung an dem Punkt sind, an dem Schultern und Beine parallel verlaufen, heben Sie die linke Hand und legen Sie sie auf die linke Schulter. Oberarm und Ellbogen müssen parallel zum Boden sein, wie in **Fig. 16-2b**.
2. Wiederholen Sie die Schritte 6-7, während Sie sich drehen, und halten Sie Ihre Ellbogen hoch.

Einbeinige Drehung

Technik

1. Setzen Sie sich auf den Boden, die Beine nach vorn gestreckt, den Rumpf hoch aufgerichtet.
2. Beugen Sie das linke Knie und stellen Sie den linken Fuß flach auf den Boden, wobei der linke Knöchel so nahe wie möglich beim rechten Schenkel sein sollte.
3. Beugen Sie den rechten Arm und legen Sie die rechte Hand auf die rechte Schulter.
4. Atmen Sie ein, während Sie das Rückgrat geradestrecken. Atmen Sie aus, während Sie den rechten Ellbogen an die Außenseite des gebeugten linken Knies führen. Schulter und Knie drücken gegeneinander, wie in **Fig. 16-2c**.
5. Atmen Sie ein und strecken Sie sich. Atmen Sie aus, während Sie die rechte Hand von der Schulter nehmen und den Ellbogen zur anderen Seite beugen. Geben Sie mit dem linken Bein genügend nach, so daß Sie die rechte Hand um das Knie herum und in Taillenhöhe nach hinten führen können. Fassen Sie die rechte Hand mit der linken, wie in **Fig. 16-2d**.
6. Atmen Sie ein und heben Sie Ihr Brustbein; dehnen und strecken Sie die Wirbelsäule gerade. Bleiben Sie hochgereckt und atmen Sie aus, während Sie den Rumpf weiter nach hinten drehen. Sie pressen dadurch die Schulterblätter von links aus zusammen. Ihr Hals ist entspannt, während Sie über die linke Schulter schauen.
7. Machen Sie mehrere rhythmische Atemzüge, wobei Sie sich beim Einatmen hochrecken und beim Ausatmen noch weiter nach links drehen. Lösen Sie sich langsam aus dieser Stellung; wiederholen Sie die Übung, wobei das rechte Knie gebeugt ist und Sie sich nach rechts drehen.

Tips

1. *Bei den Aufwärmübungen ist es wichtig, den Arm steif und gerade zu halten und ihn fest gegen das Bein zu stemmen, um eine bessere Hebelwirkung zu erzielen.*
2. *Wenn Sie beim Aufwärmen die Hüften drehen, achten Sie darauf, daß Ihre Beine ungleich lang erscheinen.*
3. *Bei der einbeinigen Drehung strecken Sie stets die Ferse des geraden Beines.*
4. *Ihr Gesäß bleibt die ganze Zeit auf dem Boden.*

Nutzen

Trimmt Taille und Zwerchfell.
Arme und Hände werden gestärkt.
Der Brustkorb erweitert sich.

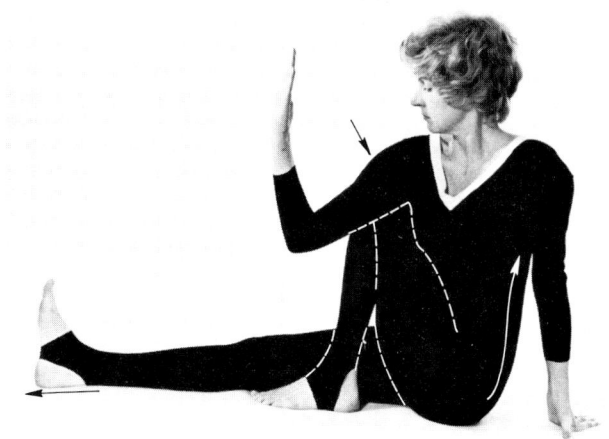

FIG. 16-2c

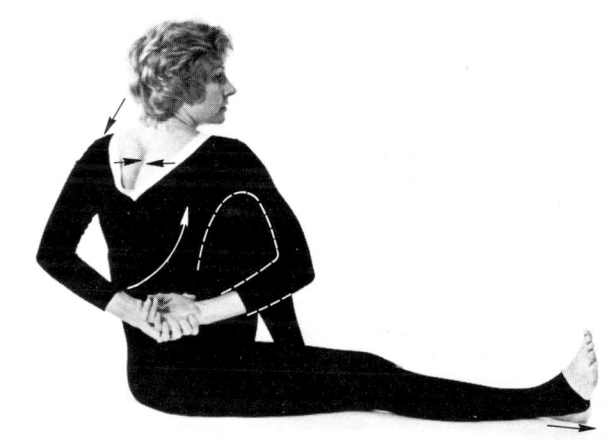

FIG. 16-2d

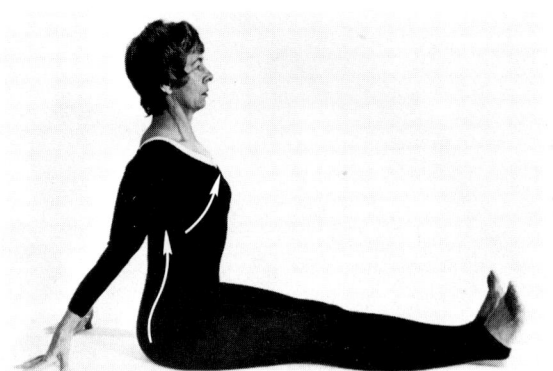

FIG. 16-3a

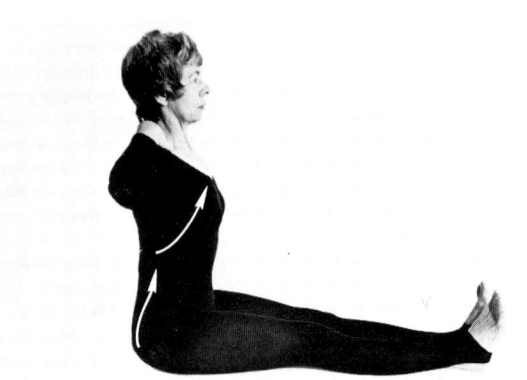

FIG. 16-3b

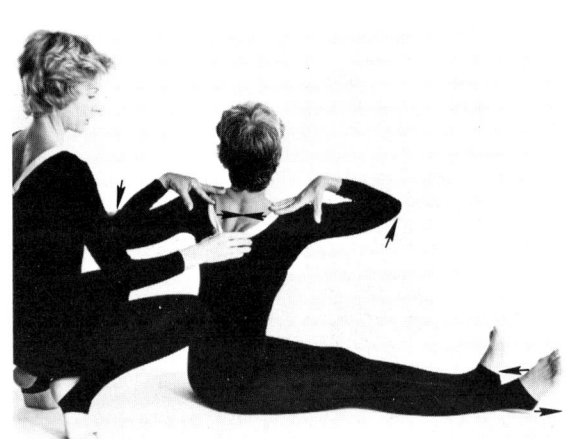

FIG. 16-3c

FIG. 16-3d

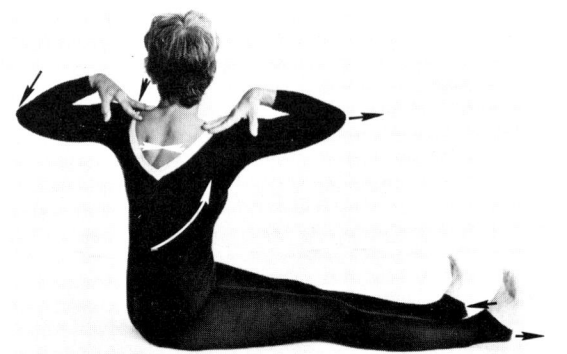

Drehung im Sitzen

Technik

1. Setzen Sie sich mit geschlossenen Beinen hin, den Rumpf hochgestreckt. Stützen Sie die Hände hinter sich, damit Sie den Oberkörper besser hochrecken können, und drehen Sie die Hüften nach vorn, so daß Sie genau auf Ihrem Sitzknochen sitzen **(Fig. 16-3a)**.

2. Atmen Sie ein, heben Sie das Brustbein und strecken Sie sich nach oben. Atmen Sie aus, während Sie die Schulterblätter zusammenpressen; wölben Sie das Kreuz konkav durch.

3. Sobald Ihr Rücken in der richtigen Stellung ist, legen Sie die Hände auf die Schultern, wobei die Oberarme parallel zum Boden verlaufen, wie in **Fig. 16-3b**.

4. Atmen Sie ein, heben Sie das Brustbein, recken Sie sich hoch und halten Sie die Ellbogen hoch. Atmen Sie aus, drehen Sie sich nach links; ziehen Sie den linken Ellbogen, die Hüfte und das Bein nach hinten. Dadurch wird das linke Bein kürzer als das rechte, wie in **Fig. 16-3c** (rechts). Stellen Sie sich mein Knie in Ihrem Rücken vor und stemmen Sie sich dagegen, um die Wirbelsäule gerade zu machen.

5. Einatmen und Brustbein heben. Ausatmen, gesamte Luft aus der Lunge pressen. Drehen Sie sich noch weiter nach links, dabei werden Schulterblätter zusammengepreßt. Schritt 5 einen Atmungszyklus wiederholen **(Fig. 16-3d)**.

6. Atmen Sie ein, strecken Sie sich in die Höhe und kehren Sie wieder in die Mitte zurück. Wiederholen Sie die Übung nach der rechten Seite.

7. Beugen Sie sich zum Schluß beim Ausatmen vor, Ellbogen und Brustbein voran. Senken Sie den Brustkorb auf die Schenkel, so daß die Ellbogen schließlich neben den Beinen ruhen beim Entspannen.

Tips

1. *Bleiben Sie von der Hütte aus hochgereckt, wobei der ganze Oberkörper gerade ist und sich als eine Einheit dreht. Achten Sie darauf, sich nicht zurückzubeugen. Sitzen Sie hochgereckt auf Ihrem Sitzknochen.*

2. *Ihr Kinn bleibt ständig in einer Linie mit dem Brustbein.*

3. *Sacken Sie im Kreuz nicht ein. Das Kreuz bleibt konkav gewölbt, und Sie bleiben von der Hüfte aus gestreckt.*

4. *Halten Sie die Schultern unten, weg von den Ohren.*

5. *Sie wissen, daß Sie es richtig machen, wenn Sie ein Gefühl der Leichtigkeit im Körper verspüren.*

Nutzen

Verbessert Ihre Körperhaltung.
Verleiht den Armen, dem Zwerchfell, der Taille und den Hüften Spannkraft.
Fördert die Zirkulation und löst Verspannungen.

Wirbelsäulendrehung

Klassische Drehung

Technik

1. Setzen Sie sich auf den Boden. Beugen Sie das linke Bein und schieben Sie den linken Fuß unter die rechte Hinterbacke. Drücken Sie das linke Knie zu Boden.
2. Atmen Sie ein, während Sie das rechte Knie beugen, und atmen Sie aus, während Sie den rechten Fuß an die Außenseite des linken Knies stellen (**Fig. 16-4a**).
3. Atmen Sie ein und strecken Sie sich, während Sie die linke Hand zur Decke recken und dabei die ganze linke Seite des Rumpfes strecken. Behalten Sie die Streckung des Rumpfes bei, legen Sie die linke Hand auf die linke Schulter und strecken Sie den Ellbogen nach vorn, wie in **Fig. 16-4b**. Die Schulter stemmt sich gegen die Außenseite des rechten Knies. Dadurch kommt Ihr rechtes Knie so hoch wie möglich hinter die linke Schulter. Atmen Sie aus und fassen Sie mit Ihrer linken Hand die rechte Fußwölbung, wie in **Fig. 16-4c**.
4. Atmen Sie ein und strecken Sie sich, während Sie die rechte Hand zur Decke recken und dabei den ganzen Oberkörper strecken. Drehen Sie sich nach rechts und schauen Sie über die rechte Schulter, während Sie die Schulter nach hinten drehen. Atmen Sie aus und senken Sie den Arm. Beugen Sie ihn am Ellbogen, so daß Sie den Innenschenkel des rechten Beines mit den Fingerspitzen berühren können, wie in **Fig. 16-4d** (links).
5. Atmen Sie ein und heben Sie Ihr Brustbein, um die Wirbelsäule zu strecken. Atmen Sie aus und bleiben Sie gestreckt, während Sie sich weiter in diese Stellung hineindrehen. Machen Sie mehrere Atemzüge im Rhythmus mit dieser Drehbewegung. Lösen Sie sich aus dieser Stellung und wiederholen Sie die Übung dann nach der anderen Seite oder machen Sie weiter.

Verknotete Drehung

Technik

1. Um die Hebelwirkung zu vergrößern, nehmen Sie die linke Hand vom rechten Fuß, greifen Sie damit unter dem rechten Bein durch und fassen Sie die rechte Hand in Taillenhöhe, wie in **Fig. 16-4d** (rechts).
2. Wiederholen Sie die Atmung wie in Schritt 5.

Tips

1. *Bei der* **Fig. 16-4b** *ist es wichtig, daß Sie das Knie so weit wie möglich hinter die Schulter bringen.*
2. *Wenn es Ihnen schwerfällt, den Innenschenkel mit den Fingerspitzen zu berühren, überprüfen Sie, ob Sie sich richtig gedreht haben, ob die Schultern hinten*

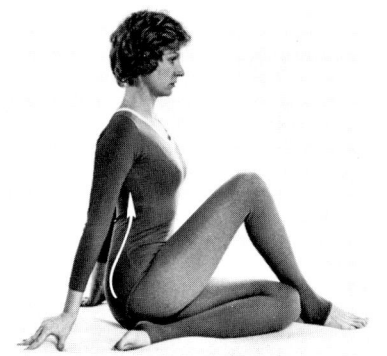

FIG. 16-4a

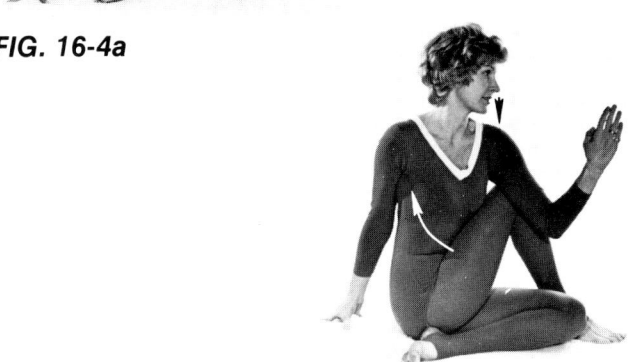

FIG. 16-4b

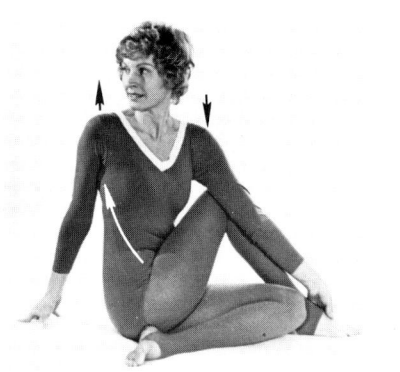

FIG. 16-4c

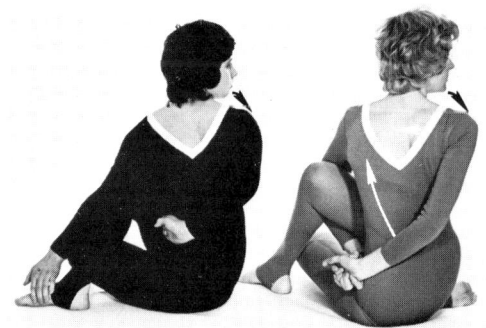

FIG. 16-4d

sind und Sie so weit wie möglich in die entgegengesetzte Ecke nach hinten schauen. Es ist zu schaffen!

Nutzen

Massiert die inneren Organe.
Richtet die Wirbelsäule gerade, baut Verspannungen ab.
Die Beckenregion wird zur Seite gezogen.

17 Vorbeugen im Sitzen

Kommt Ihnen die **Fig. 1** bekannt vor? Falls Sie das versuchen, muten Sie dem unteren Teil Ihrer Wirbelsäule eine extreme Überbeanspruchung zu, um so mehr, falls Sie sich durch Wippen oder Hinunterstrecken in diese Stellung gezwungen haben. Der runde Rücken in **Fig. 1** zeigt, daß die gesamte Wirbelsäule sehr verletzbar gemacht wurde, weil sie gewaltsam aus ihrer natürlichen, konkav durchgewölbten Lage gezwungen wurde; die einzelnen Wirbel des Rückgrats stehen überdehnt und knochig heraus. Gleichzeitig kann man sich den Sauerstoffmangel der Lunge im eingesunkenen Brustkorb vorstellen, ganz zu schweigen von den zusammengequetschten Organen des Unterleibs.

Versuchen Sie sich bei der Ausführung dieser Übungen vorzustellen, daß Sie Ihrer Wirbelsäule helfen wollen, ihre natürliche Stellung zu erreichen, indem Sie Ihre Energie und Anstrengung gleichzeitig auf mehrere Aufgaben

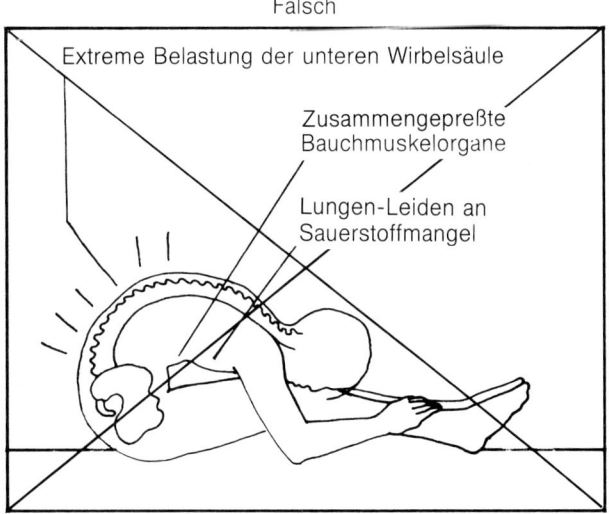

Falsch

Extreme Belastung der unteren Wirbelsäule

Zusammengepreßte
Bauchmuskelorgane

Lungen-Leiden an
Sauerstoffmangel

Figur 1

konzentrieren. Um sich richtig vorzubeugen, wie in **Fig. 2**, setzen Sie sich zuerst fest auf Ihre Sitzknochen und »zielen« Sie damit auf den Boden. Leiten Sie Ihre Energie die Beine entlang zu den gestreckten Fersen und wieder zurück zu den fest verankerten Sitzknochen. Gleichzeitig lenken Sie Ihre Energie vom Sitzknochen hinauf in Ihren Scheitel und vom Kopf dann wieder

Richtig

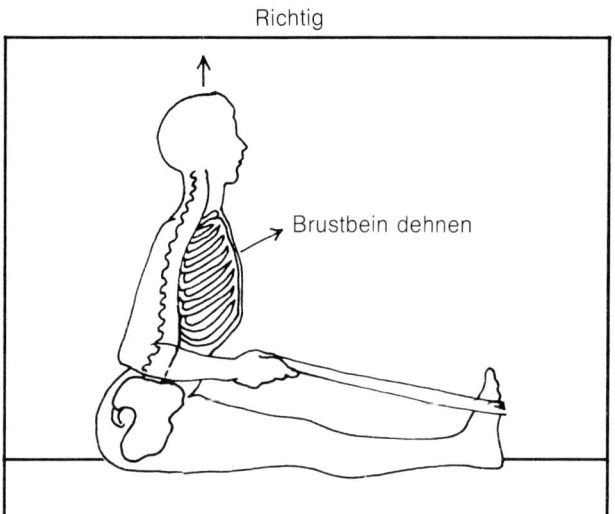

Brustbein dehnen

Figur 2

hinunter zum Boden unter Ihrem Gesäß und strecken Sie dabei den Oberkörper, heben Sie das Brustbein und wölben Sie die Wirbelsäule konkav durch, so daß Sie eine gute Basis haben (die Beine) und in der optimalen Stellung sind (gestreckt und konkav durchgewölbt), bevor Sie sich vorbeugen. Sie werden feststellen, daß Sie, wenn Sie diese beiden Grundsätze der Streckung und konkaven Wölbung nach oben beachten, diese natürliche Stellung der Wirbelsäule ausnützen können, um sich nach vorn und unten zu beugen. Bewegen Sie sich im Rhythmus »zwei Schritte hinunter, ein Schritt hoch« – fast, als würden Sie durch eine Ratsche bewegt – während Sie sich »nach unten atmen«. Der Rhythmus für alle folgenden Übungen lautet: Bauch einziehen, einatmen, strecken; dann ausatmen, konkav durchwölben und sich auf die Endstellung hinbewegen. Gehen Sie die halbe Strecke wieder zurück, aber behalten Sie die »ideale« Rückenstellung bei. Bauch einziehen, einatmen, strecken und ausatmen, während Sie sich konkav durchwölben. Fahren Sie in dieser Weise fort und machen Sie so viele Atemzüge wie nötig, bis Sie den Punkt erreichen, an dem Sie den gestreckten und konkav durchgewölbten Rücken gerade noch beibehalten können. Dann *stop!* Entspannen Sie sich einige Momente lang in dieser Stellung, bevor Sie einen letzten Atemzug machen und sich strecken. Atmen Sie weiter in die Bewegung hinein aus und überraschen Sie sich selbst (Sie sind weitergekommen, als Sie dachten).

Ich bezeichne dies als »durchgebogene Streckung« und möchte, daß Sie diese benutzen, wenn Sie die folgenden Übungen ausführen. Denken Sie daran: atmen Sie bei allen folgenden Übungen im Rhythmus, und gehen Sie nur so weit Sie können, ohne die »durchgebogene Streckung« zu verlieren. Der Tag wird kommen, an dem sich Ihre Ausdauer lohnt, und Sie werden die befriedigenden Erfahrung machen, daß Sie die Endstellung erreichen und Wirbelsäule und Rumpf dabei in der idealen Stellung bleiben.

147

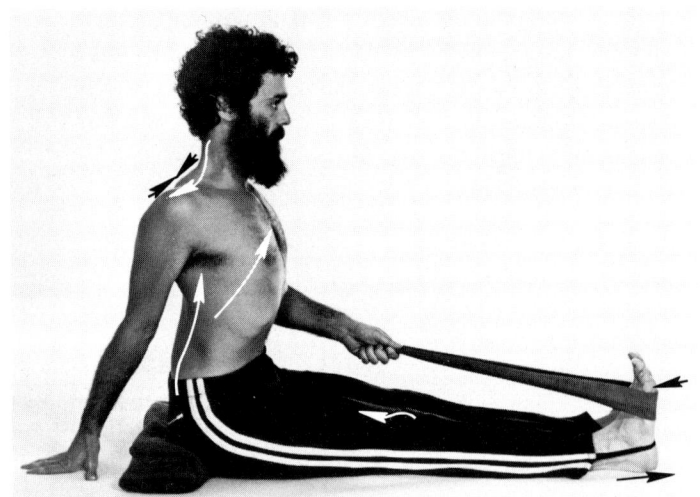

FIG. 17-1a

Was man beim Vorbeugen wissen muß

Technik

1. Falten Sie Ihr Badetuch, so daß es ca. 5 cm hoch ist. Setzen Sie sich darauf und lassen Sie die Sitzknochen vom Tuch herunterrutschen, aber nicht auf dem Boden ruhen, was eine Drehung der Hüften zur Folge hat. Diese wird Ihnen helfen, die Wirbelsäule konkav durchzuwölben.

2. Sitzen Sie hochgestreckt mit geschlossenen Füßen, den Gürtel um die Fußballen geschlungen. Halten Sie den Gürtel mit der linken Hand etwa in Schenkelmitte. Stützen Sie das rechte Handgelenk hinter Ihr Gesäß, wie in **Fig. 17-1a**.

3. Atmen Sie ein, während Sie das Brustbein heben und die Wirbelsäule konkav durchwölben. Atmen Sie aus, während Sie die Schultern nach unten und hinten drehen und die Schulterblätter zusammenpressen. Ziehen Sie jetzt nach jedem Ausatmen den Bauch ein und atmen Sie danach fließend ein.

4. Atmen Sie ein und benutzen Sie Ihre Finger und Ihren Arm, um Ihre Wirbelsäule höher und genau auf die Sitzknochen zu heben. Atmen Sie aus, während Sie die Beine strecken, indem Sie die Kniescheiben anspannen. Ziehen Sie die Fußballen zu sich, so daß sich die Fersen nur wenige Zentimeter vom Boden heben, wie in **Fig. 17-1a**.

5. Atmen Sie ein und strecken Sie den Oberkörper hoch. Tasten Sie mit der rechten Hand, ob Ihre Wirbelsäule nach innen verschwunden ist. Wenn nicht, wiederholen Sie die Streckung der Wirbelsäule und das Zusammenpressen der Schulterblätter so oft wie nötig, bis die Wirbelsäule nach innen verschwindet. Wiederholen Sie die Übung dann mit dem anderen Arm.

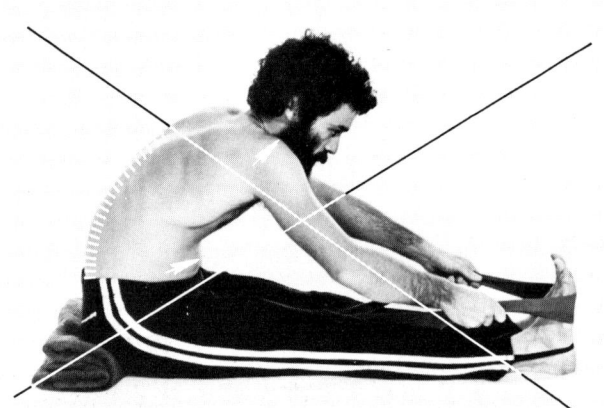

FIG. 17-1b

6. Erst wenn Sie das obige beherrschen, sollten Sie weitermachen. Fassen Sie den Gürtel jetzt mit beiden Händen in mittlerer Schenkelhöhe.

7. Beugen Sie sich nicht gewaltsam vor und verlieren dabei Ihre konkave Wölbung, wie in **Fig. 17-1b**, und lehnen Sie sich auch nicht zurück, wobei die Schultern nach vorn hängen, wie in **Fig. 17-1c**. Durch die entsprechende Drehung der Hüften, das Strecken der Wirbelsäule und das Heben des Brustbeins werden Sie erst den entsprechenden Nutzen aus dem Vorbeugen ziehen. Wichtig ist **nicht, wie tief** Sie sich beugen, sondern **wie gut Ihre Haltung** auf dem Weg dahin ist.

8. Um das korrekte Vorgehen zu unterstützen, atmen Sie wieder ein, ziehen Sie den Bauch ein, strecken Sie sich in die Höhe und atmen Sie aus, wobei das Brustbein gehoben bleibt. Beugen Sie sich vom Hüftgelenk

aus vor und lassen Sie die Schulterblätter zusammengepreßt, wie in **Fig. 17-1d**.

9. Wiederholen Sie diesen Schritt drei Runden lang.
Während Sie mit dem Brustbein führen, gehen die
Ellbogen nach hinten, bleiben aber eng am Körper.
Verstärken Sie mit jedem Einatmen die Streckung aus
der Hüfte. Beugen Sie sich mit jedem Ausatmen stär-
ker vor. Achten Sie darauf, **nicht** über den Punkt
hinauszugehen, an dem der Rücken seine konkave
Wölbung verliert.

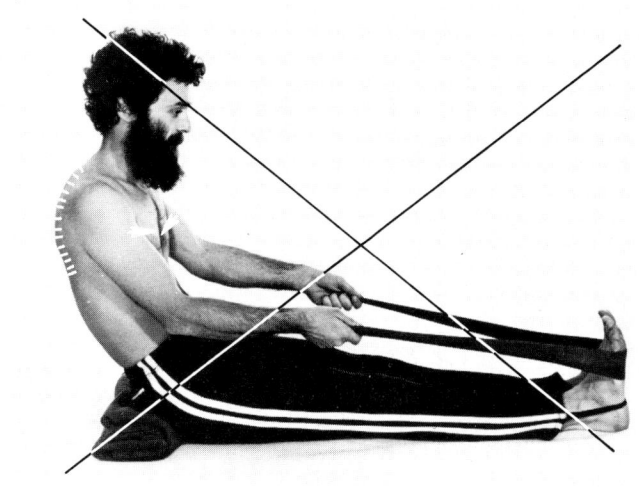

FIG. 17-1c

Tips

*1. Ziehen Sie nach jedem Ausatmen den Bauch ein, um
mehr Raum für die Drehbewegung zu haben.*

*2. Ich kann die Hebung und Streckung der Wirbelsäule
nicht genug betonen. Denken Sie daran, daß Sie **nicht**
auf dem Steiß sitzen sollen.*

*3. Wenn die Kniescheiben gestrafft bzw. zum Schenkel
hochgezogen sind, sollten die Kniekehlen flach auf
dem Boden aufliegen.*

*4. Achten Sie darauf, daß der Gürtel unter dem Fußballen
bleibt und nicht in die Wölbung hineinrutscht, während
Sie versuchen, das Fußgelenk zu beugen, wie in
Fig. 17-1d.*

*5. Bleiben Sie an dem Punkt, den Sie erreichen können,
und entspannen Sie sich. Machen Sie noch einen
Atemzug, und Sie werden sehen, daß Sie sich beim
Ausatmen noch tiefer neigen können.*

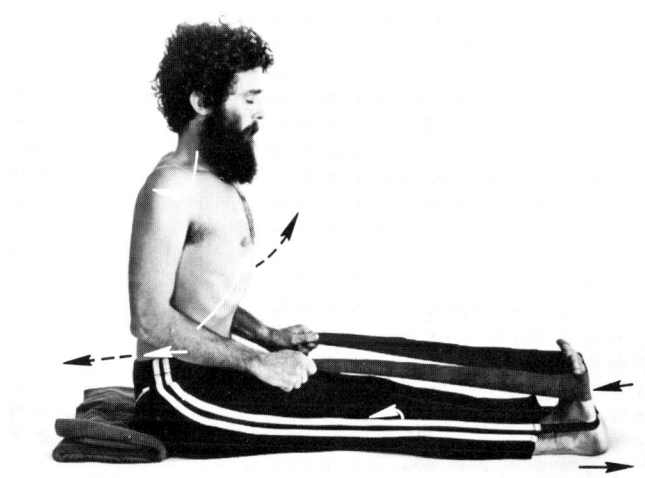

FIG. 17-1d

Nutzen

Streckt die Kniesehnen.
Fördert die Elastizität der Wirbelsäule.
Regt den Kreislauf an.

Vorbeugestellung

Anfängermethode

Technik

1. Setzen Sie sich aufrecht hin und beugen Sie das rechte Bein, so daß es neben dem rechten Schenkel und dem Gesäß liegt. Stützen Sie die Hände nahe hinter sich auf den Boden.
2. Drücken Sie sich mit den Fingerspitzen hoch, während Sie einatmen, das Brustbein heben und sich in die Höhe recken. Bleiben Sie hochgereckt, während Sie ausatmen und drehen Sie die Schultern nach hinten und unten, weg vom Hals. Die Ellbogen sind leicht gebeugt.
3. Beim Einatmen strecken Sie sich aus der Hüfte hoch. Atmen Sie aus, wölben Sie den Rücken konkav durch, während Sie die Kniescheibe anziehen, und strecken Sie die linke Ferse, wobei der Fuß senkrecht zum Boden steht, wie in **Fig. 17-2a**.

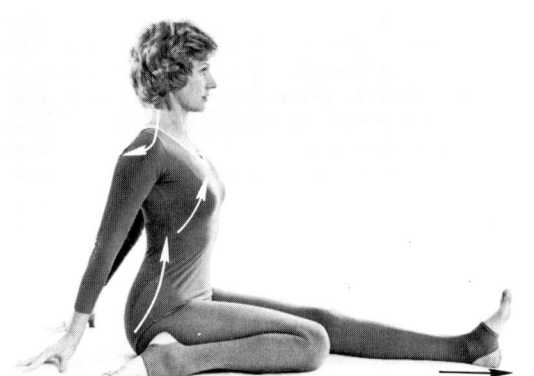

FIG. 17-2a

4. Konzentrieren Sie sich in dieser Stellung darauf, mehrere tiefe Atemzüge im Rhythmus mit den Bewegungen zu machen. Achten Sie darauf, sich beim Einatmen hochzurecken und beim Ausatmen den Rücken durchzuwölben. Falls es Sie anstrengt, den gestreckten und konkav durchgewölbten Rücken beizubehalten, kehren Sie zur vorigen Übung zurück. Wenn Sie spüren, daß Ihr Rücken lockerer wird, können Sie sich aus der Hüfte vorneigen. Überprüfen Sie mit der Hand, daß Ihr Rücken gewölbt geblieben ist. Wenn Sie es richtig machen, wird die Wirbelsäule nach innen verschwunden sein.
6. Es ist überaus wichtig, daß Sie sich die Zeit nehmen, diese Übung korrekt auszuführen, da sie die Grundlage für das Vorbeugen ist.

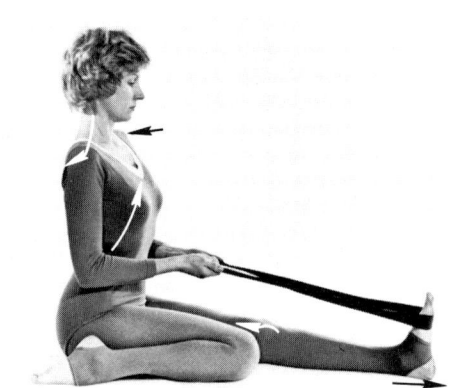

FIG. 17-2b

Mittelschwere Methode

Technik

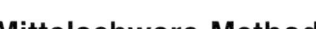

FIG. 17-2c

1. Schlingen Sie einen Gürtel um den Ballen des linken Fußes.
2. Atmen Sie ein, heben Sie das Brustbein und strecken Sie sich aus der Hüfte. Während Sie ausatmen, drehen Sie die Schultern zurück und halten die Ellbogen eng am Körper, wobei Sie die Schulterblätter zusammenpressen, wie in **Fig. 17-2b**.
3. Atmen Sie ein und recken Sie sich wieder hoch. Atmen Sie aus, halten Sie das Knie angespannt und ziehen Sie den Fuß widerstandslos zum Körper, d. h. beugen Sie ihn am Fußgelenk, wie in **Fig. 17-2c**.
4. Atmen Sie ein, während Sie den Rumpf strecken. Die Schulterblätter bleiben zusammengepreßt und der

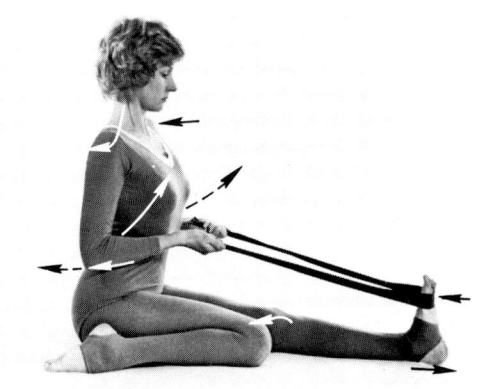

Rücken konkav durchgewölbt, während Sie vollständig ausatmen und den Bauch ein- und hochziehen. Das geht fließend in ein weiteres Einatmen und Strecken über.

Konzentrieren Sie sich diesmal beim Ausatmen auf das durchgewölbte Rückgrat, halten Sie die Ellbogen dicht am Körper und drücken Sie sie nach hinten. Die Schulterblätter bleiben zusammengepreßt, während Sie sich von der Hüfte aus vorneigen, wie in **Fig. 17-2c**.

5. Machen Sie drei Atemzüge im Rhythmus mit der Bewegung. Richten Sie sich bei jedem Einatmen wieder teilweise auf, um sich gut strecken zu können. Arbeiten Sie sich beim Ausatmen weiter am Gürtel vor und winkeln Sie die Ellbogen zur Seite ab, während sich Ihr Brustkorb schließlich auf den Schenkel niedersenkt.

Fortgeschrittenenmethode

Technik

1. Wenn es Ihnen in der vorherigen Übung gelungen ist, die Brust auf den Schenkel zu legen, können Sie auf den Gürtel verzichten.
2. Legen Sie das rechte Handgelenk auf die Zehen und umschließen Sie den Fußballen mit den Fingern. Legen Sie die linke Hand auf die rechte.
3. Halten Sie den Fuß fest und atmen Sie ein, während Sie die Wirbelsäule aus der Hüfte hochrecken, wie in **Fig. 17-2d** (links). Die Schultern bleiben unten, machen Sie keinen Buckel.
4. Atmen Sie aus und pressen Sie die Schulterblätter zusammen, während Sie sich, mit dem Brustbein voran, vorneigen. Drehen Sie Ihre Hände nach außen zur Seite und beugen Sie Ihre Ellbogen zum Boden hinunter, während Ihr Rumpf folgt. Siehe **Fig. 17-2d** (rechts).
5. Richten Sie sich mit jedem Einatmen genügend auf, um sich gut aus der Hüfte zu strecken. Senken Sie sich mit jedem Ausatmen tiefer auf die Beine.
6. Machen Sie das drei Runden lang so tief Sie können, ohne die Wölbung des Rückgrats aufzugeben, und bleiben Sie in der tieferen Stellung, während Sie bis fünf zählen. Wiederholen Sie Schritt 5 noch einmal und achten Sie darauf, daß Sie sich diesmal noch tiefer neigen können. Jetzt kommen Sie wieder langsam hoch und wiederholen Sie die Übung nach der rechten Seite.

Tips

*1. Halten Sie das Kinn in allen drei Varianten hoch und senken Sie es erst, wenn Sie die Stellung **17-2d** (rechts) erreichen.*
2. Details über das Baucheinziehen finden Sie bei den Aufwärmübungen für die Bauchmuskeln. Es ist wichtig, diese Technik anzuwenden, da Sie dadurch mehr Raum für die Drehbewegung erhalten.
3. Senken Sie den Rumpf nur so weit Sie können, ohne daß die Wirbelsäule hervortritt. Überprüfen Sie das mit den Fingern. Entscheidend ist nicht, wie tief Sie sich senken können, sondern wie korrekt Sie die Technik anwenden.
4. Es dauert einige Zeit, bis Sie diese Übung beherrschen. Gehen Sie nicht ruckartig oder gewaltsam vor.

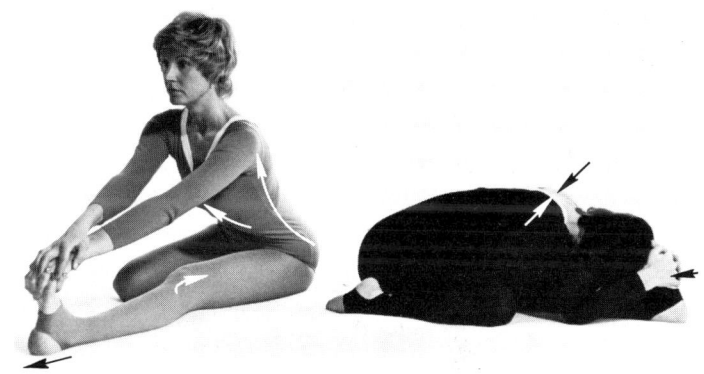

FIG. 17-2d

Nutzen

Baut Spannungen ab, insbesondere in der Lenden- und Schulterregion.
Streckt und stärkt die Sehnen, Bänder und Muskeln der Beine und Füße.
Lockert die Wirbelsäule.
Massiert und festigt den Bauch.

Beinstellungen beim Vorbeugen

Gegrätschtes Vorbeugen

Technik

1. Setzen Sie sich aufrecht hin, die Füße etwa einen Meter voneinander entfernt. Strecken Sie die Fersen, damit die Beine gestreckt sind. Der Fuß muß ständig senkrecht zum Boden stehen. Es ist auch wichtig, daß die Knie gestreckt sind und die Kniescheiben genau nach oben zeigen.

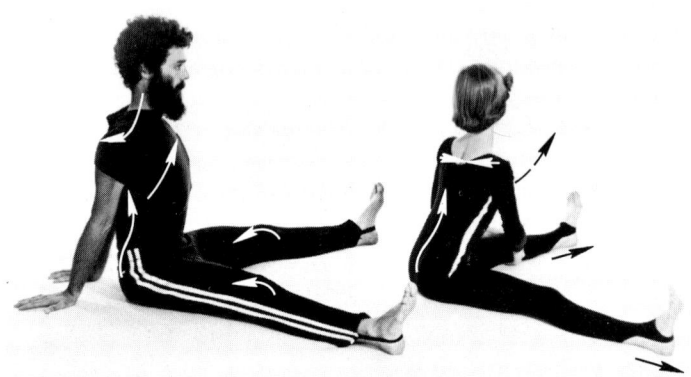

FIG. 17-3a

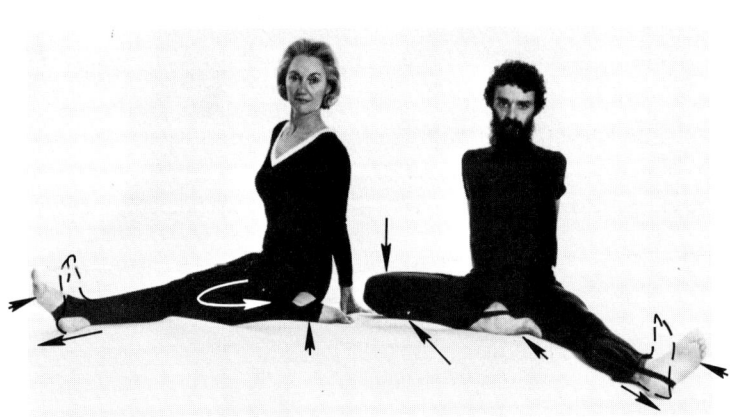

FIG. 17-3b

2. Stützen Sie die Hände genau hinter sich auf den Boden. Heben Sie sich beim Einatmen auf die Fingerspitzen, während Sie sich in die Höhe recken. Drücken Sie beim Ausatmen mit den Fingern und drehen Sie die Hüften nach vorn. Sie sitzen dann genau auf Ihrem Gesäßbein, wie in **Fig. 17-3a** (links). Legen Sie die Hände auf das linke Knie.

3. Atmen Sie ein und heben Sie das Brustbein, während Sie den Rumpf strecken. Atmen Sie aus und drehen Sie die Hüften noch stärker, um die Wirbelsäule durchzuwölben, wie in **Fig. 17-3a** (rechts). Senken Sie sich jetzt auf das Bein, wobei Sie so verfahren wie bei der »Vorbeugestellung«. Wiederholen Sie die Übung nach der anderen Seite.

Mit angezogenem Bein

Technik

1. Setzen Sie sich mit ausgestreckten Beinen hin. Beugen Sie das linke Knie und ziehen Sie den linken Fuß zurück. Legen Sie den linken Fuß neben das linke Hüftgelenk. Die Zehen zeigen nach hinten und ruhen auf dem Boden. Die Innenseite der linken Wade wird die Außenseite des linken Schenkels berühren, wie in **Fig. 17-3b** (links).

2. Am Anfang wird sich der Körper auf die Seite des ausgestreckten Beines neigen. Bein und Fuß des ausgestreckten Beines werden sich auch nach außen neigen. Lernen Sie, in dieser Stellung aufrecht sitzend das Gleichgewicht auf Ihren Sitzknochen zu halten, die Ferse gestreckt und die Kniescheibe nach oben zeigend. Wenn Sie das Gleichgewicht gefunden haben, wenden Sie die Techniken der Vorbeugeübung an. Wiederholen Sie dann die Übung mit dem rechten Bein.

Vorbeugen mit gegrätschtem, angezogenem Bein

Technik

1. Beugen Sie das rechte Knie und ziehen Sie die rechte Ferse gegen die Innenseite des rechten Schenkels in der Nähe des Schritts. Die große Zehe des rechten Fußes sollte die Innenseite des linken Schenkels berühren, wie in **Fig. 17-3b** (rechts). Die Wölbung des Fußes sollte genau zum Schritt zeigen.
Diese Fußstellung hilft Ihnen, das Bein zur Seite zu spreizen. Wenn das zu schwierig ist, können Sie den rechten Fuß einfach neben den linken Schenkel stellen.

2. Sie sind jetzt in der richtigen Stellung, um die Techniken des Vorbeugens anzuwenden. Wiederholen Sie die Übung dann mit dem linken Bein.

Seitwärtsneigen im Sitzen

Technik

1. Setzen Sie sich aufrecht hin, beugen Sie die Knie nach außen und legen Sie vor dem Schambein einen Fuß vor den anderen. Knie zu Boden senken **(Fig. 17-7a)**.
2. Legen Sie die Hände hinter den Kopf.
3. Atmen Sie ein, heben Sie das Brustbein und recken Sie sich aus der Hüfte hoch, bis Sie auf den Gesäßknochen sitzen, und wölben Sie den Rücken durch **(Fig. 17-7b)**.
4. Atmen Sie aus und neigen Sie sich zur rechten Seite, bis der rechte Ellbogen das rechte Knie berührt. Nach einem tiefen Ausatmen ziehen Sie den Bauch ein und gehen fließend in das Einatmen über, während Sie sich hochrecken. Atmen Sie aus, drehen Sie die linke Schulter nach hinten und ziehen Sie den Bauch ein. Atmen Sie ein, recken Sie sich hoch und drehen Sie diesmal die rechte Schulter nach vorn, so daß Arme, Ellbogen und Schultern eine gerade Linie bilden **(Fig. 17-7c)**.
5. Recken Sie sich jetzt stark hoch, heben Sie das Brustbein und pressen Sie die Schulterblätter etwas zusammen. Während Sie die Arme in die richtige Stellung bringen, wird es Ihnen gelingen, sich aus der Hüfte noch höher zu recken und dabei den Rumpf zu drehen.
6. Machen Sie drei Atemzüge im Rhythmus mit der Bewegung. Dann nach der linken Seite wiederholen.
7. Sobald Sie diese Übung beherrschen, können Sie die Ellbogen zu Boden senken, wie in **Fig. 17-7d**, wobei Sie dasselbe Verfahren anwenden.
8. Recken Sie den erhobenen Ellbogen nach oben und richten Sie sich wieder in die sitzende Stellung auf. Wiederholen Sie die Übung nach der anderen Seite.

Tips

1. *Ihre Knie und Ihr Gesäß bleiben die ganze Zeit auf dem Boden.*
2. *Während Sie sich strecken und nach oben recken, bemühen Sie sich, auf der rechten Körperseite alle Hautfalten zu beseitigen. Behalten Sie die Streckung in Brustkorb und Taille bei, während Sie sich zur rechten Seite neigen. Sacken Sie nicht zusammen. Wenn Sie beim Seitwärtsneigen die Streckung verlieren, richten Sie sich wieder auf, heben das Brustbein und recken sich erneut hoch.*
3. *Ziehen Sie nach jedem Ausatmen den Bauch ein und gehen Sie fließend in das Einatmen über.*
4. *Siehe Schritt 5.*

Nutzen

Dehnt den Brustkorb. Trimmt die Taille.
Eine Vorübung zum Lotussitz.

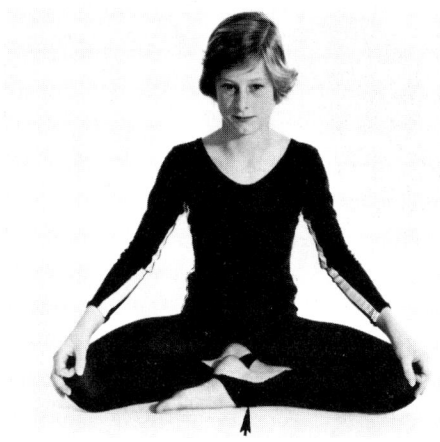

FIG. 17-7a

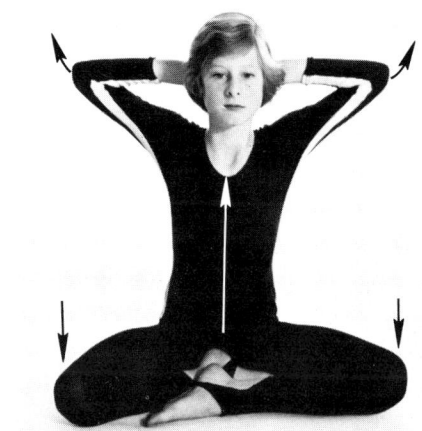

FIG. 17-7b

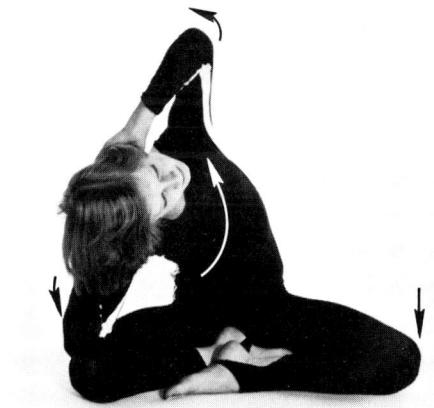

FIG. 17-7c
FIG. 17-7d

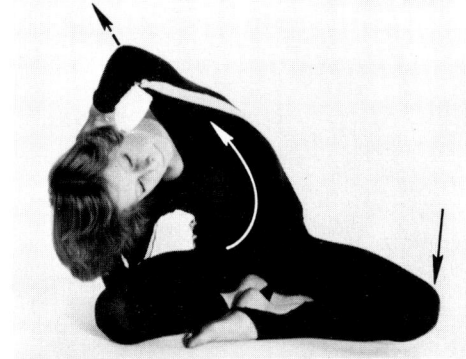

18 Gleichgewichts-übungen im Stehen

Die Befähigung zu den Übungen aus der Grätsche hängt sowohl von der Geschmeidigkeit des Hüftgelenks als auch von der Kraft und Kondition der Beinmuskeln ab: Quadriceps femoris (Schenkelstrecker), Gemellus inferior und superior, Gluteus maximus (Gesäßmuskel) und medius sowie Iliacus (Darmbeinmuskel) sind die Hauptmuskeln, die zusammen mit dem Hüftgelenk und den Bändern an den Grätschübungen beteiligt sind.

Die folgenden Übungen stärken nicht nur diese Beinmuskeln, sondern kräftigen auch die Bauchmuskulatur, da sich das Hüftgelenk nach außen dreht, während der übrige Körper unbewegt bleibt.

Ich muß darauf hinweisen, daß die Grätsche nicht in den Füßen beginnt, sondern im Hüftgelenk und den Bändern und Sehnen, die es umgeben. Der

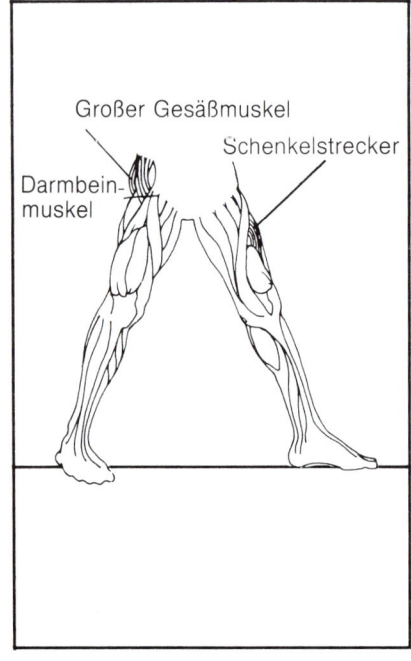

Großer Gesäßmuskel

Schenkelstrecker

Darmbein-
muskel

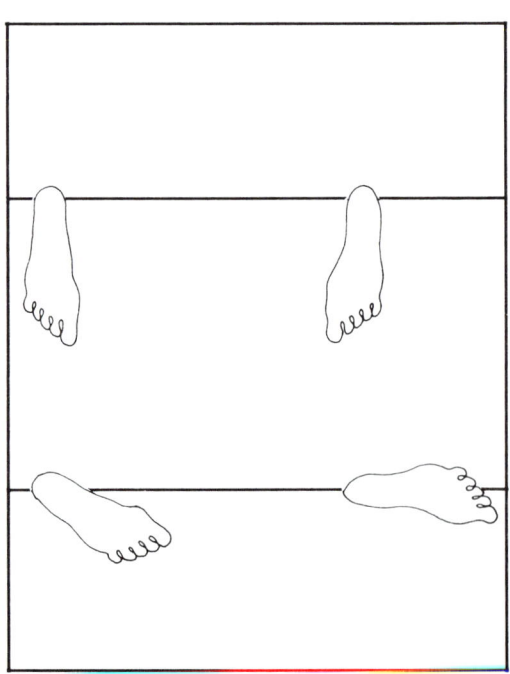

Grätschwinkel hängt von der individuellen Beckenkonstruktion des jeweiligen Schülers ab. Die Fähigkeit zur Grätsche hängt auch von der Kondition der Muskeln ab, die an der Auswärtsdrehung des Beines beteiligt sind. Drehen Sie den Fuß nur so weit nach außen, wie Ihr Hüft- und Kniegelenk gestatten, so daß Knie- und Fußstellung immer übereinstimmen. Spannen Sie die Knie an, ziehen Sie die Kniescheiben hoch und spannen Sie die Hüftmuskeln an. Die Schenkelmuskulatur sollte hochgezogen und nach außen gedreht werden.

Die Grätsche beginnt im Hüftgelenk, setzt sich durch die Knochen und Muskeln des Schenkels zum Kniegelenk und schließlich zum Fuß fort.

Bei einigen der folgenden Übungen werden Sie vielleicht die Notwendigkeit verspüren, die Beine stärker zu grätschen. Es ist besser, mit dem vorderen Bein nach vorn zu rutschen und dabei das Gewicht auf dem hinteren Bein zu lassen, als das Gleichgewicht und den Halt zu verlieren, indem Sie mit dem hintern Bein nach hinten rutschen.

Falls Sie eine Anspannung im Kreuz verspüren, so bedeutet das, daß Sie das hintere Bein nicht fest genug gegen den Boden stemmen oder daß Sie eingesackt sind. Der Oberkörper muß ständig hochgereckt bleiben, das heißt, Sie strecken sich aus der Hüfte über die Wirbelsäule bis zum Kopf.

Diese Übungen im Stehen fördern die Selbstdisziplin, die Koordination, die Zähigkeit und die Ausdauer. Es wäre nicht richtig, diese verschiedenen Varianten rasch zu absolvieren. Sie müssen jeden Muskel des Körpers spüren und beherrschen lernen, bis er zu Ihrem Gleichgewicht beiträgt.

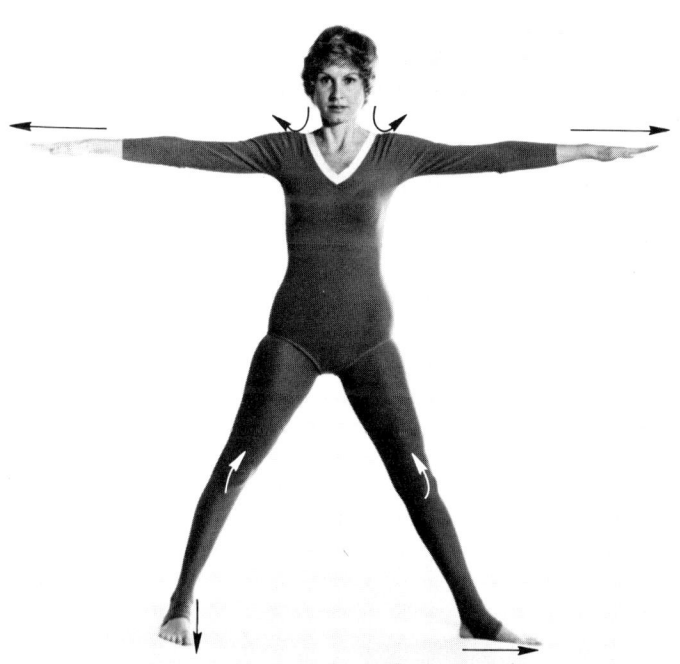

FIG. 18-1

159

Gegrätschte Kniebeuge

Technik

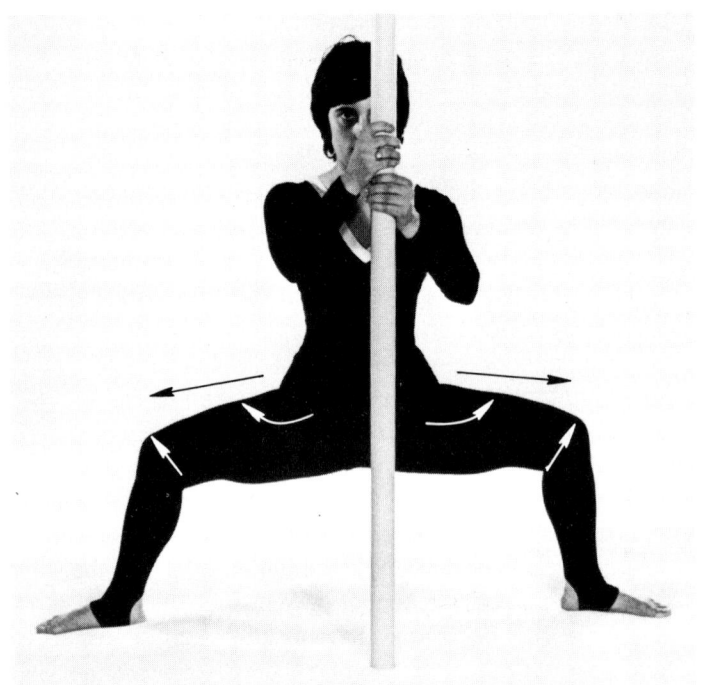

1. Stellen Sie sich an eine Eckwand oder an eine Stange und halten Sie sich daran fest. Stellen Sie sich so hin, daß die Zehen einen guten Meter voneinander entfernt sind.

2. Atmen Sie ein, um sich hochzurecken und die richtige Haltung einzunehmen. Achten Sie darauf, das Becken zu kippen. Atmen Sie aus, während Sie den Rumpf senken, bis Sie ohne Stuhl »sitzen«, wobei der Rumpf senkrecht bleibt **(Fig. 18-2a)**.

3. Ihre Schenkel sollten horizontal und Ihre Schienbeine vertikal sein. Wenn nicht, verändern Sie die Fußstellung, so daß die Knie genau über den Füßen sind **(Fig. 18-2b)**.

4. Bleiben Sie in dieser Stellung und machen Sie fünf Atemzüge, wobei Sie sich bemühen, die Schenkel noch weiter zu öffnen. Richten Sie sich langsam wieder auf.

5. Atmen Sie ein und recken Sie sich hoch. Legen Sie die rechte Hand auf den rechten Schenkel, wie in **Fig. 18-2c**. Halten Sie das Becken gekippt, spannen Sie das Gesäß an und halten Sie den Rücken gerade.

6. Bleiben Sie senkrecht und beugen Sie das rechte Knie, bis es genau über dem Fuß, aber nicht darüber hinaussteht. Wenn das Knie über den Fuß hinaussteht, rutschen Sie mit dem linken Fuß zurück, bis Ihr rechter Schenkel horizontal ist **(Fig. 18-2d)**.

7. Achten Sie darauf, daß das rechte Knie genau über dem Fuß bleibt, während Sie sich bemühen, beide Hüften gleichermaßen nach vorn zu drehen.

8. Bleiben Sie fünf Atemzüge lang in dieser Stellung, während Sie sich bemühen, Schenkel und Hüfte voneinander wegzudrehen. Richten Sie sich langsam wieder auf und wiederholen Sie die Übung nach der anderen Seite. Sobald Sie in jeder Variante die richtige Stellung gefunden haben, können Sie sich in einem einzigen Atemzug senken oder aufrichten bzw. die Seite wechseln.

FIG. 18-2a

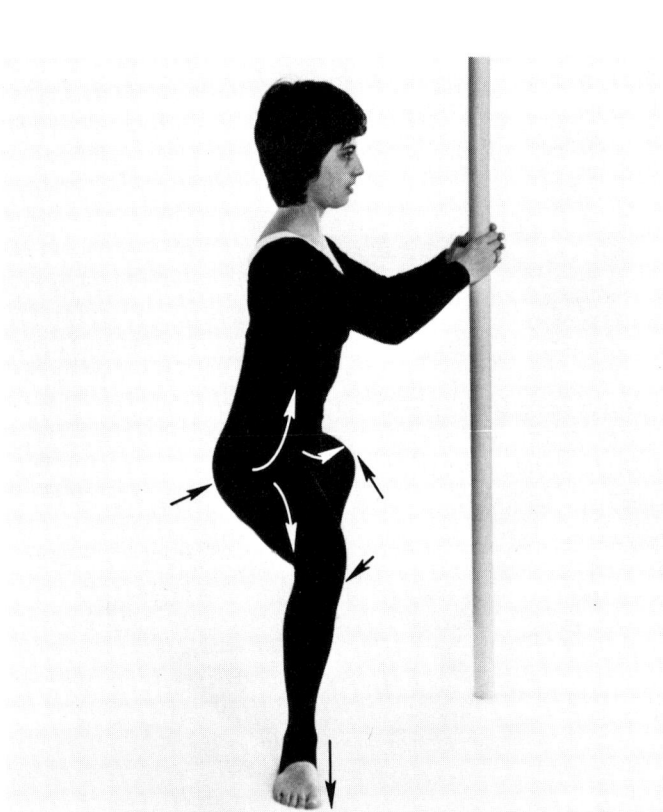

FIG. 18-2b

Tips

1. Falls Sie die Knie nicht über die Zehen bringen können, dann stellen Sie die Zehen unter das Knie. Aber
achten Sie darauf, daß die Ferse auf dem Boden bleibt.

2. Beide Hüften müssen immer nach vorn schauen.

3. Halten Sie stets den Rücken gerade, indem Sie das
Brustbein heben, die Schulterblätter etwas zusammenpressen und das Steißbein einziehen.

Nutzen

Die Beinmuskeln werden wohlgeformt und kräftiger.
Gut gegen Krämpfe der Waden- und Schenkelmuskeln.
Verleiht den Bauchorganen Spannkraft.

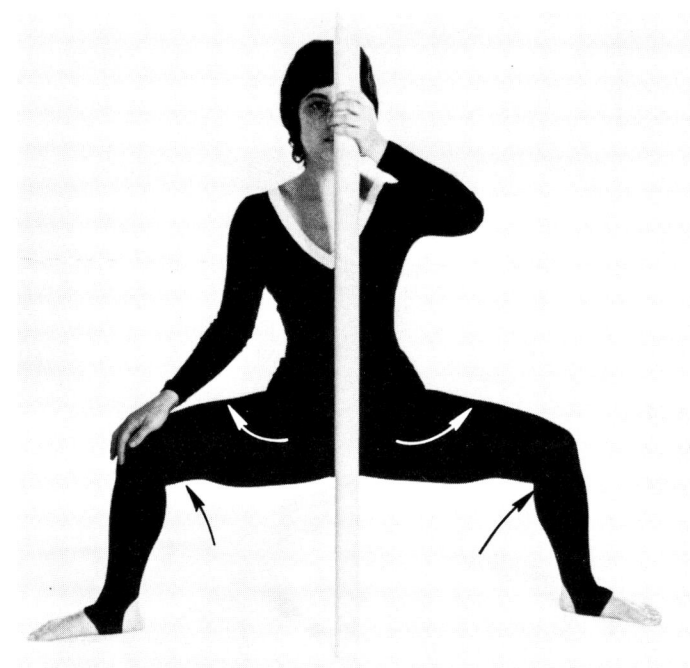

FIG. 18-2c

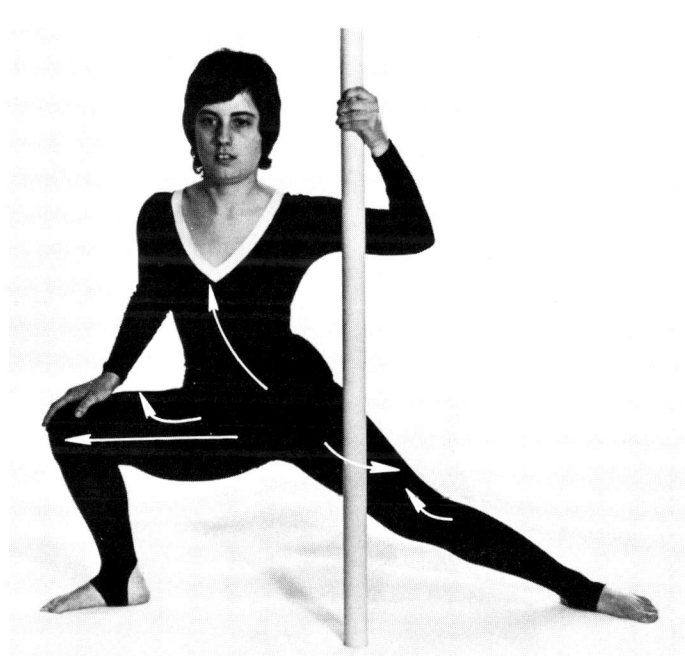

FIG. 18-2d

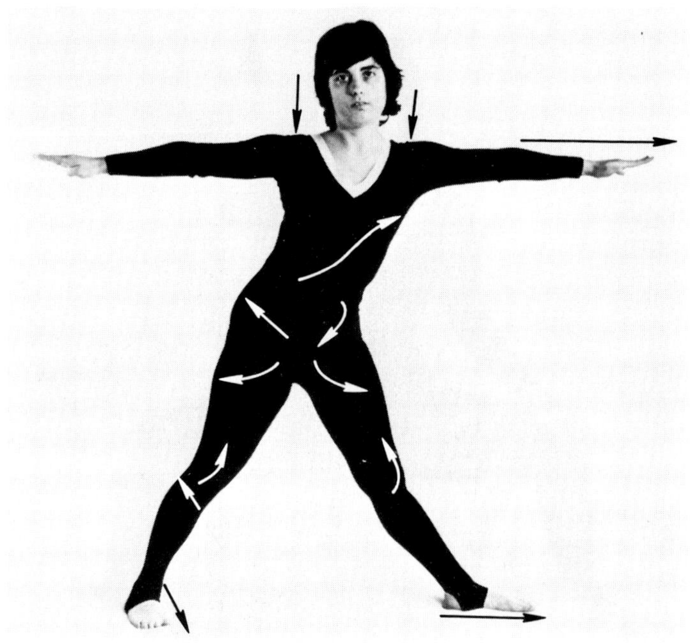

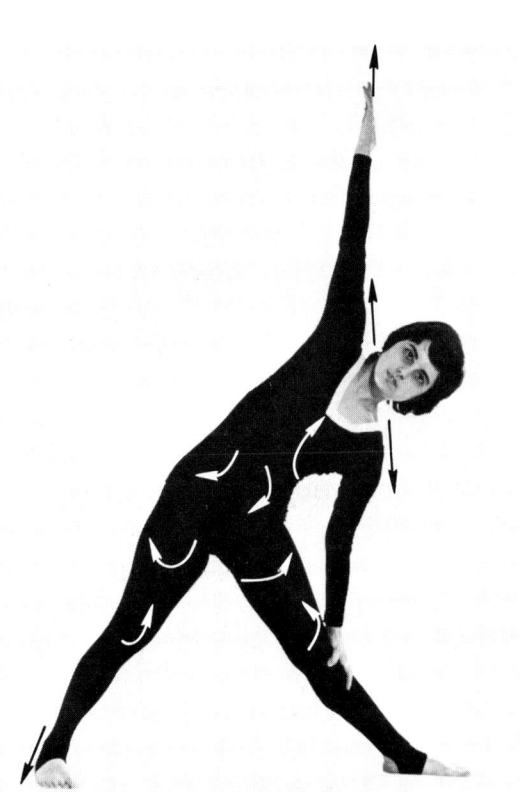

FIG. 18-3a

FIG. 18-3b

Dreiecksstellung

Technik

1. Stellen Sie sich aufrecht hin, die Füße etwa einen Meter voneinander entfernt. Drehen Sie das ganze Bein, indem Sie den linken Fuß in einem rechten Winkel seitwärts drehen. Drehen Sie den rechten Fuß etwa 10 cm nach innen. Drehen Sie jetzt die Schenkel nach außen, wie es die Pfeile anzeigen. Das hilft Ihnen, die Hüften nach vorn gedreht zu halten. Heben Sie die Arme in Schulterhöhe seitwärts, mit den Handflächen nach unten, und strecken Sie die Hände zur Seite, um die Schulterblätter zu öffnen. Straffen Sie die Beine, indem Sie die Kniescheiben hochziehen.

2. Atmen Sie ein und heben Sie die Rippen hoch. Atmen Sie aus, während Sie sich mit dem linken Arm voran, gefolgt von den gehobenen linken Rippen, zur linken Seite neigen, bis die Hand das Bein berührt (**Fig. 18-3a** und **18-3b**).

3. Atmen Sie ein, während Sie den rechten Arm vom Schulterblatt aus höher recken. Vergewissern Sie sich, daß Ihre Knie und Ihr Gesäß angespannt sind, um die rechte Hüfte an ihrem Platz zu halten. Wenn die Hüften nicht in einer Linie bleiben, drehen Sie den rechten Schenkel nach außen, indem Sie mehr Gewicht auf die Außenseite des rechten Fußes verlagern.

4. Atmen Sie aus, ziehen Sie den Bauch ein und bleiben Sie dann drei Atemzüge lang in dieser Stellung (Atmen Sie aus, ziehen Sie den Bauch ein, strecken Sie die Wirbelsäule; atmen Sie ein; atmen Sie weiter aus und drehen Sie sich so, daß der ganze Körper über dem linken Bein aufgerichtet ist.)

5. Falls Sie das noch schwierig finden, machen Sie bitte nicht weiter. Es ist wichtig, diese Grundstellung zu vervollkommnen, bevor Sie weitergehen. Zur Verbesserung Ihres Gleichgewichts und Ihrer Ausrichtung stellen Sie sich an eine Wand und beginnen Sie bei Schritt 1.

6. Um die richtige Stellung einzunehmen, vergewissern Sie sich, daß die Hinterseite der Beine, der Rücken und die Hüften eine Ebene bilden. Schauen Sie auf den Daumen der ausgestreckten rechten Hand. Halten Sie das linke Knie hochgezogen und in einer Linie mit den Zehen. Drehen Sie die linke Schulter und Hüfte nach vorn, damit der ganze Körper eine Ebene bildet.

7. Atmen Sie ein, während Sie den Rumpf strecken, und atmen Sie aus, während Sie fortfahren, sich in diese Stellung zu strecken, wobei die linke Hand weiter am Bein hinuntergleitet. Das Ziel ist, den Fußknöchel zu erreichen, ohne die Hüfte zu drehen. Wenn Sie in der Mitte angekommen sind, ist es hilfreich, sich mit der

Tips

1. Achten Sie während der ganzen Übung darauf, daß sich das gebeugte Knie genau über dem Fuß befindet. Sie riskieren sonst eine Kniezerrung.

2. In **Fig. 18-5c** *drücken Knie und Arm ständig gegeneinander.*

3. Ob Sie es glauben oder nicht, es verbessert Ihr Gleichgewicht, wenn Sie sich mit dem kleinen Finger auf den Boden stützen.

4. Denken Sie daran, helfen Sie bei der Drehung des Brustkorbs mit der Hand nach.

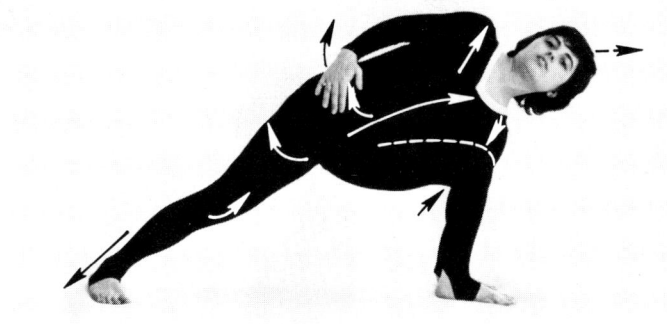

FIG. 18-5c

Nutzen

Verleiht den Fußgelenken, Knien und Schenkeln Spannkraft.

Trimmt Taille und Hüften.

Gut gegen Ischias- und Arthritisschmerzen.

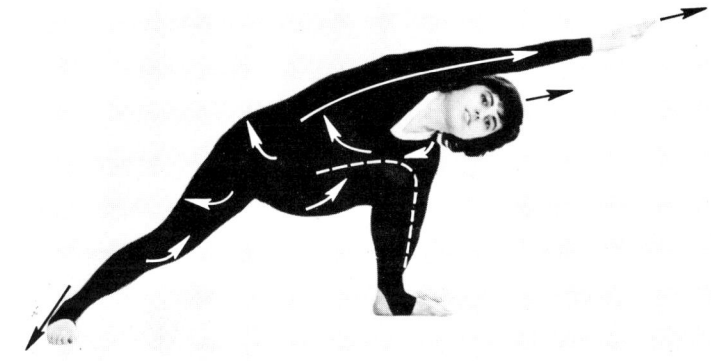

FIG. 18-5d

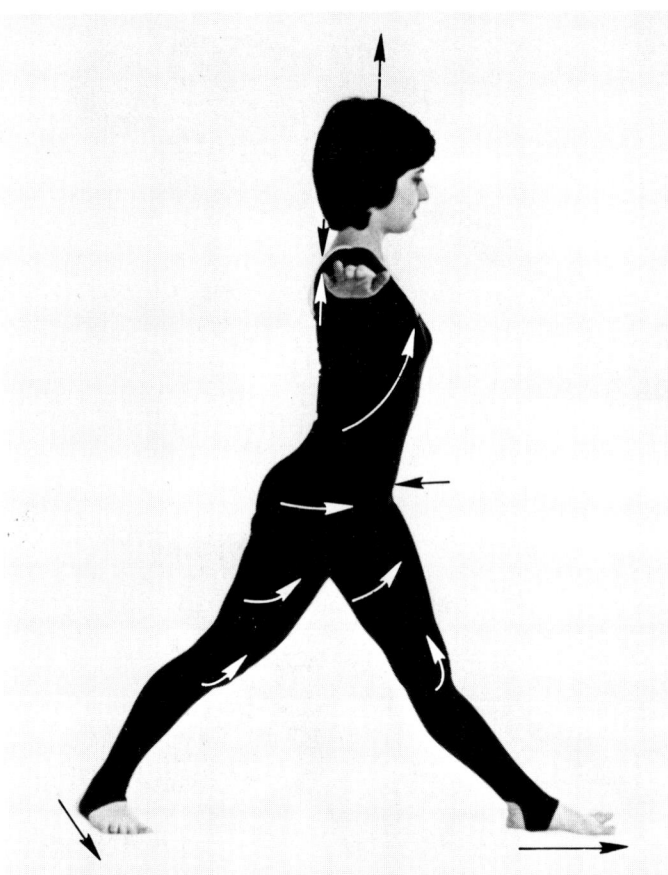

FIG. 18-6a

Ausfall im Stehen

Technik

1. Stellen Sie sich mit schulterhoch erhobenen Armen hin, die Füße einen Meter voneinander entfernt.
2. Atmen Sie ein, während Sie sich von der Taille aus hochstrecken.
3. Atmen Sie aus, während Sie den linken Fuß auswärts drehen. Der rechte Fuß wird leicht nach innen gedreht. Achten Sie darauf, daß die Beine gestreckt und die Kniescheiben hochgezogen sind.
4. Atmen Sie ein und strecken Sie sich noch einmal von der Taille aus hoch. Atmen Sie aus, während Sie sich von der Hüfte aus zum linken Fuß hindrehen und dabei die Oberschenkel zusammenpressen. Achten Sie darauf, daß die rechte Hüfte gleich weit vorn ist wie die linke (**Fig. 18-6a**).
5. Atmen Sie aus, während Sie das linke Knie beugen, bis der linke Schenkel parallel und das linke Schienbein senkrecht zum Boden verlaufen und einen rechten Winkel bilden. Das gebeugte Knie sollte nicht über den Knöchel hinausstehen, sondern über der Ferse sein (**Fig. 18-6b**).
6. Atmen Sie ein, während Sie die Arme heben und zur Decke strecken. Heben Sie sich vom Brustkorb aus, nicht von den Schultern. Der Hals bleibt in der Mitte und entspannt, die Ellbogen gestreckt, die Arme liegen an den Ohren an (**Fig. 16-6c**).
7. Vergewissern Sie sich, daß Ihr rechtes Bein gestreckt und das Knie gestrafft ist und sich das Gewicht am äußeren Rand des hinteren Fußes konzentriert. Falls Sie einen Druck im Kreuz verspüren, sind Sie eingesackt. Kippen Sie das Becken und strecken Sie sich aus der Hüfte hoch. Das ist wichtig.
8. Atmen Sie ein und recken Sie sich hoch, atmen Sie mit durchgewölbtem Rücken aus, wobei die Arme an die Ohren angelegt bleiben. Auch in dieser Stellung sollten Sie keinen Druck im Kreuz verspüren (**Fig. 18-6d**). Wenn ja, strecken Sie das Rückgrat.
9. Bleiben Sie zwei bis drei Atemzüge lang in dieser Stellung. Ziehen Sie den Bauch ein, um sich noch stärker zu strecken. Lösen Sie sich im umgekehrten Verfahren aus dieser Stellung und wiederholen Sie die Übung nach der anderen Seite.

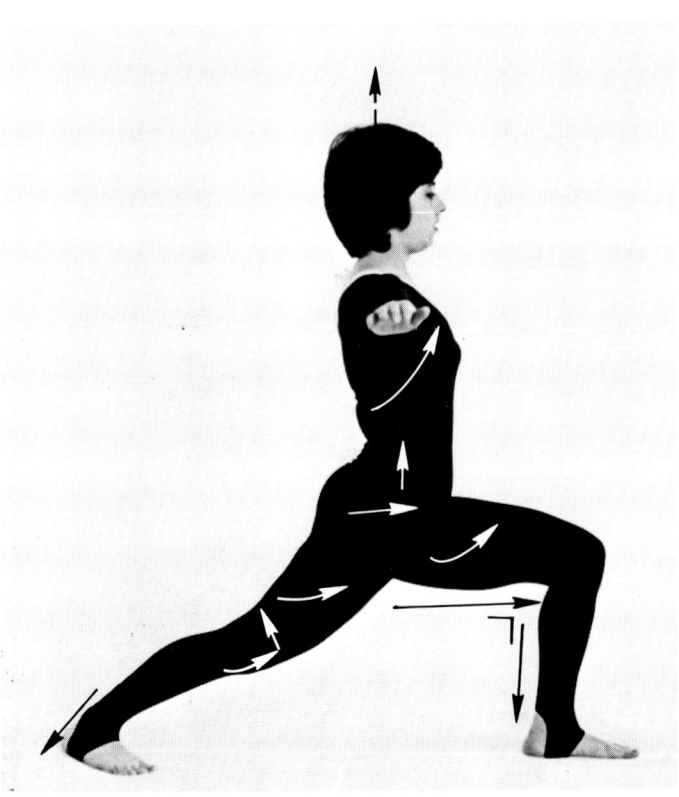

FIG. 18-6b

Tips

1. Vergewissern Sie sich, daß Ihr gebeugtes Knie genau über der Ferse ist. Wenn nicht, setzen Sie das Knie einem zu starken Druck aus.

2. Wenn Sie die hintere Ferse nicht auf dem Boden halten können, machen Sie diese Übung mit der Ferse gegen eine Wand. Das unterstützt Ihr Gleichgewicht.

3. Diese Übung ist besonders anstrengend. Personen mit schwachem Herz sollten Sie nicht versuchen, und niemand sollte zu lange in dieser Stellung bleiben.

Nutzen

Gut gegen Steifheit in den Schultern und im Rücken. Erhöht die Spannkraft der Fuß- und Kniegelenke. Baut Fettdepots um die Hüften ab.

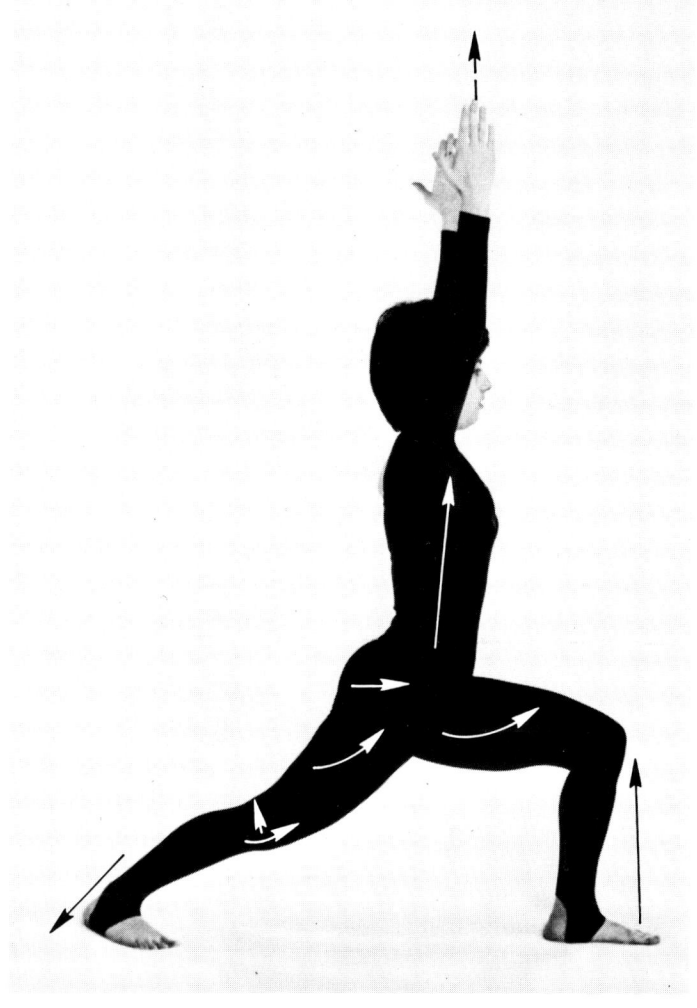

FIG. 18-6c

FIG. 18-6d

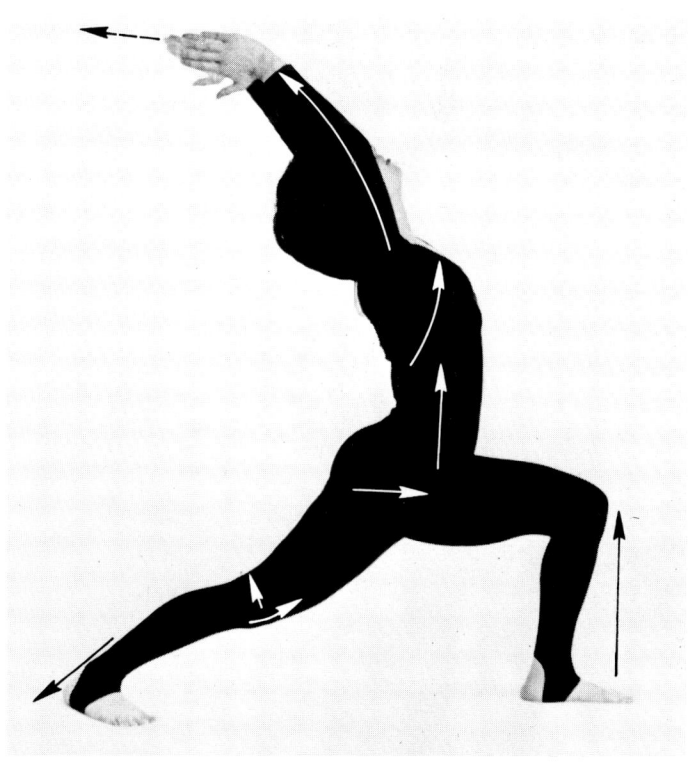

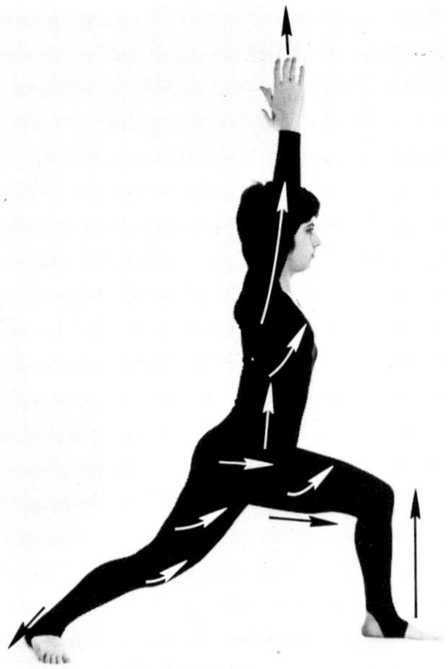

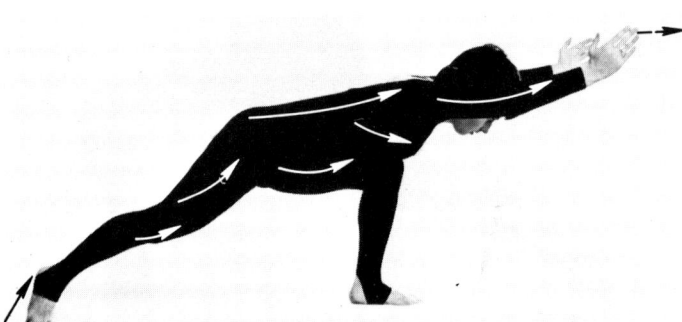

FIG. 18-7a

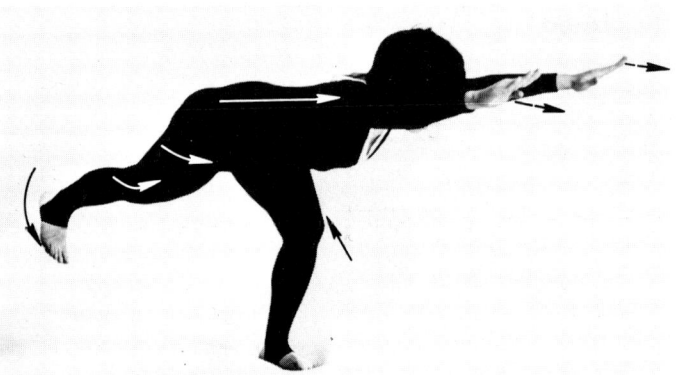

FIG. 18-7b

FIG. 18-7c
FIG. 18-7d

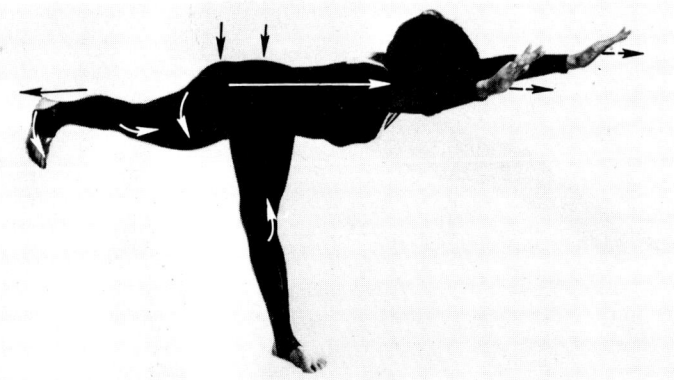

»T«-Stellung

Technik

1. Diese Übung ist eine intensivierte Fortsetzung des Ausfalls im Stehen.

2. Stellen Sie sich aufrecht hin, die Füße einen Meter voneinander entfernt. Nehmen Sie Schritt für Schritt die Ausfallstellung links ein **(Fig. 18-7a)**.

3. Atmen Sie ein, während Sie sich aus der Hüfte hochstrecken. Atmen Sie aus, beugen Sie sich vor und senken Sie die Brust auf den linken Schenkel **(Fig. 18-7b)**. Lassen Sie sich nicht hängen. Die Arme bleiben nach vorn gestreckt.

4. Atmen Sie ein und strecken Sie sich noch stärker vor. Während Sie ausatmen, strecken Sie den Rumpf zu den Händen und heben das hintere Bein, während Sie das linke Bein strecken **(Fig. 18-7c)**. Strecken Sie das linke Bein jetzt ganz durch **(Fig. 18-7d)**. Denken Sie daran, die Kniescheibe hochzuziehen.

5. Bleiben Sie drei Atemzüge lang in dieser Stellung.

6. Während Sie sich im Gleichgewicht halten, bleibt der ganze Körper, mit Ausnahme des linken Beines, parallel zum Boden. Das linke Bein ist völlig gestreckt und steht senkrecht zum Boden. Strecken Sie die Hinterseite des rechten Schenkels, indem Sie die rechte Ferse nach hinten recken, und strecken Sie gleichzeitig die Arme nach vorn, als ob Sie von zwei Seiten in die Länge gezogen würden. Nicht die Zehen sind gestreckt, sondern die Ferse. Arbeiten Sie drei Atemzüge lang an der Vervollkommnung dieser Stellung.

7. Atmen Sie langsam aus und lösen Sie sich aus der T-Stellung so, wie Sie sie eingenommen haben.

8. Wiederholen Sie die Übung nach der rechten Seite.

Tips

*1. Wenn Sie in der Stellung **18-7b** sind, können Sie den rechten Fuß so drehen, daß er in die gleiche Richtung schaut wie der linke Fuß. Das hilft beim Hochgehen.*

*2. In **Fig. 18-7d** sollten Ihre Hinterbacken gleich hoch sein. Wenn nicht, drehen Sie den rechten Fuß einwärts. Dadurch senkt sich Ihre rechte Hinterbacke.*

3. Ich kann nicht genug betonen, wie wichtig es ist, sich in dieser Stellung ständig zu strecken, um das Gleichgewicht zu halten und Nutzen daraus zu ziehen.

Nutzen

Zieht die Bauchorgane zusammen und regt sie an. Gegen Krämpfe der Waden- und Schenkelmuskulatur. Fördert die Elastizität der Bein- und Rückenmuskeln.

Kinn zum Schienbein

Technik

1. Falten Sie die Hände zwischen den Schulterblättern (**Fig. 18-8a**). Grätschen Sie die Beine und drehen Sie den rechten Fuß etwas nach innen (**Fig. 18-8b**).

2. Atmen Sie ein, heben Sie Brustkorb und Rippen. Schultern und Hals bleiben entspannt.

3. Atmen Sie aus, während Sie Oberkörper und Hüften zur Seite drehen, genau in die Richtung des linken Fußes, und pressen Sie die Oberschenkel zusammen. Beide Hüften sind auf gleicher Höhe, und das Brustbein ist auf einer Linie mit dem linken Fuß.

4. Atmen Sie ein, während Sie den Rumpf in die Höhe strecken, den Brustkorb dehnen, um leichter atmen zu können, und das Kinn in die Höhe recken (siehe **Fig. 18-8b**). Denken Sie daran, daß die Stützpfeiler die rechte Hüfte, das Knie und der Fuß sind.

5. Halten Sie die Knie ständig straff und atmen Sie aus, während Sie sich vorbeugen und den Rumpf mit dem Brustbein voran auf das linke Bein senken (**Fig. 18-8c**). Ziehen Sie den Bauch ein und atmen Sie ein, während Sie sich strecken. Atmen Sie dann langsam aus und senken Sie die Brust auf das linke Bein (**Fig. 18-8d**). Bleiben Sie in dieser Stellung, während Sie langsam bis fünf zählen und dabei normal atmen. Strecken Sie sich dabei noch weiter, bis die Hüfte und der Brustkorb den Schenkel berühren und das Kinn über das Schienbein hinuntergleitet.

6. Um wieder hochzukommen, atmen Sie ein, während Sie den Kopf heben, Schultern und Ellbogen zurücknehmen und die Wirbelsäule durchwölben. Die Füße bleiben fest auf dem Boden. Atmen Sie dann aus, wie in **Fig. 18-8c**; gehen Sie danach in **18-8b** über.

7. Sie sind jetzt mit einer Seite fertig. Geben Sie nicht auf; kehren Sie die Fußstellung um und wiederholen Sie die Übung. Ruhen Sie sich danach aus.

Tips

1. Es ist sehr wichtig, daß beide Hüften genau zur Seite in die Richtung des ausgestreckten Fußes zeigen.

2. Konzentrieren Sie sich auf die Fußstellung und darauf, wie Sie Ihre Füße einsetzen. Die Zehen sind entspannt, aber der Fußballen stemmt sich auf den Boden. Das ist zusammen mit dem Druck, den Sie mit der Ferse und dem äußeren Rand des hinteren Fußes ausüben, sehr wichtig für das Gleichgewicht.

Nutzen

Macht die Bein- und Hüftenmuskulatur geschmeidiger. Hüftgelenke und Wirbelsäule werden elastischer. Korrigiert vorgeneigte und vorhängende Schultern.

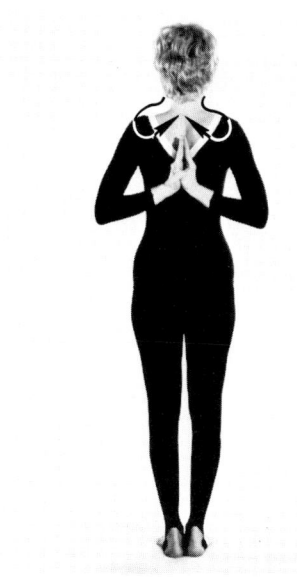

FIG. 18-8a

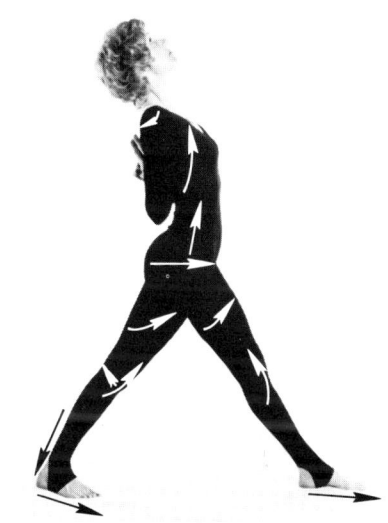

FIG. 18-8b

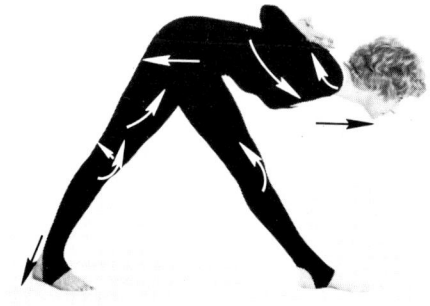

FIG. 18-8c
FIG. 18-8d

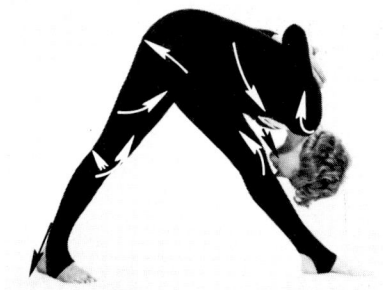

19 Verschiedene Balanceübungen

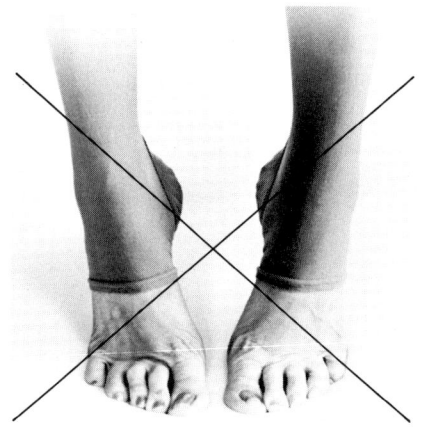

FIG. 19-1a

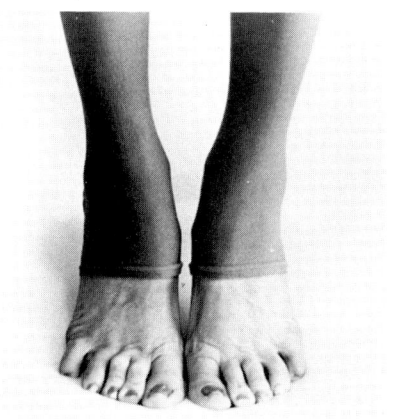

FIG. 19-1b

Ich möchte hier wieder über die Basis des Gleichgewichts sprechen – die Füße.

Fast jeder Mensch wird mit makellosen Füßen geboren. Der Mißbrauch, den wir mit unseren Füßen treiben, bewirkt, daß manche von uns als Erwachsene nur noch humpeln. Der Fuß ist von feiner Ausgeglichenheit und eines der kompliziertesten Gelenke des Körpers. Wir haben unseren Füßen jeden möglichen Tort angetan, indem wir sie in Schuhe verschiedenen Stils zwängten (hohe Absätze, schwere Stiefel, Keilabsätze und Plateausohlen), und dadurch Verspannungen oder steife Gelenke, Überbeanspruchungen der Muskeln, eingeschränkte Beweglichkeit oder eine Kombination aller dieser Beschwerden verursacht. Nach innen oder außen knickende Füße können auf ausgetragenes Schuhwerk zurückzuführen sein, und diese Fußbeschwerden sind ihrerseits die Ursache von Knöchelverstauchungen, Plattfüßen und ähnlichem.

Die meisten Fußbeschwerden sind die Folge schlechter Haltung beim Stehen und Gehen. Schüler, die unter Fußschmerzen leiden, werden am ehesten Linderung finden, wenn sie lernen, richtig zu stehen, und wenn sie spezielle Übungen zur Stärkung schwacher und überbeanspruchter Fußmuskulatur machen.

Bei den meisten Übungen muß sich das Knie genau über dem richtig plazierten Fuß befinden. Ein Knie, das nicht die richtige Stellung einnimmt, ist gefährdet durch Überbelastungen des Kniegelenks.

Konzentrieren Sie sich bei den folgenden Übungen auf die Fußstellung. Das Gewicht sollte gleichmäßig zwischen Ballen und Ferse verteilt sein, die Zehen sollten entspannt sein. Stellen Sie sich als Vorbereitung für die Gleichgewichtsübungen in der Hocke auf die Zehen. Wenn Ihre Füße wie in **Fig. 19-1a** aussehen, machen Sie es falsch. Um eine korrekte Fuß- und Beinstellung einzunehmen, drehen Sie Ihre Knöchel nach innen, wie in **Fig. 19-1b**. Senken Sie sich langsam wieder und entspannen Sie sich. Bei den ersten beiden Übungen, die in diesem Kapitel folgen, geht es darum, sich gleichmäßig auf beiden Sitzknochen im Gleichgewicht zu halten.

Die folgenden Gleichgewichtsübungen werden Ihnen leichter fallen, wenn Sie Ihren Blick auf einen bestimmten Punkt am Boden richten, der von Ihren Füßen etwa so weit entfernt sein sollte wie Ihre Augen vom Boden, wie in **Fig. 1** (als Maßstab dient Ihre Augenhöhe vor Beginn einer Übung, wie in **Fig. 2** und **3**). Das Fixieren dieses Punktes hilft Ihnen, Ihr Gleichgewicht zu halten, da Sie sich mit den Augen auf »Ihren« Punkt stützen können, was dem Körper ein Gefühl von Stabilität vermittelt.

Figur 1

Figur 2

Figur 3

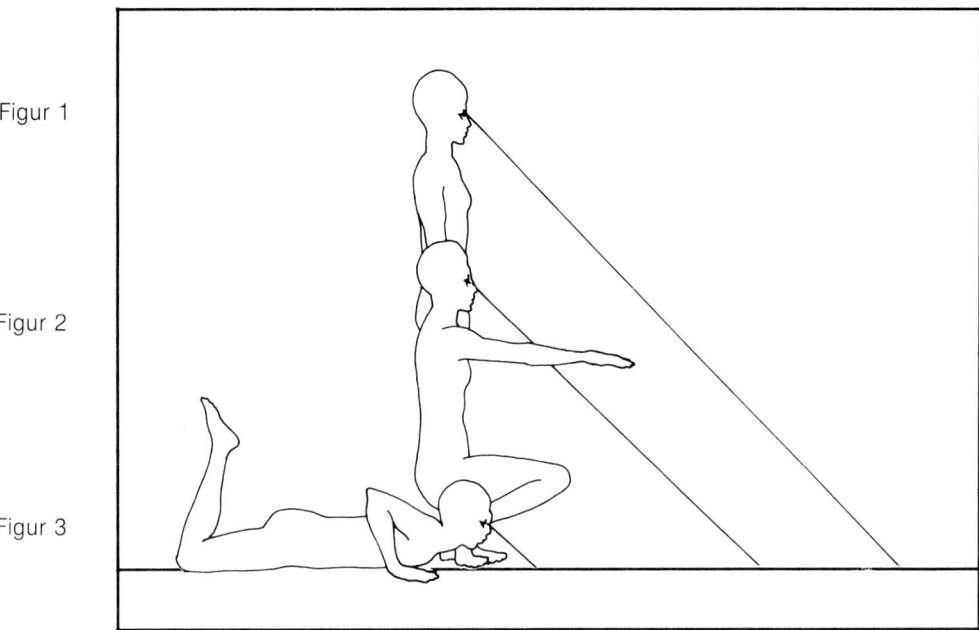

Atmen Sie während dieser Übungen gleichmäßig. Dadurch fällt es Ihnen leichter, die Bewegungen ruhig und koordiniert auszuführen. Der Schüler zieht den maximalen Nutzen aus seinen Augenreflexen.

Ihr Verständnis der Anatomie und die Vorstellung von Ihrem Körper ermöglichen es Ihnen, die Bewegungen richtig und effizient auszuführen.

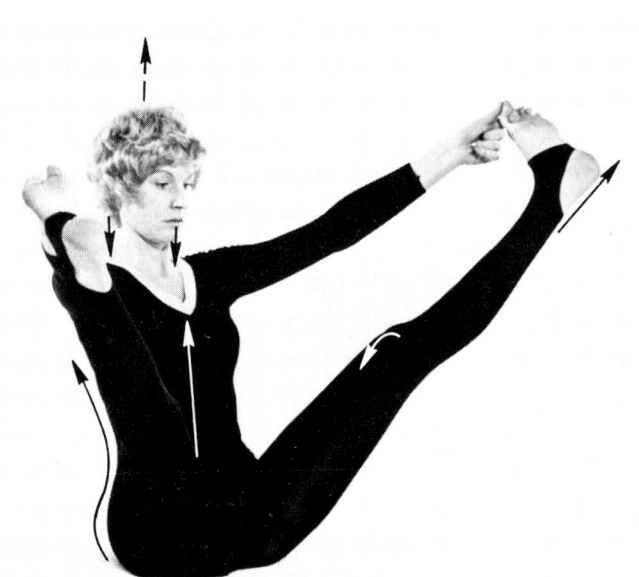

Schräge Balanceübungen

Grätsche

Technik

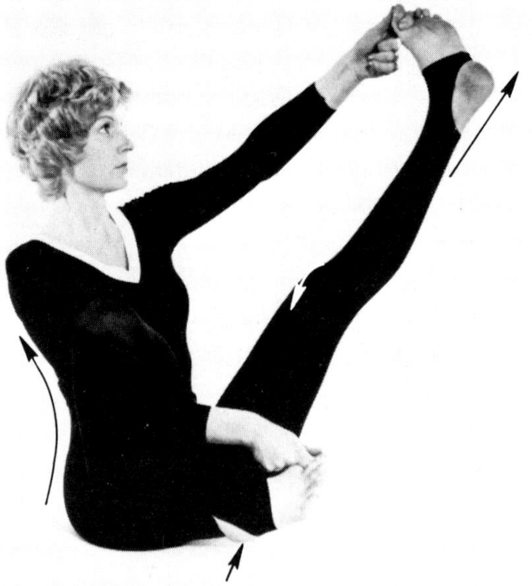

1. Setzen Sie sich mit gebeugten Knien so auf den Boden, daß die Fußsohlen aneinanderliegen. Fassen Sie die großen Zehen mit den Zeigefingern. Der Daumen ist auf dem Zehennagel.

2. Atmen Sie ein, heben Sie das Brustbein, strecken Sie sich in die Höhe, wölben Sie die Wirbelsäule hoch und sitzen Sie zentriert auf den Sitzknochen. Atmen Sie aus, lehnen Sie sich zurück und bemühen Sie sich dabei, die Wirbelsäule durchgewölbt zu halten, während Sie die Füße leicht vom Boden heben.

3. Atmen Sie ein, strecken Sie sich in die Höhe, heben Sie das Brustbein und pressen Sie die Schulterblätter zusammen. Atmen Sie aus, bleiben Sie gestreckt und strecken Sie das linke Bein zur Seite **(Fig. 19-2a)**.

4. Um das Gleichgewicht zu erlangen, beachten Sie die obigen Hinweise, während Sie sich beim Einatmen in die Höhe strecken. Heben Sie beim Ausatmen das rechte Bein gestreckt hoch **(Fig. 19-2b)**.

5. Ziehen Sie nach jedem vollständigen Ausatmen den Bauch ein und hoch, während Sie den Rumpf strekken, und atmen Sie ein.

6. Machen Sie in dieser Stellung drei tiefe Atemzüge, um die richtige Balance zu halten. Schließen Sie dann die Beine, senken Sie sie und entspannen Sie sich.

FIG. 19-2a

FIG. 19-2b

Übung mit geschlossenen Beinen

Technik

1. Setzen Sie sich hochgereckt auf Ihre Sitzknochen. Umfassen Sie die Beine und ziehen Sie sie zur Brust. Die Füße berühren den Boden nicht **(Fig. 19-2c)**.

2. Atmen Sie vollständig aus, ziehen Sie den Bauch ein und hoch und gehen Sie fließend in das Einatmen über, wobei Sie sich strecken. Pressen Sie die Schulterblätter zusammen.

3. Wenn Sie Ihren Balancepunkt gefunden haben, bleiben Sie hochgereckt, während Sie die Beine strecken und die Arme in Schulterhöhe ausgestreckt halten **(Fig. 19-2d)**.

4. Bleiben Sie drei Atemzüge lang in dieser Stellung. Senken Sie dann langsam die Beine und genießen Sie das Gefühl, etwas geleistet zu haben.

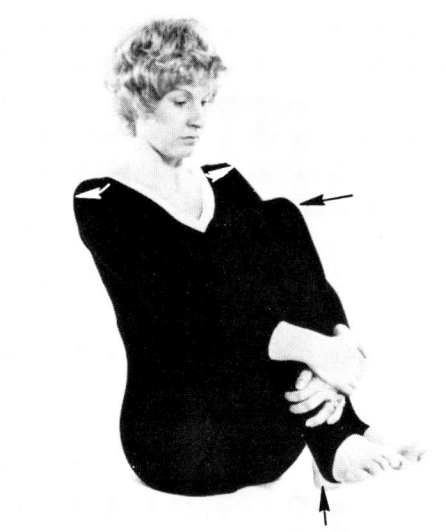

FIG. 19-2c

Tips

*1. Machen Sie Schritt 3, **Fig. 19-2a**, zunächst mit den Füßen auf dem Boden, um die richtige Streckung des Rumpfes zu erreichen. Wenn Ihnen das gelungen ist, heben Sie die Füße wie auf dem Bild.*

2. Machen Sie den Rücken nicht rund, Sie rollen sonst nach hinten.

3. Das Zusammendrücken der Schulterblätter und die Streckung des Rumpfes ist das Geheimnis dieser Gleichgewichtsübung.

Nutzen

Strafft Taille und Innenschenkel.
Stärkt die Wirbelsäule.
Kräftigt die Bauchmuskeln.

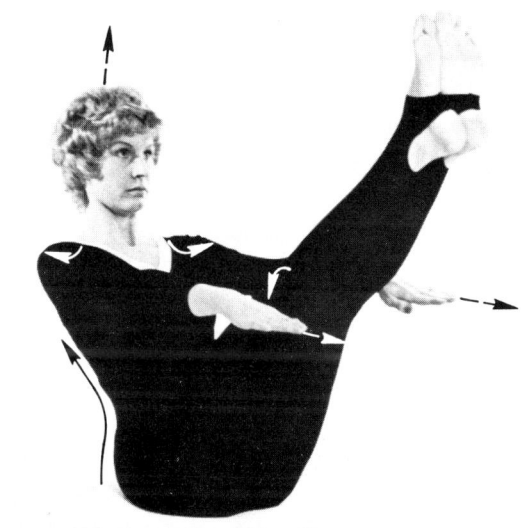

FIG. 19-2d

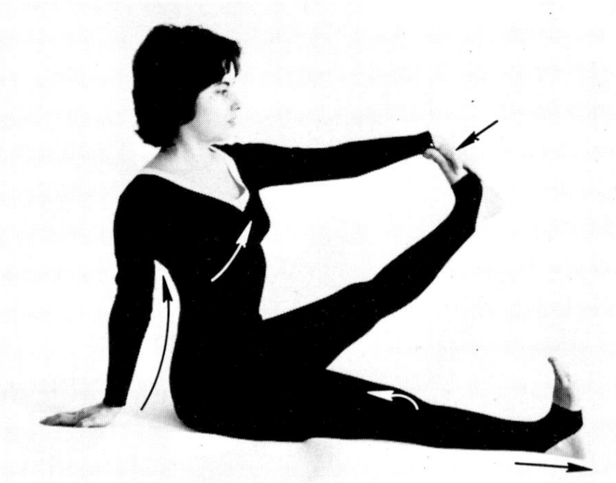

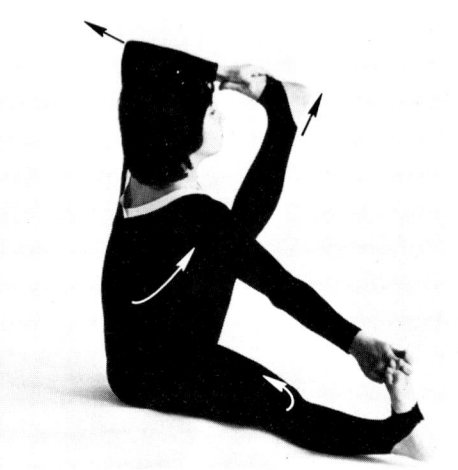

FIG. 19-3a

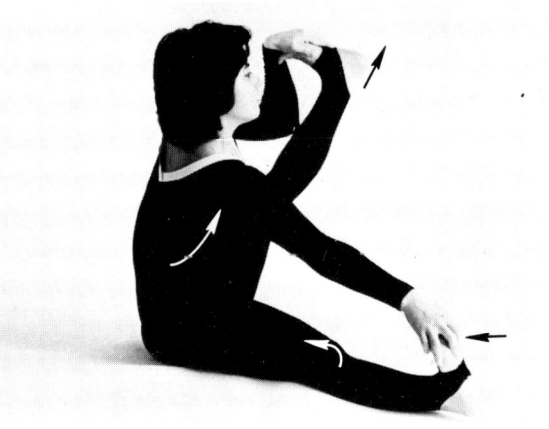

FIG. 19-3b

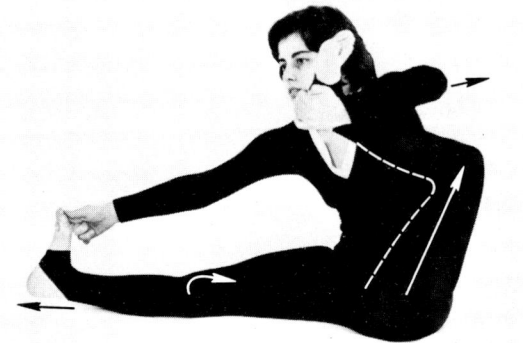

FIG. 19-3c

FIG. 19-3d

Bogen und Pfeil

Technik

1. Setzen Sie sich mit ausgestreckten Beinen auf den Boden, den Rumpf hochgereckt. Beugen Sie das linke Knie und ergreifen Sie den Fuß mit der linken Hand. Atmen Sie aus, während Sie das linke Bein strecken **(Fig. 19-3a)**. Wenn Sie das schaffen, dürfte Ihnen auch das folgende gelingen.
2. Fassen Sie die großen Zehen mit den Zeigefingern. Der Daumen ruht auf dem Zehennagel.
3. Beugen Sie das linke Bein. Atmen Sie ein und strekken Sie sich, während Sie Ihr Gewicht auf die rechte Hinterbacke und das rechte Bein verlagern. Die linke Hinterbacke berührt den Boden nicht mehr.
4. Bleiben Sie hochgereckt und atmen Sie aus, während Sie das linke Bein strecken **(Fig. 19-3b)**. Machen Sie drei Atemzüge (einatmen und hochrecken; ausatmen, den Rücken gerade machen) während Sie Ihr Gleichgewicht verbessern.
5. Wenn der Rumpf entsprechend gestreckt ist, beugen Sie den linken Ellbogen zum Schienbein **(Fig. 19-3c)**. Machen Sie in dieser Stellung drei Atemzüge. Wiederholen Sie die Übung dann nach der anderen Seite.
6. Sobald Sie aufgewärmt sind, beugen Sie das linke Knie, atmen Sie aus und ziehen Sie den linken Fuß hoch, bis die Ferse nahe am Ohr ist. Ziehen Sie gleichzeitig den linken Arm von der Schulter weg nach hinten **(Fig. 19-3d)**. Machen Sie drei Atemzüge und beachten Sie dabei Schritt 4. Senken Sie die Füße langsam wieder und wiederholen Sie die Übung nach der anderen Seite.

Tips

1. Lassen Sie die rechte große Zehe nicht los. Bemühen Sie sich, die rechte Ferse gestreckt, die Kniescheibe hochgezogen und das ganze Bein auf dem Boden zu halten.
2. Halten Sie auch das erhobene Bein ganz gestreckt.
3. Die obigen Hinweise sind richtig, aber wenn Sie die rechte Zehe nicht erreichen können, halten Sie sich an einer Ihnen erreichbaren Stelle des Beines fest.
4. Ziehen Sie in der letzten Phase jeder Übung den Bauch ein.

Nutzen

Belebt die Bauchmuskeln, die Wirbelsäule und den Hals. Hält die Bein- und Schenkelmuskeln elastisch und stark. Streckt die Kniesehnenmuskulatur und macht die Hüftgelenke geschmeidig.

Gleichgewichtsübungen in der Hocke

Technik

1. Stellen Sie sich aufrecht hin, die Füße hüftbreit voneinander entfernt. Atmen Sie aus, während Sie sich auf die Zehen stellen. Überprüfen Sie die Stellung der Fußknöchel.

2. Recken Sie sich hoch, während Sie einatmen und die Arme in Schulterhöhe nach vorn strecken **(Fig. 19-4a)**.

3. Um in die Hocke zu gehen, atmen Sie aus, spannen Sie das Gesäß an und halten Sie den Rücken gerade **(Fig. 19-4b)**. Neigen Sie sich nicht nach vorn. Senken Sie den Körper langsam in die Hockstellung **(Fig. 19-4c)**.

4. Atmen Sie ein und strecken Sie die Hände vor, um das Gleichgewicht zu halten. Atmen Sie aus und senken Sie die Fersen auf den Boden **(Fig. 19-4d)**.

5. Atmen Sie ein und heben Sie sich wieder auf die Zehen. Atmen Sie aus und ziehen Sie die Arme zurück, um die Schultern in die richtige Stellung zu bringen **(Fig. 19-4)**.

6. Atmen Sie ein und recken Sie sich hoch, während Sie die Arme zur Decke strecken und die Hände verschränken. Atmen Sie aus und richten Sie sich langsam wieder gerade auf, ohne sich vorzuneigen. Sie können sich jetzt auf die Fersen setzen und entspannen.

Tips

1. Achten Sie darauf, daß die Knöchel nach innen schauen und das Gewicht gleichmäßig auf den Fußballen verteilt ist, ohne daß Sie die Zehen verkrampfen.

2. Wenn es Ihnen schwerfällt, die Fersen zu Boden zu senken, entfernen Sie die Füße weiter voneinander.

3. Halten Sie die Augen während dieser ganzen Übung auf Ihren Blickpunkt fixiert.

4. Um in die Hocke zu gehen oder daraus hochzukommen, muß der Rücken nach oben gestreckt, gerade und vertikal sein; die Schultern sind hinten und entspannt.

Nutzen

Kräftigt Beine und Fußgelenke.
Trainiert die Schenkelmuskeln.
Korrigiert kleinere Beinprobleme.

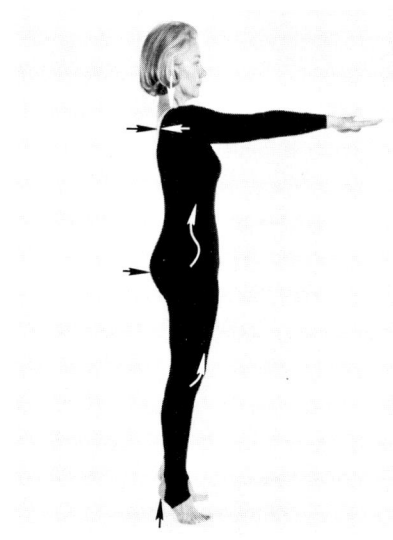

FIG. 19-4a

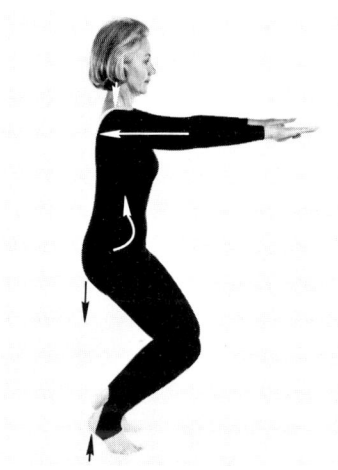

FIG. 19-4b

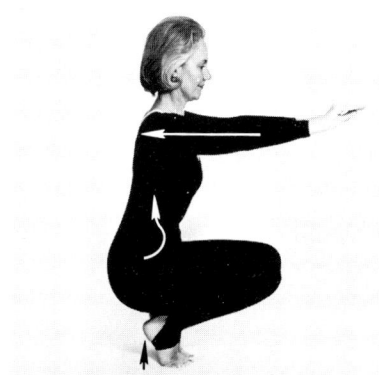

FIG. 19-4c

FIG. 19-4d

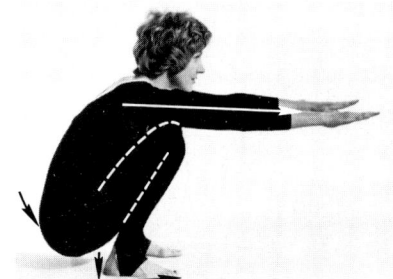

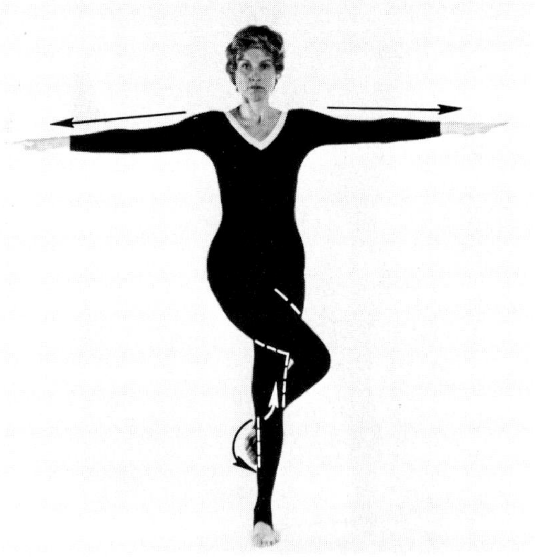

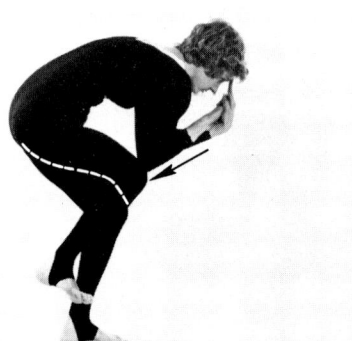

FIG. 19-5a

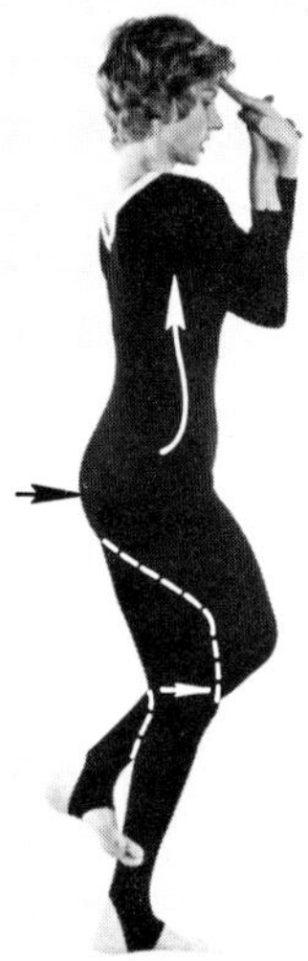

Adlerstellung

Technik

1. Stellen Sie sich aufrecht hin. Schlingen Sie das rechte Bein um die Vorderseite des linken Standbeines, bis die rechten Zehen über der Innenseite des linken Knöchels nach vorn zeigen **(Fig. 19-5a)**. Atmen Sie in dieser Stellung ein, während Sie sich hochrecken und atmen Sie aus, während Sie die Arme ineinander verschlingen und mit der Fingerspitze an der Stirn balancieren **(Fig. 19-5b)**.

2. Wenn Sie diese Balance leicht halten können, atmen Sie ein und atmen Sie dann aus, während Sie die Ellbogen zum Knie senken **(Fig. 19-5c)**. Spreizen Sie jetzt die Ellbogen nach außen und beugen Sie sich vor, bis Ihr Kinn und Brustbein auf dem gebeugten Oberschenkel ruhen, so daß der ganze Körper nach innen gefaltet ist **(Fig. 19-5d)**. Bleiben Sie in dieser Stellung und zählen Sie bis fünf.

3. Richten Sie sich so langsam und kontrolliert wieder auf, wie Sie sich gesenkt haben. Wiederholen Sie die Übung mit dem anderen Bein.

Tips

1. Fixieren Sie Ihren Blickpunkt, um das Gleichgewicht besser halten zu können.

2. Aus all diesen Balancestellungen sollten Sie sich ebenso langsam und graziös lösen, wie Sie sie einge-nommen haben.

FIG. 19-5b

Nutzen

Fördert Anmut und Grazie.
Trimmt die Taille.
Strafft die Beinmuskeln.

FIG. 19-5c

FIG. 19-5d

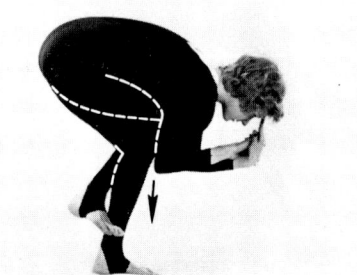

Liegestütz im Knien

Technik

1. Nehmen Sie die Stellung von Schritt 1 ein, aber heben Sie die Füße zur Decke und stützen Sie die Hände so auf, daß die Finger nach vorn zeigen. Senken Sie das Gesicht, spannen Sie das Gesäß an und stemmen Sie die Handflächen gegen den Boden, während Sie sich in eine völlig gestreckte Schräglage heben **(Fig. 20-1c)**.
2. Atmen Sie ein; heben Sie das Brustbein und senken Sie sich mit diesem voran bis knapp über den Boden (siehe **Fig. 20-1d**). Machen Sie keinen Buckel und lassen Sie die Schulterblätter zusammengepreßt.
3. Atmen Sie aus und pressen Sie die Schulterblätter zusammen, während Sie sich wieder in die Schräglage hochstemmen.
4. Wiederholen Sie die Übung sooft Sie wollen, aber hören Sie auf, sobald Sie einzusacken drohen.

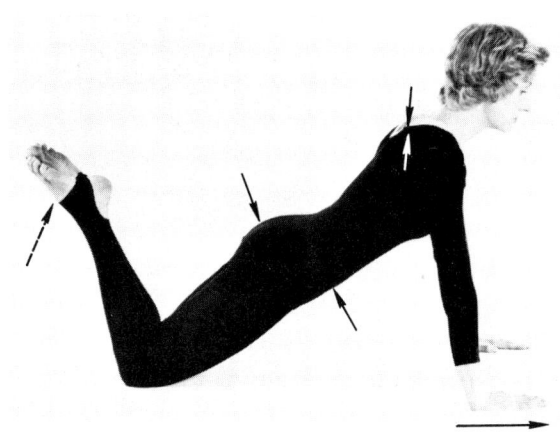

FIG. 20-1c

Tips

1. *Beim Hochheben empfiehlt es sich, das Handgelenk gegen den Boden zu stemmen.*
2. *Lassen Sie die Füße oben. Das hilft Ihnen, das Gesäß angespannt und die Wirbelsäule gerade zu halten.*
3. *Kippen Sie das Becken leicht, damit der Bauch eingezogen bleibt.*
4. *Der Hals bleibt entspannt; neigen Sie ihn nicht vor.*

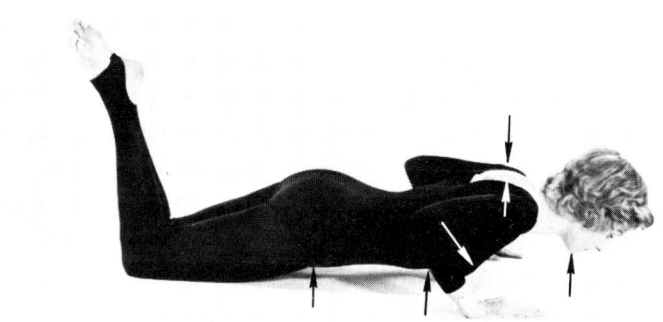

FIG. 20-1d

Nutzen

Kräftigt die Muskeln der Schultern, Ober- und Unterarme.
Stärkt Handgelenke und Hände.
Fördert die Ausdauer.

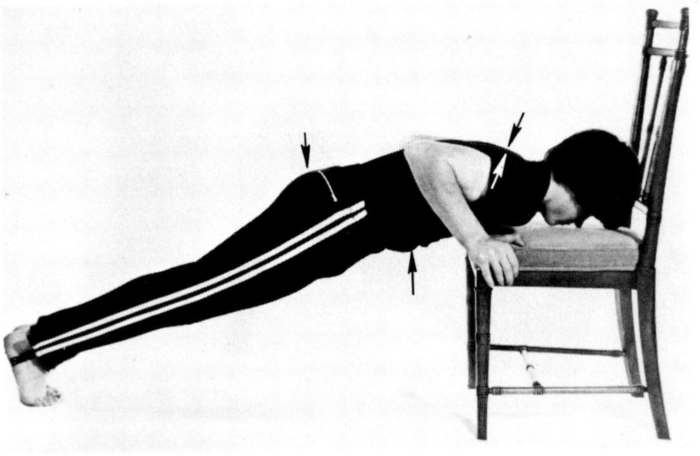

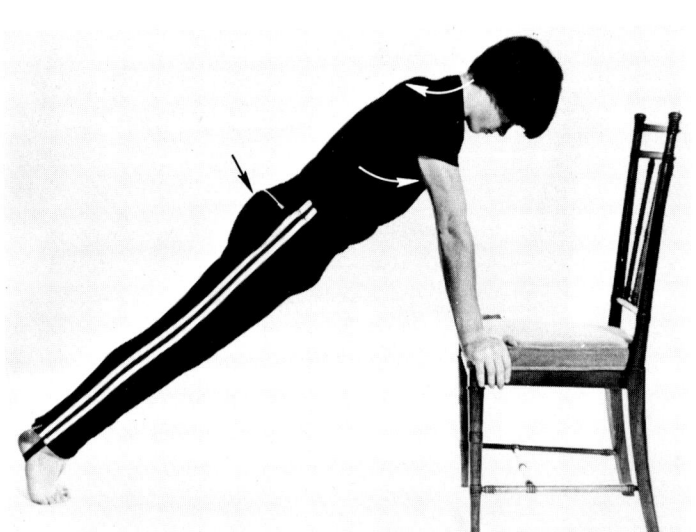

FIG. 20-2a

Liegestütz

Liegestütz mit Stuhl

Technik

1. Knien Sie sich vor einen Stuhl; halten Sie sich an der Seitenkante des Stuhles fest und senken Sie die Schultern so, daß diese genau über den Händen sind. Die Zehen sind nach vorn gekrümmt.

2. Atmen Sie ein, heben Sie das Brustbein, straffen Sie die Knie und die Kniescheiben, spannen Sie das Gesäß an und bringen Sie sich in eine gerade Schräglage. Halten Sie den Bauch eingezogen, während Sie die Schulterblätter zusammenpressen und von den Ohren wegziehen **(Fig. 20-2a)**.

3. Atmen Sie aus, halten Sie den Körper in einer geraden Linie und strecken Sie die Arme, um sich hochzustemmen **(Fig. 20-2b)**. Die Schulterblätter bleiben zusammengepreßt.

4. Atmen Sie ein, heben Sie das Brustbein und halten Sie den Körper gestreckt, während Sie sich mit dem Brustbein, nicht mit der Nase, voran wieder senken.

5. Wiederholen Sie das, sooft Sie wollen, aber hören Sie auf, sobald Sie den Körper nicht mehr geradehalten können.

FIG. 20-2b

184

Liegestütz

Technik

1. Legen Sie sich auf den Bauch, die Handflächen neben der Brust und die Finger auf einer Höhe mit den Schultern.
2. Stützen Sie sich beim Einatmen auf die Zehen. Atmen Sie aus, ohne Zehen, Knie und Hände zu bewegen. Stemmen Sie sich mit den Armen hoch, bis diese gestreckt sind. Der Körper bildet eine gerade Linie.
3. Atmen Sie ein, ohne die Zehenstellung zu verändern, spannen Sie das Gesäß an und bringen Sie den Körper in eine gerade Linie **(Fig. 20-2c)**.
4. Atmen Sie aus, senken Sie das Brustbein und pressen Sie die Schulterblätter, vom Hals entfernt, unten zusammen. Spüren Sie die gerade Wirbelsäule!
5. Atmen Sie ein und konzentrieren Sie sich auf die Kraft und Körperbeherrschung, die Sie in den Armen verspüren. Atmen Sie mit angespanntem Gesäß aus und senken Sie den geraden Körper, bis die Brust leicht den Boden berührt **(Fig. 20-2d)**. Senken Sie sich mit dem Brustbein (nicht Kopf) voran. Hals entspannen.
6. Atmen Sie ein, wobei Sie nur auf Hände und Zehen gestützt sind, und stemmen Sie den gestreckten Körper wieder hoch, indem Sie die Arme ganz strecken.
7. Korrigieren Sie nötigenfalls die Stellung der Schulterblätter. Wiederholen Sie die Übung, sooft Sie wollen, aber hören Sie auf, sobald Sie die Wirbelsäule nicht mehr geradehalten können.

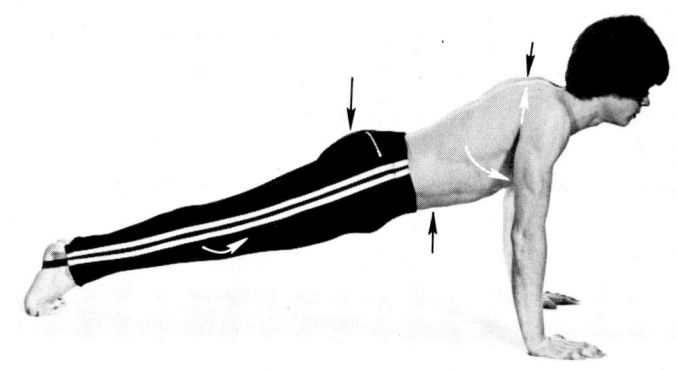

FIG. 20-2c

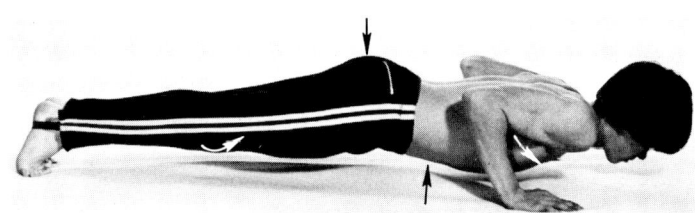

FIG. 20-2d

Tips

1. *Denken Sie daran, das Handgelenk gegen den Boden zu stemmen; kippen Sie das Becken, um den Bauch eingezogen zu halten. Er darf nicht durchhängen.*
2. *Halten Sie den Körper ständig gerade. Vermeiden Sie den verbreiteten Fehler, das Gesäß hochzuheben; halten Sie es angespannt.*
3. *Senken Sie sich mit dem Brustbein, nicht mit der Nase, voran.*
4. *Machen Sie mehrere Liegestütze hintereinander, ohne mit der Brust den Boden zu berühren. Senken Sie sich nur so tief, wie es Ihnen möglich ist, ohne die Beherrschung und die gerade Haltung des Körpers einzubüßen, und stemmen Sie sich von diesem Punkt aus wieder hoch.*

Nutzen

Kräftigt die Arm-, Schulter- und Brustmuskulatur. Kräftigt Taille und Hände. Fördert die Ausdauer.

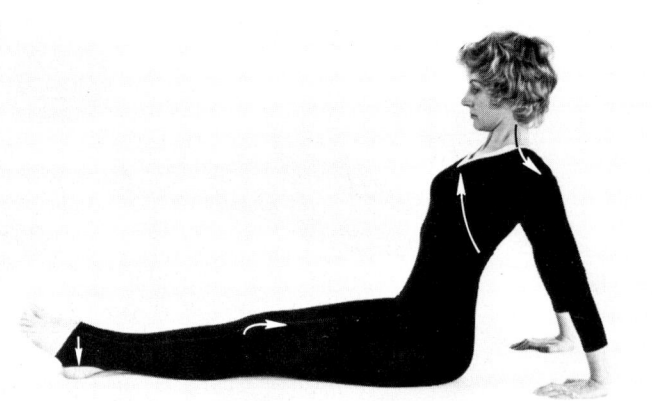

FIG. 20-3a

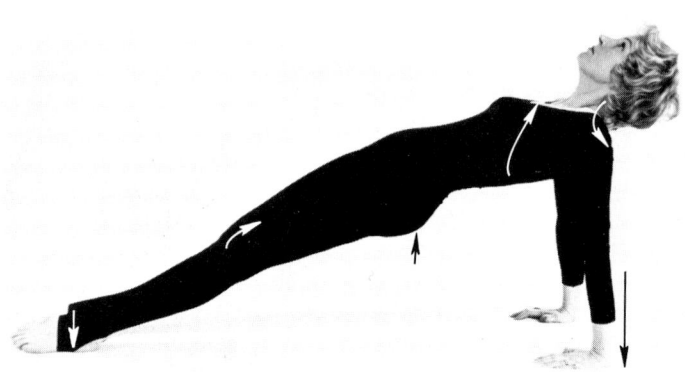

FIG. 20-3b

Schiefe Ebene

Technik

1. Setzen Sie sich mit gestreckten Beinen auf den Boden. Lehnen Sie sich zurück und stützen Sie die Hände etwa 15 cm hinter den Hüften so auf den Boden, daß die Finger zu den Füßen zeigen **(Fig. 20-3a)**.

2. Atmen Sie ein, heben Sie das Brustbein und bereiten Sie sich darauf vor, das Gewicht des Körpers auf die Hände und Füße zu stützen. Atmen Sie aus, spannen Sie das Gesäß an und heben Sie Gesäß und Beine vom Boden, wobei die Fußsohlen flach auf dem Boden ruhen und der Körper in Schräglage eine gerade Linie bildet.

3. Strecken Sie Arme und Beine durch **(Fig. 20-3b)**.

4. Atmen Sie ein, heben Sie das Brustbein und strekken Sie sich. Atmen Sie aus, während Sie die Schultern zum Boden drehen und die Schulterblätter fest zusammenpressen. Machen Sie keinen Buckel. Strecken Sie den Nacken und ziehen Sie das Kinn etwas ein.

5. Atmen Sie ein, heben Sie das Brustbein und strekken Sie sich noch stärker. Atmen Sie aus, halten Sie den Hals frei und spannen Sie das Gesäß an, während Sie die Hüften noch höher heben.

6. Machen Sie weitere drei Atemzüge im Rhythmus mit dieser Bewegung, bis Sie in dieser Stellung das Gleichgewicht halten können. Nur wenn Ihnen das gelingt, sollten Sie weitermachen.

7. Überprüfen Sie beim Einatmen die Halsstellung, heben Sie das Brustbein und strecken Sie sich. Spannen Sie beim Ausatmen das Gesäß an und heben Sie die Hüften hoch, während Sie den linken Fuß gegen den Boden stemmen. Das ermöglicht es Ihnen, das rechte Bein hochzuheben **(Fig. 20-3c)**. Atmen Sie mit gehobenem Bein ein; atmen Sie dann aus, während Sie das Gesäß anspannen und die Hüften heben.

8. Senken Sie das Bein langsam wieder zu Boden und wiederholen Sie die Übung mit dem linken Bein.

9. Atmen Sie in der Stellung **20-3b** ein, heben Sie das Brustbein und strecken Sie sich. Atmen Sie aus, während Sie sich nach links drehen und senken Sie die linke Hüfte zu Boden **(Fig. 20-3d)**.

10. Atmen Sie ein, strecken Sie sich und heben Sie sich mit der Hüfte voran hoch in die Stellung **20-3b**.

11. Wiederholen Schritt 9 und 10 dann nach der rechten Seite.

12. Legen Sie sich nieder und entspannen Sie sich. Sie haben es verdient.

21 Atmungstechniken

»Und Gott der Herr schuf den Menschen aus dem Staub der Erde und blies ihm den Atem des Lebens ein, und der Mensch wurde eine lebende Seele.« (Genesis 2:7). Alles Leben ist Atem und ohne Atem gibt es kein Leben.

Pranayama ist das Yoga-System der Atembeherrschung. Übersetzt bedeutet das einfach, die Beherrschung der Vitalenergie, der Lebenskraft, der Luft, die wir atmen. Der Sitz und Speicher dieser Lebensenergie im Körper ist der Solarplexus, das Sonnengeflecht, in der oberen Mitte des Unterleibs. Es gibt viele Atemübungen, durch die wir »Prana« (Sanskrit für Atem; in der frühindischen Philosophie neben »Rede« und »Geist« die dritte lebenswichtige Grundkraft – d. Übers.) in dieses Zentrum lenken, und andere, durch die verschiedene Körperteile – Drüsen, lebenswichtige Organe und das Nervensystem – versorgt und dadurch regeneriert und revitalisiert werden. Diese Atemübungen sind in der Mehrzahl sehr leicht auszuführen. Das wirklich Schwierige ist die Kontrolle über den eigenen Geist und durch Üben zu erreichen, daß er Ihnen dient.

Ich empfehle Ihnen, die folgenden Übungen unter Anleitung einer *erfahrenen* Yogalehrerin bzw. eines Lehrers zu machen.

193

Verfahrensweisen und Vorsichtsmaßnahmen

1. Üben Sie immer in einem gelüfteten Raum ohne Zugluft.

2. Tragen Sie lose, bequeme Kleidung.

3. Üben Sie nur, wenn Ihr Magen mit Ausnahme leicht verdaulicher Flüssigkeiten leer ist. Machen Sie intensive Atemübungen erst ein bis zwei Stunden nach einer leichten und zwei bis drei Stunden nach einer schwereren Mahlzeit.

4. Eine Stunde nach Beendigung der Übungen können Sie leicht verdauliches Essen zu sich nehmen.

5. Bevor Sie beginnen, sollten Darm und Blase entleert sein.

6. Sie müssen mit absolut geradem Rücken sitzen, wobei die gesamte Wirbelsäule senkrecht zum Fußboden steht.

7. Sie sollten keine Verspannungen in den Gesichtsmuskeln, den Augen, Ohren, dem Hals, den Schultern oder Armen verspüren. Entspannen Sie im Lotussitz bewußt die Beine und Füße.

8. Die Augen sollten möglichst geschlossen bleiben, denn wenn man sie offen hält, könnte man ein Brennen und eine Reizung verspüren.

9. Während des Übens bleibt das Gehirn passiv, aber konzentriert. Das Ohr achtet auf das richtige Atmungsgeräusch. Hand und Kehle dienen zur Beobachtung bzw. Kontrolle des Atemstromes.

10. Die Schülerin/der Schüler muß auf den inneren Fluß des Prana achten und sich der Zeit, seiner Haltung und eines gleichmäßigen Atmungsrhythmus bewußt sein, den es aufrechtzuerhalten gilt.

11. Jeder Schüler sollte seine eigenen Grenzen kennen und sie nicht überschreiten. Die Grenze ist erreicht, wenn der gleichmäßige Atmungsrhythmus verlorengeht.

12. Ein gesunder Körper und ein gesunder Geist können durch falsche Praktiken in Mitleidenschaft gezogen werden.

13. Machen Sie die Asana (Übungen) niemals gleich nach den Pranayama (Atemübungen). Warten Sie eine Stunde. Pranayama kann man hingegen kurz nach einer gemäßigten Übungsstunde machen.

14. Personen, die an hohem Blutdruck oder Herzbeschwerden leiden, sollten nicht versuchen, nach dem Einatmen den Atem anzuhalten. Sie können das Abwechselnde Atmen ohne das Atemanhalten üben und Nutzen daraus ziehen.

15. Personen, die an niedrigem Blutdruck leiden, können das Abwechselnde Atmen mit günstiger Wirkung machen, wenn Sie *nur* nach dem Einatmen den Atem einhalten. Nach dem Ausatmen sollten Sie den Atem nicht anhalten.

16. Unter folgenden Umständen sollte man Bhastrika oder Kapalabhati nicht ausführen:
a) schwache Lungenkapazität
b) Augen- und Ohrenleiden
c) hoher oder niedriger Blutdruck

17. Man sollte darauf achten, beim Einatmen in allen Formen des Pranayama den Unterleib nicht aufzublähen.

18. Mit Ausnahme des Abwechselnden Atmens, das täglich gemacht werden *kann*, sollten die folgenden Atemübungen nicht hintereinander ausgeführt werden. Wechseln Sie damit täglich ab.

19. Übertreiben Sie es nicht. Pranayama ist nicht schwierig, aber sehr konzentriert, seien Sie deshalb vorsichtig. Gönnen Sie sich nach jedem forcierten Atmen eine Weile, in der Sie entspannt in Ihrem natürlichen Rhythmus atmen, um sich zu stabilisieren.

9. Halten Sie den Bauch eine Sekunde lang eingezogen, bevor Sie ihn wieder von selbst hinunterrutschen lassen. **Drücken Sie ihn sofort wieder ein und hoch, immer noch ohne Atmungsluft hereinzulassen, und lassen Sie ihn dann wieder sinken.**

10. Wiederholen Sie dieses Ein- und Hochziehen und das Herunterlassen drei- bis fünfmal bei einer einzigen Ausatmung.

11. Entspannen Sie sich mit einem langsamen Einatmen und machen Sie noch zwei Rippenatemzüge, bis Ihre Atmung wieder gleichmäßig wird.

12. Wiederholen Sie die obige Reihe von drei bis fünf Kontraktionen dreimal und lassen Sie sich dazwischen Zeit, um die Atmung wieder zu normalisieren. Für den Anfang empfehle ich nur eine Runde von drei Kontraktionen.

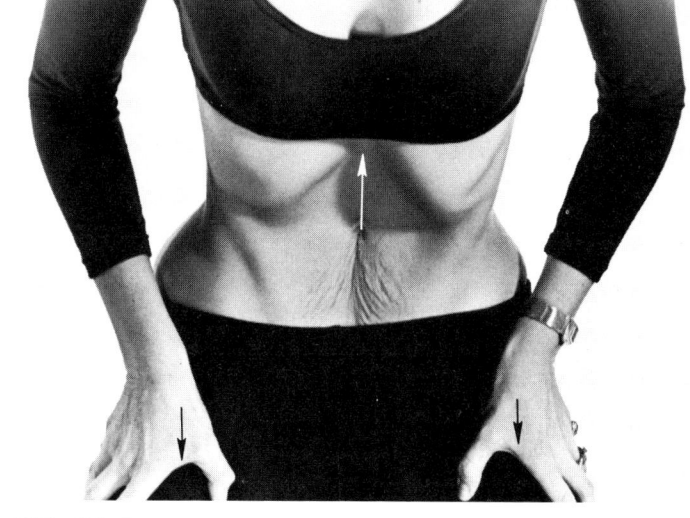

FIG. 21-1c

Tips

1. Es hilft Ihnen, ein größeres Vakuum zu erzeugen, wenn Sie beim Baucheinziehen den Schließmuskel anspannen.

2. Schauen Sie nicht auf den Bauch. Sie beeinträchtigen dadurch die Saugwirkung in der Kehle. Schauen Sie geradeaus in den Spiegel. Sie werden das Vakuum sowohl im Bauch als auch in der Magengegend sehen und auch spüren können.

3. Die Muskeln der Bauchwand müssen entspannt sein und passiv bleiben; wenn sie zusammengezogen werden, beeinträchtigen sie die Saugwirkung.

4. Die dem Einatmen gleichende Bewegung bewirkt, daß das Zwerchfell so weit wie möglich nach oben gezogen wird.

5. Um Ihre persönliche Stellung oder Haltung zu finden, neigen Sie den Oberkörper nur so weit vor, daß das Zwerchfell nach oben rutschen kann. Sie sind dann in der richtigen Stellung, um weiterzumachen. Sie können das Hochrutschen des Zwerchfells in der Höhlung unter den Rippen sehen.

Nutzen

Fördert den Blutkreislauf.

Kräftigt und festigt die Bauchmuskeln und trimmt die Taille.

Ein ausgezeichnetes Mittel gegen den Vorfall des Magens, der Eingeweide, des Uterus etc.

Fördert die Verdauung und ist gut gegen Verstopfung. Ich kann die Vorzüge des Baucheinziehens gar nicht genug loben.

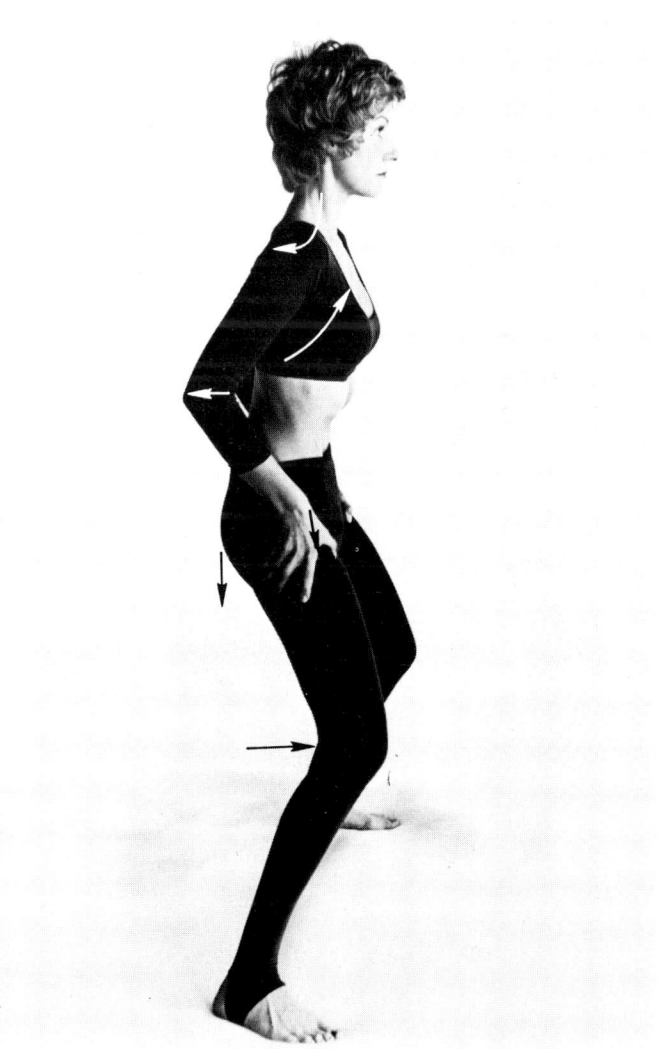

FIG. 21-1d

199

Nauli Kriya

»Nauli« bedeutet, daß die Muskeln und Organe des Bauchs seitlich und vertikal bewegt werden. Man könnte auch von einer Isolierung des Rectus abdominis-Muskels in der Bauchmitte sprechen. Bevor Sie Nauli versuchen, sollten Sie Udiyana Bandha beherrschen. Nauli ist eine der schwierigsten Übungen, weil bei dieser Bewegung der Rectus abdominis und die anderen Muskeln nach vorn gestoßen und gleichzeitig zusammengezogen werden, so daß sie einen Ball vor dem Bauch bilden. Auch in dieser Übung heißt es, die Kontrolle über bestimmte Muskeln zu erlangen. Für durchschnittliche Schüler ist diese Übung nicht empfehlenswert.

Technik

1. Wenden Sie die Technik des Udiyana Bandha bis Schritt 8 an.
2. Die Rectus abdominis Muskeln entspringen auf der Unterseite des Bauches, knapp über dem Schambein.
3. Ziehen Sie diese Muskeln zusammen, so daß sie einen harten, senkrechten Wall in der Bauchmitte bilden.
4. Ziehen Sie sie nach rechts zusammen, indem Sie sich nach rechts neigen, ziehen Sie sie dann nach links zusammen, indem Sie sich nach links neigen. Es hilft Ihnen, diese Muskeln zu isolieren, wenn Sie sich mit der Hand gegen das linke Knie stemmen, während Sie sich zur Seite neigen.
5. Führen Sie diese Bewegungen schnell aus. (Mitte, links, Mitte, rechts, Mitte, links, Mitte etc., hintereinander). Denken Sie daran, daß es Ihnen hilft, abwechselnd mit der entsprechenden Hand Druck auszuüben.
6. Führen Sie eine ununterbrochene Reihe stoßender Bewegungen aus, wobei es sich um rhythmische Muskelkontraktionen handelt.
7. Die Bewegung beschränkt sich auf die Bauchmuskeln; die Hüften werden nicht gedreht.
8. Führen Sie diese Bewegungen je nach Fähigkeit fünf bis zehn Sekunden lang in dieser Stellung aus.
9. Lassen Sie los, entspannen Sie den Bauch und atmen Sie langsam ein.
10. Machen Sie einige tiefe Atemzüge. Wiederholen Sie diese Runde sechsmal. Sobald Sie sich dabei unwohl fühlen, hören Sie auf.
11. Üben Sie das täglich nur einmal.

Tips

1. Manche werden diese Übung in einigen Wochen lernen, andere mögen mehrere Monate dazu brauchen.
2. Sie können Ihre Körperhaltung verändern, um die Muskeln besser unter Kontrolle zu bringen.
3. Schauen Sie nicht auf Ihren Bauch. Schauen Sie geradeaus in einen Spiegel.

Nutzen

Die tiefsitzenden Rückenmuskeln werden durch die reichliche Blutzufuhr gekräftigt und verjüngt.
Eine Massage für alle Organe der Bauchhöhle.
Die Organe werden belebt und ins Gleichgewicht gebracht.

Anfängerlotus

Technik

1. Setzen Sie sich hin, beugen Sie das linke Bein und halten Sie den linken Fuß mit den Händen. Drehen Sie den Fuß herum, so daß die Sohle zum Gesicht zeigt. Ziehen Sie den Rist so hoch wie möglich auf den Schenkel hinauf, während Sie das Knie zu Boden senken.

2. Beugen Sie das rechte Bein. Halten Sie den rechten Fuß mit den Händen und ziehen Sie den Rist hoch auf den linken Schenkel hinauf, wie in **Fig. 22-2c** (rechts).

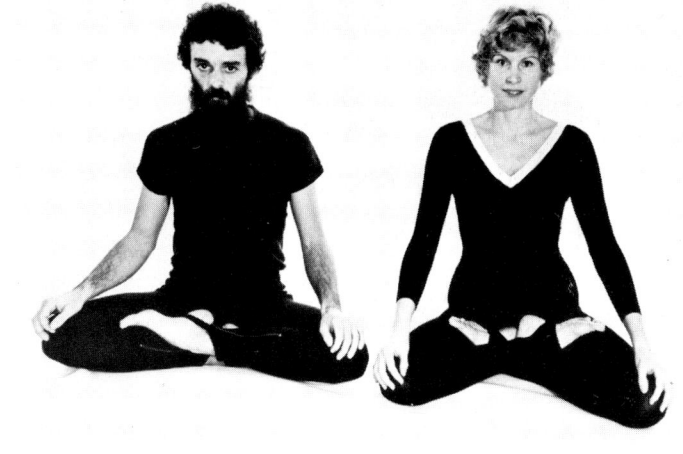

FIG. 22-2c

Lotus für mäßig Fortgeschrittene

Technik

1. Befolgen Sie die Anweisungen des Anfänger-Lotus, Schritt 1 und 2, aber bemühen Sie sich, die Fersen höher und näher an die Hüftknochen zu ziehen, während Sie die Schenkel einander annähern, wie in **Fig. 22-2d** (links).

Lotus für Fortgeschrittene

Technik

1. Wenden Sie die Technik des Lotus für mäßig Fortgeschrittene an, aber ziehen Sie die Fersen diesmal wirklich hoch hinauf und bemühen Sie sich, die Schenkel in eine parallele Stellung zu bringen.

2. Um den Gebundenen Lotus zu machen, atmen Sie aus, schwingen Sie den rechten Arm von der Schulter aus nach hinten und nähern Sie die Hand der linken Hüfte. Ergreifen Sie die rechte große Zehe, halten Sie die Stellung und atmen Sie ein.

3. Atmen Sie aus und machen Sie dasselbe mit dem linken Arm; ergreifen Sie die linken Zehen, wie in **Fig. 22-2d** (rechts).

4. Der Griff wird Ihnen leichter fallen, wenn Sie die Schultern nach hinten drehen, so daß sich die Schulterblätter einander annähern und der Brustkorb sich nach vorn weitet.

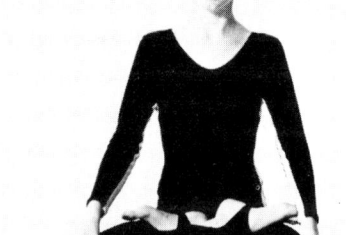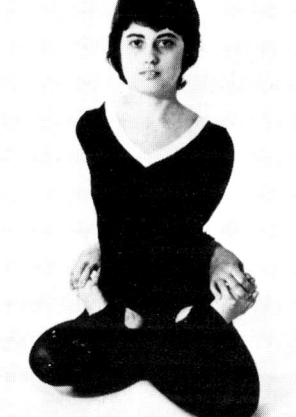

FIG. 22-2d

Sie das Brustbein heben und die Wirbelsäule strecken. Atmen Sie aus, während Sie die Schultern geraderichten und die Wirbelsäule konkav durchwölben. Die Wirbelsäule bleibt von der Hüfte aus gestreckt.

3. Bevorzugen Sie nicht immer dieselbe Seite, wenn Sie diese Stellungen einnehmen. Kehren Sie den Vorgang um und beginnen Sie mit dem anderen Bein. Es empfiehlt sich, denselben Grad an Muskeltonus und Flexibilität herbeizuführen.

4. Nach Ausführung der obigen Varianten entspannen Sie die Beine durch ein Vorbeugen.

Tips

1. Zwingen Sie sich nicht gewaltsam in diese Stellungen und nehmen Sie sich genügend Zeit für das entsprechende Aufwärmen.

2. Lassen Sie sich nicht hängen. Es ist wichtig, genau auf den Sitzknochen zu sitzen. Atmen Sie ein, während

Nutzen

Gut gegen Steifheit der Knie- und Fußgelenke.
Verleiht der Wirbelsäule und den Bauchorganen Spannkraft.
Dient der guten Haltung des Rückgrats und hält den Geist wach und aufmerksam.

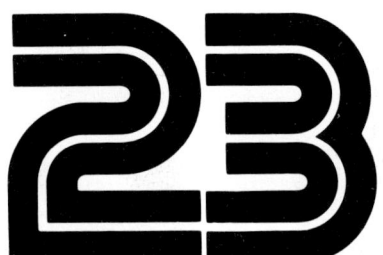

23 Entspannung

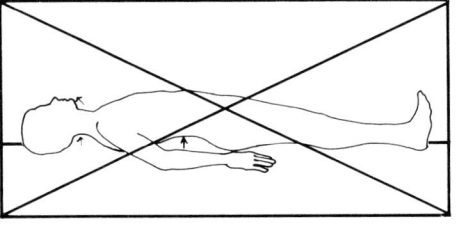

Falsch

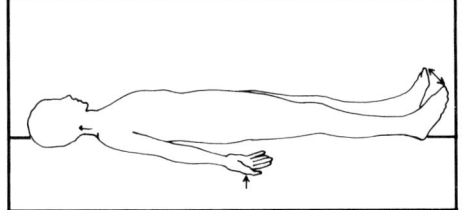

Richtig

Entspannung ist eine Art von physischem und psychischem »Loslassen«. Sie muß sich von selbst einstellen und kann nicht erzwungen werden. Idealerweise sollte man imstande sein, dieses Gefühl des »Loslassens« ständig zu bewahren, denn in diesem Zustand vollbringen wir unsere besten Leistungen. Aber leider betrachten die meisten Menschen Entspannung als etwas, das zu einer bestimmten Zeit herbeigeführt werden sollte. Vielen Menschen fällt es zunehmend schwerer, selbst dann abzuschalten, wenn es Zeit ist, sich zu entspannen und zu vergnügen.

Wir sind mit diesem Problem des Nicht-abschalten-Könnens in unserem eigenen Leben und unserer Umwelt konfrontiert. Das heutige Lebenstempo, die gesellschaftlichen Bedingungen unserer Welt, ständiges Unterwegssein und hochentwickelte Formen der Unterhaltung wie Fernsehen und Stereo haben zur Folge, daß unser Geist und unser Körper unter einem Zeitdruck stehen, der uns nicht mehr gemäß ist.

Begriffe wie »Angespanntheit« und »Nervosität« sind im Grunde recht vage, und die Definitionen sind so unterschiedlich wie die Personen, die davon betroffen sind. Nervosität manifestiert sich in den bekannten Symptomen wie Unfähigkeit, das Lebenstempo zu verringern, sich zu entspannen und zu schlafen, Konzentrationsmangel, Reizbarkeit und schließlich eine zunehmende Angst vor allem und jedem. Falls gegen diese Spannungszustände nichts unternommen wird, werden sie sich mit der Zeit in körperliche Beschwerden umsetzen: Herzleiden, Kopfschmerzen, Darmkatarrhe, Magengeschwüre, Verdauungsstörungen, Störungen der Gallenblase, hoher Blutdruck, Kreislaufstörungen und möglicherweise sogar Krebs.

Wir können darin den Preis erblicken, den wir für unseren technischen Fortschritt bezahlen, aber damit ist das Problem nicht gelöst. Es stimmt, wir leiden heute unter Nervosität, aber sie hat immer unter verschiedenen Bezeichnungen existiert und sie stellt ein sehr individuelles und persönliches Problem dar. In allen politischen Krisen der menschlichen Geschichte hat es Menschen gegeben, denen es gelang, ihre Gelassenheit, Würde und Haltung zu bewahren und ihren Mitmenschen eine wirkliche Hilfe zu sein. Man kann sich vom eigenen Nachbarn mit »Nervosität« in derselben Weise anstecken wie mit einer Erkältung, wenn die eigene Widerstandskraft unzulänglich ist.

Umgekehrt kann man es vermeiden, sich mit Nervosität anstecken zu lassen, wenn man über den entsprechenden Seelenfrieden verfügt.

Menschen, die sich aufgrund Ihres Glaubens von nervösen Spannungen freihalten können, werden sich wahrscheinlich ihre Seelenruhe bewahren können. Es gibt jedoch eine ungeheure Zahl von Menschen, die unter Angstzuständen leiden, die man heute mit dem allgemeinen Begriff der »nervösen Spannungen« belegt.

Wie können wir unser Leben in ruhigere Bahnen lenken? Zunächst müssen wir lernen, innerlich ruhiger zu werden. Unsere Lebenskraft (Energie) ist uns so nahe wie unser Herzschlag, unser Puls und unsere Atmung. Indem wir lernen, unsere Atmung zu kontrollieren, können wir uns über unsere Gefühle, Wünsche und Bedürfnisse besser Rechenschaft geben. Die Atmung entspricht unserem jeweiligen Maß an Aktivität. Aufwühlende Emotionen beschleunigen das Herz, bewirken eine flache Atmung und verringern die Sauerstoffzufuhr, bis der ganze Organismus die Belastung zu spüren beginnt. All dies geschieht, weil die Harmonie zwischen unserem Lebensstil und den Grundrhythmen unserer Atmung, unseres Körpers und unseres Geistes fehlt.

Um diese grundlegende Harmonie zu erlangen, bedienen wir uns der langsamen Bewegungen unserer Hatha-Yoga-Übungen, rhythmischer Atmung und der nötigen Disziplin, deren es bedarf, um die Bewegungen und Stellungen einer Übung zu koordinieren.

Entspannen bedeutet, das Lebenstempo unseres Organismus zu reduzieren, zuerst physisch und dann psychisch. Als erste Lektion in der Kunst des Entspannens denken Sie an morgen früh. Sie werden hastig aufstehen, sich ankleiden und Ihr Frühstück hinunterschlingen. STOP! Setzen Sie sich ruhig hin, essen Sie langsam und lassen Sie sich Zeit, die Nahrung gut zu kauen und wirklich zu genießen. Machen Sie rhythmische Atemzüge zwischen den Bissen. Spüren Sie wie die Spannung nachläßt und Ihre Energie zunimmt. Bleiben Sie sich auch auf dem Weg zur Arbeit des Rhythmus Ihrer Bewegungen und Ihrer Atmung bewußt und fahren Sie Ihren Wagen mit dem gleichen Gefühl innerer Ruhe, statt sich vom Verkehr nervös machen zu lassen. Denken Sie daran: Sie beherrschen Ihren Körper; lassen Sie das Leben nicht Gewalt über Sie bekommen. Wenn am Vormittag die Zeit für Ihre »Kaffeepause« gekommen ist, verzichten Sie auf den Kaffee und die Zigarette und machen Sie statt dessen eine »Atempause«. Vergessen Sie (selbst wenn Sie nur fünf Minuten Zeit haben) alle Ihre augenblicklichen Probleme. Die können warten. Was kann schlimmstenfalls passieren, wenn Sie sich die Zeit für eine »Atempause« nehmen? Gar nichts. Aber um wieviel besser werden Sie sich danach fühlen! Statt zu rauchen, machen Sie tiefe Atemzüge und tanken Sie frische Lebenskraft und Energie. Nehmen Sie sich Zeit, sich beim Ausatmen wirklich zu entspannen. Wiederholen Sie die Übung, bis Sie Ihren eigenen Rhythmus gefunden haben und die Harmonie zwischen Atmung und Bewegung wieder hergestellt ist.

Entspannung ist keine Frage der Willenskraft, sondern der Lebensfreude, der Rücksichtnahme auf physische Abläufe und der Fähigkeit, seine gesamten Kräfte auf das zu konzentrieren, was man im Augenblick tut.

Da dies ein Buch über Hatha Yoga ist, werden Sie etwas über die Yoga-Methoden der Entspannung erfahren wollen. Ich stelle Ihnen einen Weg zur Entspannung vor, der seit vielen Jahrhunderten erfolgreich beschritten wurde, um ein hohes Maß an natürlicher innerer Ruhe zu erzielen. Diesem Weg zu folgen, heißt nicht, sich zur Entspannung zu zwingen; Sie brauchen nicht darum zu ringen, »loszulassen«. Es geschieht auf mühelose, natürliche und befriedigende Weise.

Der Schwamm

Technik

1. Legen Sie sich langsam auf Ihre Matte. Richten Sie Ihren Körper wie in **Fig. 23-1a** aus: kippen Sie das Becken, strecken Sie die Fersen, schließen Sie die Füße und atmen Sie ein, wobei Sie das Brustbein heben, die Schultern nach unten drehen und die Arme strecken. Atmen Sie dann aus, entspannen Sie die Arme und heben Sie den Kopf hoch, um sich zu vergewissern, daß Kinn, Brustbein, Nabel und Fußknöchel eine gerade Linie bilden. Strecken Sie den Nacken und senken Sie ihn und den Kopf langsam zu Boden, während Sie Ihre Füße entspannen. Erst jetzt sind Sie bereit für die Entspannung **(Fig. 23-1b)**.

2. Schließen Sie die Augen und verbannen Sie alle Gedanken und Ablenkungen aus dem Bewußtsein. Konzentrieren Sie sich bloß auf sich selbst und machen Sie sich bewußt, wie Sie sich fühlen.

3. Lassen Sie Ihren Körper allmählich schlapp und schwer werden.

4. In der ersten Runde besteht unser Rhythmus darin, tief einzuatmen, uns einen Moment anzuspannen und die Luft dann plötzlich mit einem konzentrierten Seufzer auszustoßen.

5. Konzentrieren Sie sich auf den rechten Fuß; atmen Sie tief ein, während Sie ihn anspannen. Halten Sie den Atem an, halten Sie den Fuß einige Sekunden angespannt und atmen Sie dann mit einem Seufzer aus, wobei Sie alle Muskelanspannungen im Fuß loslassen und spüren, wie er schwer wird.

6. Nach ein paar Sekunden wiederholen Sie den Vorgang mit dem linken Fuß. Der übrige Körper bleibt entspannt, während Sie die einzelnen Körperteile anspannen.

7. Atmen Sie dann tief ein. während Sie das rechte Bein anspannen. (Das linke Bein bleibt entspannt.) Halten Sie die Spannung und atmen Sie. Lassen Sie dann los und atmen Sie aus. Wiederholen Sie das mit dem linken Bein; bleiben Sie so und lassen Sie los.

8. Spannen Sie das Gesäß an, während Sie einatmen, und bleiben Sie einen Moment so. (Der übrige Körper bleibt locker.) Lassen Sie dann los und atmen Sie aus; spüren Sie, wie Sie in den Boden versinken.

9. Spannen Sie jetzt Brust und Schultern an, während Sie schön tief einatmen. Bleiben Sie so, atmen Sie weiter und spannen Sie sich an. (Die Arme bleiben locker.) Lösen Sie die Anspannung in der Brust und den Schultern beim Ausatmen. Machen Sie eine Pause.

10. Stellen Sie sich vor, Ihre rechte Hand hält einen großen Wasserball; atmen Sie ein, strecken Sie die

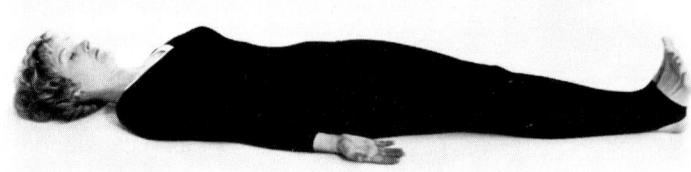

FIG. 23-1a

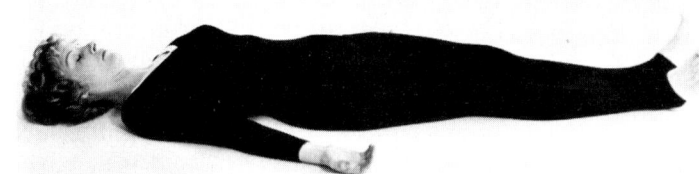

FIG. 23-1b

Finger aus und greifen Sie immer fester und fester nach dem Ball. Der Handrücken bleibt auf dem Boden. Lassen Sie jetzt beim Ausatmen den Ball los. Stellen Sie sich vor, daß er in die linke Hand gehüpft ist; atmen Sie ein und strecken Sie die Finger der linken Hand aus. Greifen Sie immer fester nach dem Ball; atmen Sie jetzt aus und lassen Sie locker.

11. Atmen Sie ein und strecken Sie den Hals. Atmen Sie aus, während Sie den Kopf langsam nach rechts rollen und sich Zeit lassen, das Gesicht so tief zu Boden zu senken, wie das möglich ist. Atmen Sie langsam ein; rollen Sie den Kopf wieder in die Mitte zurück. Atmen Sie aus, während Sie den Kopf langsam nach links rollen, bleiben Sie so und zählen Sie bis zwei. Atmen Sie langsam ein und rollen Sie wieder in die Mitte zurück.

12. Machen Sie einen tiefen Atemzug und spannen Sie alle Gesichtsmuskeln an, bleiben Sie so und lassen Sie beim Ausatmen wieder alle Gesichtsmuskeln nacheinander los.

13. Spüren Sie, wie Ihr Körper losläßt und tiefer in die Matte versinkt. Konzentrieren Sie sich jetzt darauf, Ihren Körper nicht zu bewegen, so daß Sie sich von innen her noch weiter entspannen können. Wir konzentrieren uns auf jeden einzelnen Körperteil und entspannen ihn, ohne ihn zu bewegen.

14. Konzentrieren Sie sich auf Ihre Zehenspitzen. Entspannen Sie sie, indem Sie sie regungslos machen. Entspannen Sie auf dieselbe Weise die Wölbungen der Füße, die Fersen, die Fußgelenke, die Waden, die Knie und die Schenkel. Ihre Füße und Beine sind jetzt vollständig entspannt. Merken Sie, daß Sie sich jetzt viel leichter fühlen, als schwebten Sie?

15. Entspannen Sie jetzt Gesäß, Hüften, Unterleib und Taille; lassen Sie alle diese Partien völlig locker.

16. Gehen Sie jetzt in Gedanken die Wirbelsäule von unten nach oben durch und entspannen Sie einen Wirbel nach dem anderen.

17. Wenn Sie zum Brustkorb kommen, entspannen Sie diesen. Ihre Atmung hat sich jetzt verlangsamt, bis sie kaum noch merklich ist. Lassen Sie das Gefühl der Entspannung allmählich vom ganzen Körper Besitz ergreifen.

18. Gehen Sie weiter das Rückgrat hoch, entspannen Sie die Schulterblätter, dann die Brust. Lassen Sie die Schultern einfach los, so daß sie in die Matte versinken.

19. Gehen Sie jetzt zu den Händen über und spüren Sie die Wärme und Energie in den Handflächen; entspannen Sie sie und auch die Handgelenke, Ellbogen, Oberarme und wieder die Schultern und den Hals. Da der Kopf nicht erhoben ist, entspannen Sie den Hals jetzt völlig. Achten Sie darauf, um wieviel leichter sich der Kopf jetzt anfühlt.

20. Konzentrieren Sie sich jetzt darauf, die Kopfhaut, die Schläfen und die Stirn zu entspannen.

21. Entspannen Sie die Augenlider, die Wangenknochen, die Nase und die Lippen, die sich öffnen. Lassen Sie Zunge und Unterkiefer sinken und entspannen Sie die Kehle.

22. Lassen Sie sich einfach in die Matte versinken. Nehmen Sie wahr, wie still und ruhig Sie sein können.

23. Entspannen Sie schließlich Ihren Geist, indem Sie sich eine friedliche Szene vorstellen, beispielsweise einen schönen Garten, einen tiefblauen Himmel oder weiche, weiße Wolken, die am Himmel ziehen. Stellen Sie sich dann vor, daß Sie diese Wolke sind. Sie fühlen sich so leicht, so entspannt.

24. Verbannen Sie jetzt alle Gedanken aus Ihrem Bewußtsein; machen Sie es völlig leer, als versänken Sie ganz friedlich und ruhig im Nichts.

25. Bleiben Sie so lang Sie wollen in diesem Zustand. Dann rollen Sie sich ganz langsam auf die linke Seite und beugen Sie die Knie auf Hüfthöhe. Machen Sie in dieser Stellung drei Atemzüge und rollen Sie sich dann wieder auf den Rücken. Wecken Sie sich auf, indem Sie einige tiefe Atemzüge machen und die Finger, Arme, Beine und die ganze Wirbelsäule strecken, gähnen und sich immer noch langsam streckend in eine sitzende Stellung hochrollen.

26. Sie haben jetzt den Zustand völliger Entspannung erlebt und Sie können sich wieder in diesen hineinversetzen, sooft Sie es wollen.

27. Denken Sie daran, Sie beherrschen Ihren Körper, lassen Sie sich nicht von ihm beherrschen.

Tips

1. *Sie sollten auf einer flachen Unterlage ohne Kissen liegen. Nur wenn Sie ohne Kissen eine Spannung im Nacken verspüren, können Sie ein dünnes benützen. Wenn Sie wollen, decken Sie sich mit einem großen Badetuch oder einer Decke zu.*

2. *Ziehen Sie die Schuhe aus und tragen Sie lose, bequeme Kleidung.*

3. *Wenn Sie den Entspannungsvorgang durchlaufen und merken, daß sich bestimmte Muskeln wieder verkrampfen, lassen Sie nicht nach, sondern wiederholen Sie die Entspannungsübung. Denken Sie daran, daß Sie Ihren Körper beherrschen.*

4. *Halten Sie eine Stellung jeweils mindestens fünf Sekunden lang.*

5. *Konzentrieren Sie sich voll auf den jeweiligen Körperteil, an dem Sie arbeiten. Wenn andere Gedanken auftauchen, lassen Sie sie unbeteiligt an sich vorbeiziehen, ohne sie aufzugreifen.*

6. *Schüler, die Kontaktlinsen tragen, sollten die Augen nicht anspannen.*

7. *Machen Sie diese Entspannungsübung, wenn Sie müde, verärgert, nervös oder aufgeregt sind. Es ist keine Zeitverschwendung. Es hilft!*

8. *Wenn Sie sich entspannen wollen, aber nicht diese Stellung einnehmen können, dann schließen Sie einfach die Augen und machen Sie einige Runden lang Vollständige Atemzüge, bis Sie das Gefühl des »Loslassens« haben.*

9. *Besser als die obige Technik sind fünf Runden Abwechselndes Atmen. Fünf gute konzentrierte Runden haben dieselbe Wirkung wie eine Stunde Schlaf.*

10. *Entspannen sollte man sich nach jeder Trainingsstunde, um wirklich etwas von den Übungen zu haben.*

11. *Der Grund, warum diese Übung »der Schwamm« heißt, ist, weil man sich am ganzen Körper porös und offen fühlen sollte wie ein Schwamm. Atmen Sie nicht bloß mit der Lunge ein. Stellen Sie sich die lebensspendende Energie der uns umgebenden Atmosphäre vor, während sie durch alle Gliedmaßen strömt und den ganzen Organismus regeneriert und verjüngt.*

12. *Entspannen Sie sich mehrmals im Laufe des Tages, und Sie werden Ihre Leistungsfähigkeit verdoppeln. Wenn Sie das bezweifeln, versuchen Sie es, und Sie werden es erleben.*

13. *Rhythmisches Atmen und Entspannungsübungen helfen Ihnen, Muskelverspannungen und psychische Belastungen zu überwinden. Yoga kann die normale Funktionsfähigkeit unseres gesamten Organismus wiederherstellen, und die Entspannung von Körper und Geist geht Hand in Hand mit Gesundheit, Jugend, Glück und einem langen Leben.*

24 Yoga Übungsprogramme

Anfänger können sich aus dem folgenden Hatha-Yoga-Programm Übungen auswählen, die zeitlich so bemessen sind, daß sie sich nicht zu beeilen brauchen. Falls Sie jedoch unter Zeitdruck stehen, machen Sie bitte nur so viele Übungen, wie Sie korrekt ausführen können, nehmen Sie sich Zeit zur Entspannung und heben Sie sich den Rest für den nächsten Tag auf. Sobald wir entspannter und geschmeidiger geworden sind, können wir mehr Übungen im gleichen Zeitraum machen, aber wir sollten sie **niemals hastig** ausführen. Es empfiehlt sich, diejenigen Übungen zusätzlich zu machen, die dem Schüler noch Schwierigkeiten bereiten. Denken Sie immer an das rhythmische Atmen und nehmen Sie sich am Ende Zeit für eine Entspannungsübung.

Fünf-Minuten-Programm

1. Gruß an die Sonne (S. 71)

2. Entspannung mit vollständiger Atmung (S. 208, 14)

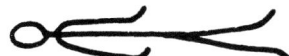

Fünfzehn-Minuten-Programm

1. Gruß an die Sonne (S. 71)

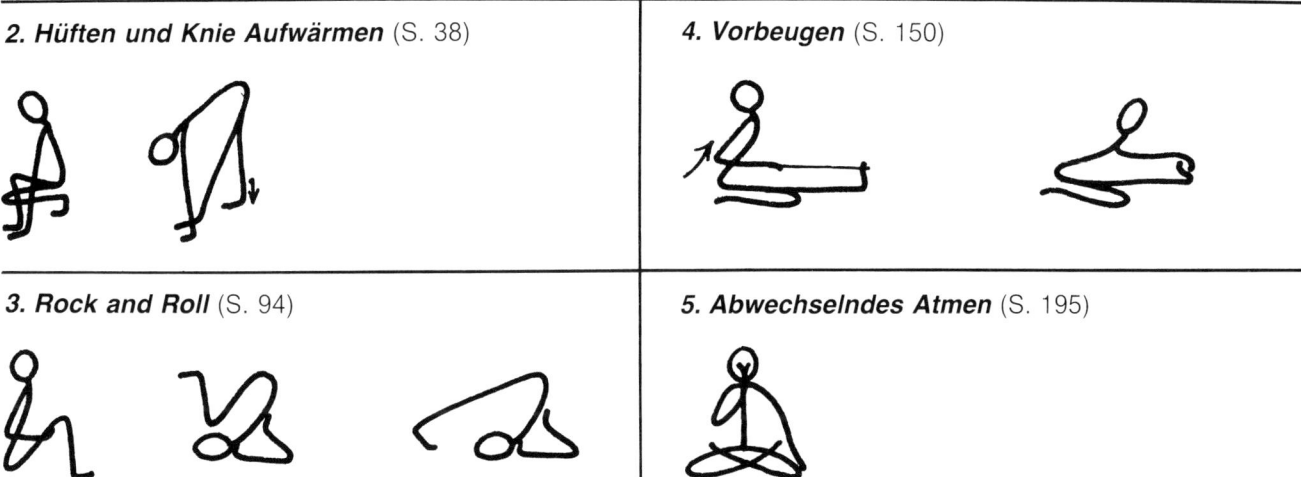

2. Hüften und Knie Aufwärmen (S. 38)	4. Vorbeugen (S. 150)
3. Rock and Roll (S. 94)	5. Abwechselndes Atmen (S. 195)

Dreißig-Minuten-Programm

1. Gruß an die Sonne (S. 71)

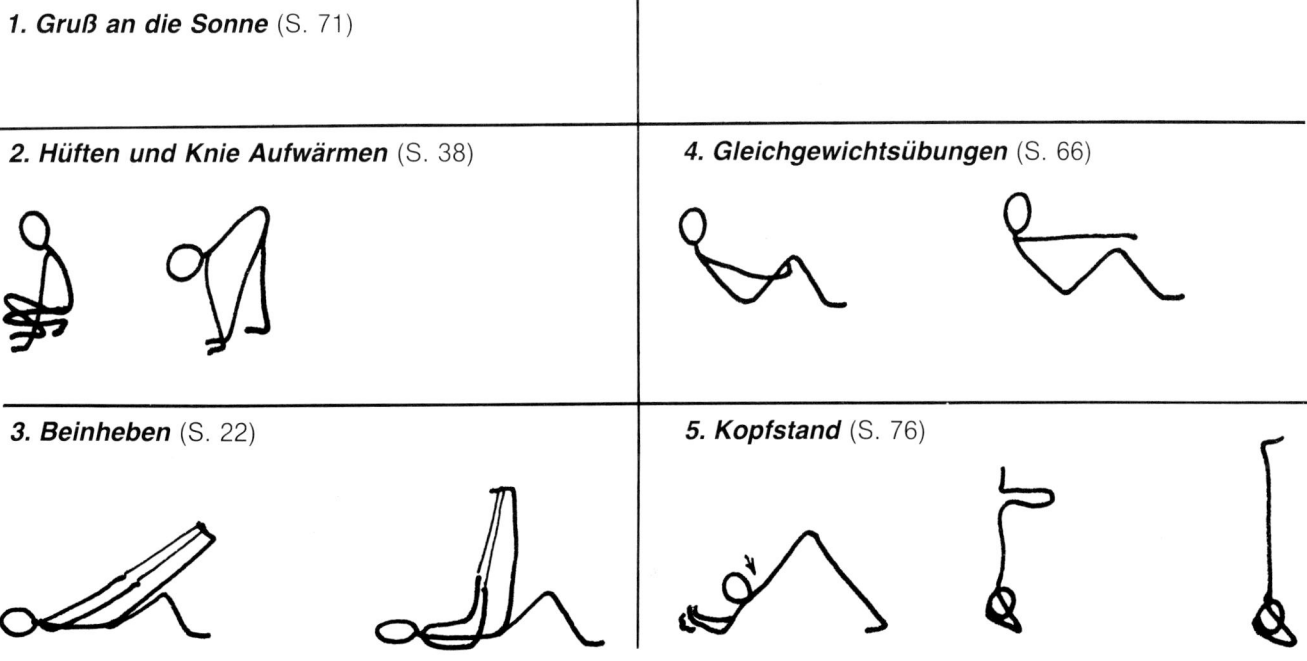

2. Hüften und Knie Aufwärmen (S. 38)	4. Gleichgewichtsübungen (S. 66)
3. Beinheben (S. 22)	5. Kopfstand (S. 76)

6. Rock and Roll mit gekreuzten Beinen (S. 96)

9. Vorbeugen (S. 150)

7. Schulterstand (S. 106)

10. Abwechselndes Atmen (S. 195)

8. Kobra (S. 114)

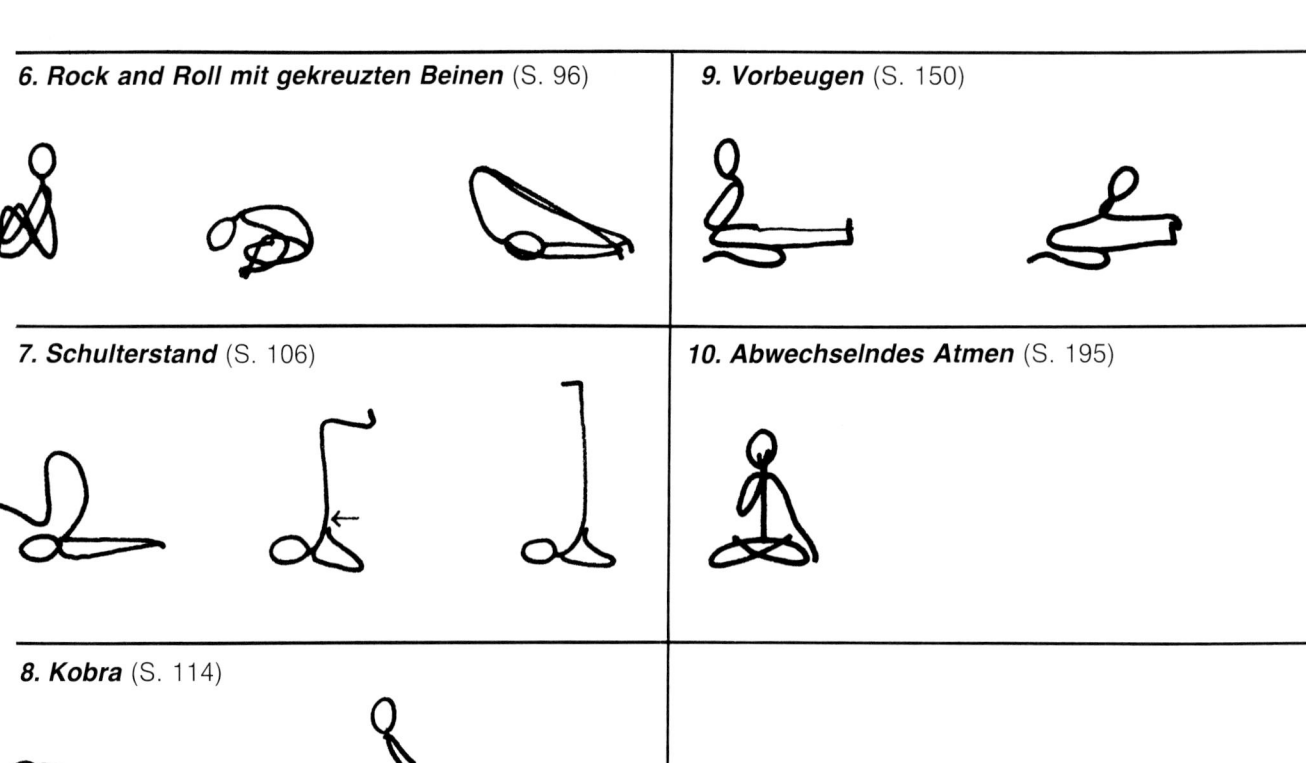

Morgenprogramm

1. Gruß an die Sonne (S. 71)

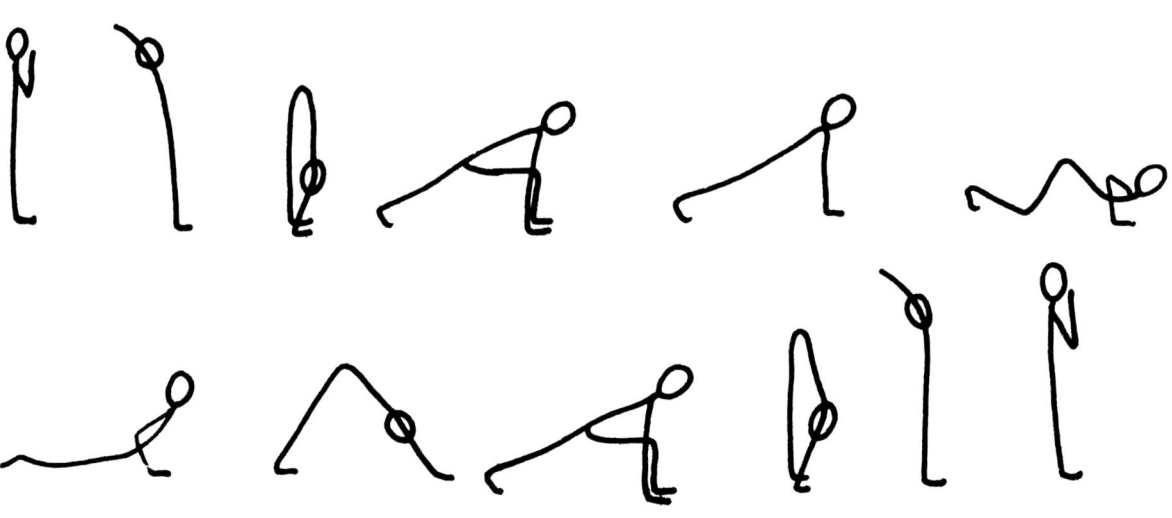

2. Dehnen des Brustkorbs (S. 25)

3. Hüften und Knie Aufwärmen (S. 38)

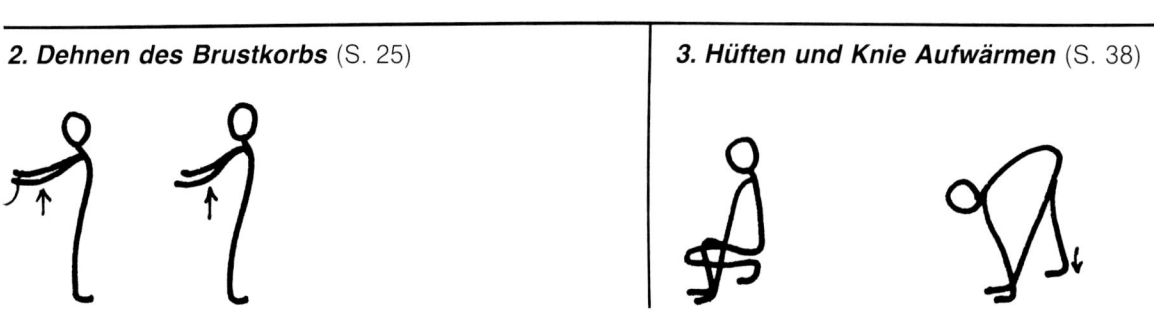

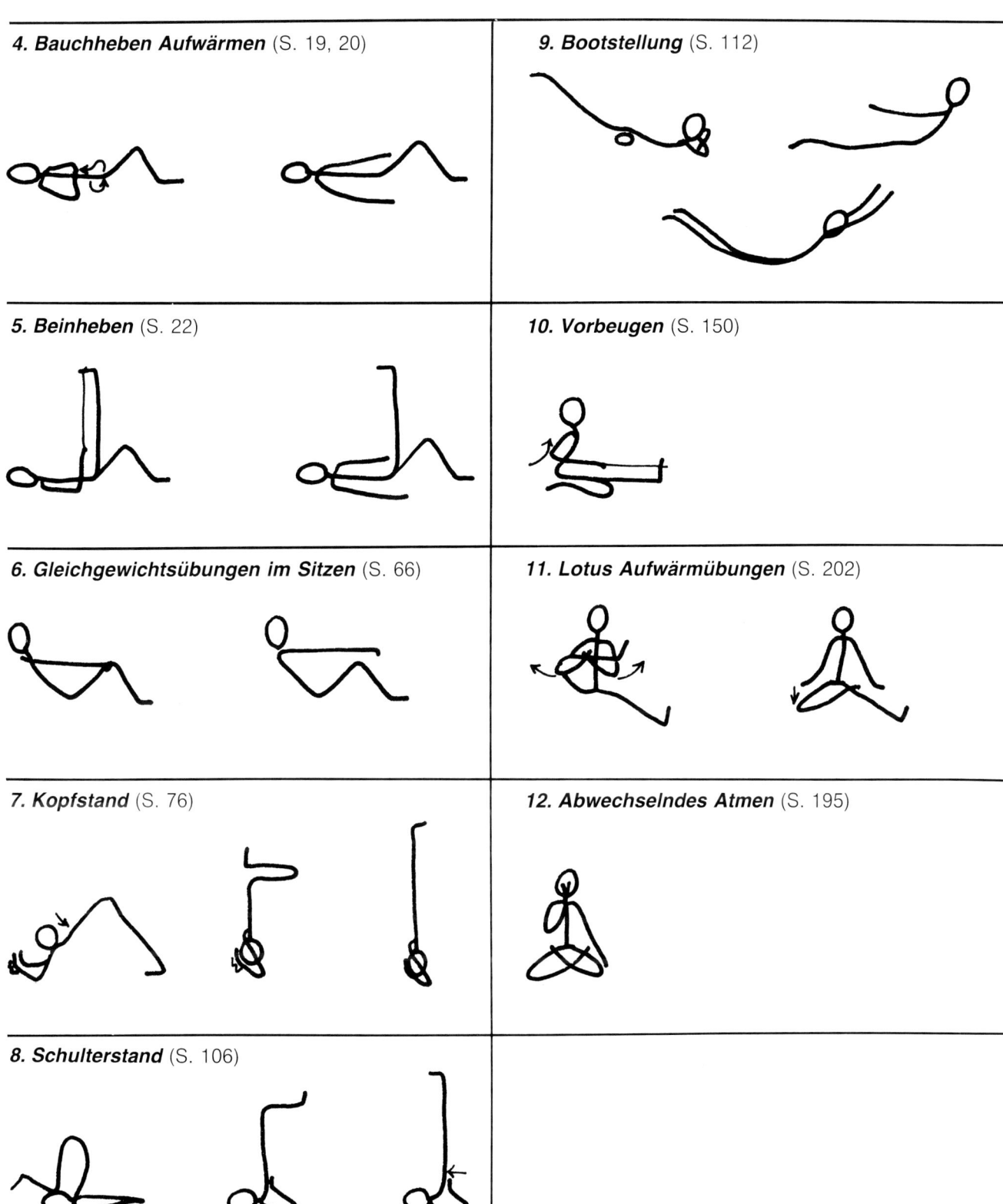

4. Bauchheben Aufwärmen (S. 19, 20)

9. Bootstellung (S. 112)

5. Beinheben (S. 22)

10. Vorbeugen (S. 150)

6. Gleichgewichtsübungen im Sitzen (S. 66)

11. Lotus Aufwärmübungen (S. 202)

7. Kopfstand (S. 76)

12. Abwechselndes Atmen (S. 195)

8. Schulterstand (S. 106)

Abendprogramm

---

1. Gruß an die Sonne (S. 71)

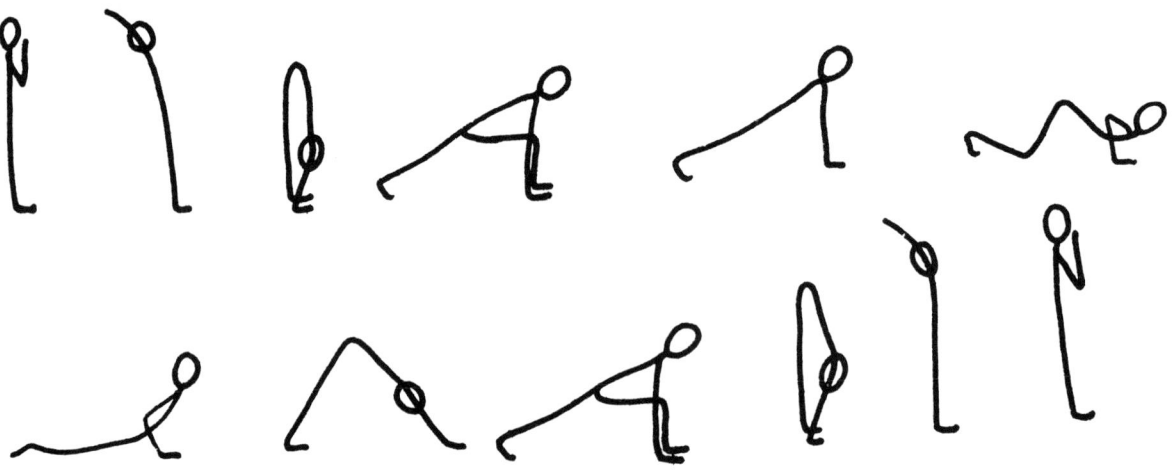

---

2. Pendelstellung (S. 40)

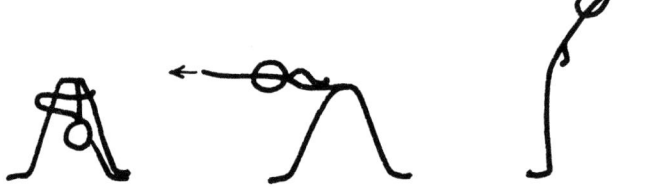

5. Kopfstand (S. 76)

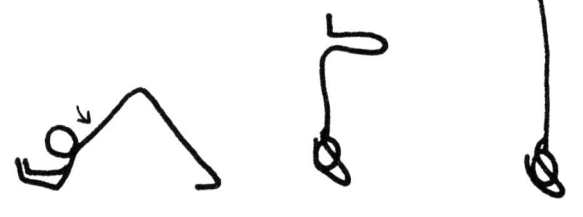

---

3. Vorbeugen aus der Grätsche (S. 44)

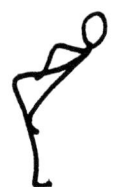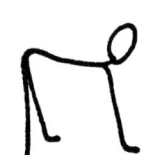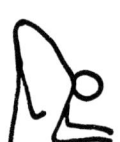

6. Schulterstand (S. 106)

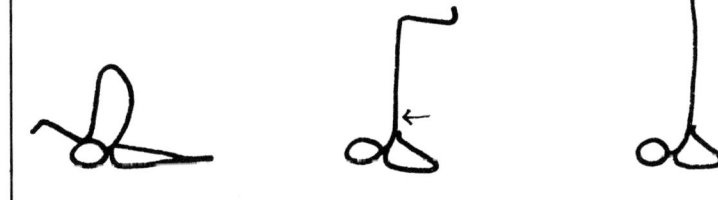

---

4. Beinheben für mäßig Fortgeschrittene (S. 50

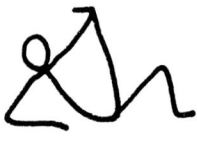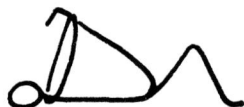

7. Kobragruß (S. 117)

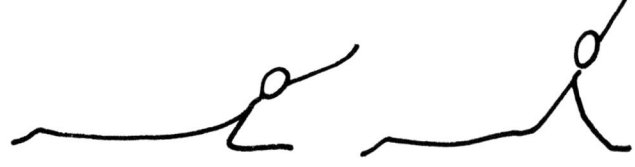

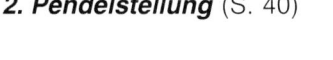

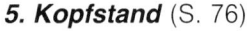

8. Vorbeugen (S. 150)

11. Abwechselndes Atmen (S. 195)

9. Schildkrötenstellung (S. 156)

12. Entspannung (S. 108)

10. Lotus Aufwärmen (S. 202)

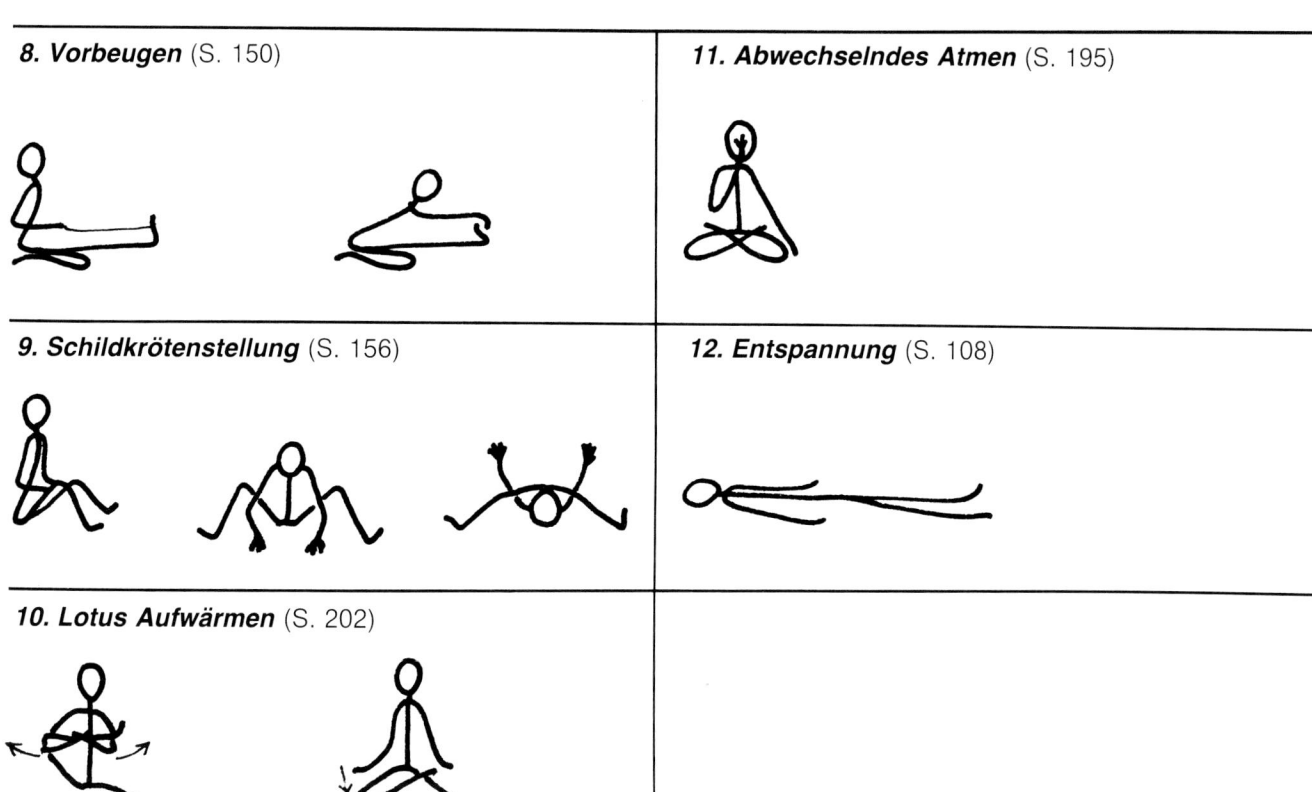

25 Es gibt keine Ausrede

Hatha-Yoga kann von Menschen aller Altersstufen mit günstigen Resultaten praktiziert werden, wenn man dabei vernünftig vorgeht. Wenn Ihnen eine Übung Unbehagen verursacht, kehren Sie zum Ausgangspunkt zurück und beginnen Sie noch einmal sachte von vorn, wobei Sie sich in jeder Phase entspannen. Gehen Sie nur so weit, wie Sie sich dabei wohlfühlen.

Für Kinder und Jugendliche ist Hatha Yoga überaus nützlich, da es die Koordination und die körperliche Gewandtheit in einer konkurrenzfreien Atmosphäre fördert. Das Kind, das »nicht gut genug für's Team« ist, kann durch das Gefühl persönlicher Leistung Selbstvertrauen und Selbstsicherheit gewinnen. Für alle Kinder sind die Atemübungen und die Übungen zur Förderung der Gelenkigkeit eine gute Voraussetzung für die konkurrenzbetonten Sportarten. Schwangere Frauen können ihren Kreislauf verbessern, Bein- und Rückenbeschwerden vermindern und ihren Körper auf die Entbindung vorbereiten, wenn sie während der Schwangerschaft Hatha Yoga praktizieren.

Berufstätige können die Übungen in ihren Tagesplan einbauen und vielleicht auch die »Kaffeepause« durch einige entspannende Atem- und Strekkübungen ersetzen.

Alle genannten Gründe, die für Hatha Yoga sprechen, gelten doppelt für ältere Mitbürger. Entspannung und richtiges Atmen können die späteren Lebensjahre angenehmer machen, denn wenn sich die körperliche Beweglichkeit und der Kreislauf verbessern, verjüngt sich der Körper, und der Geist wird wacher. Ziehen Sie auf jeden Fall einen Arzt zu Rat, bevor Sie mit einem Übungsprogramm beginnen, und gehen Sie behutsam vor. Das Alter als solches ist kein Ausschließungsgrund. Ich habe schon achtzigjährige Kursteilnehmer gehabt. Denken Sie daran, daß man »so jung ist, wie die Wirbelsäule geschmeidig ist«.

Es gibt also **keine Ausrede**. Versuchen Sie Hatha Yoga.

216

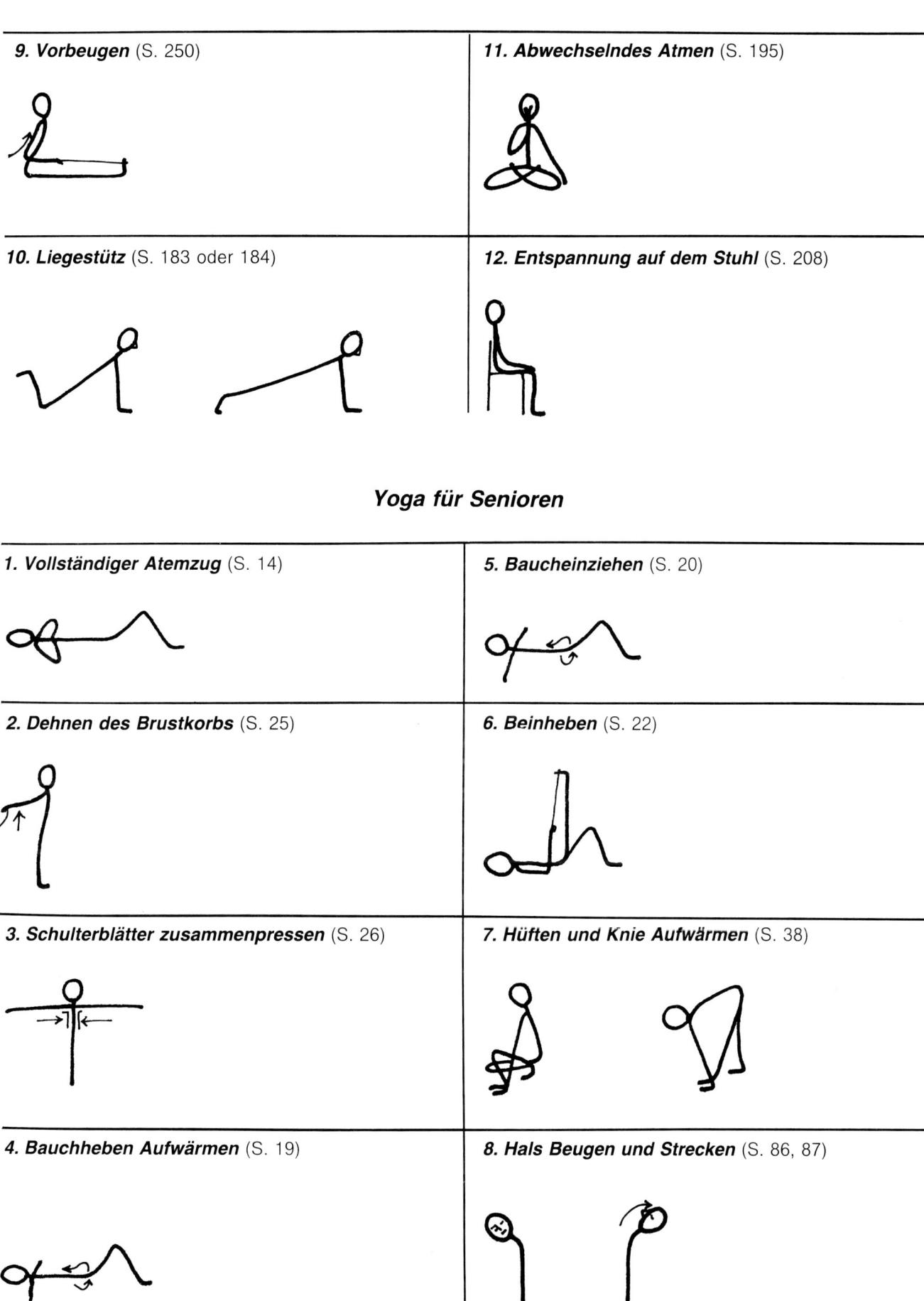

9. Vorbeugen (S. 250)

11. Abwechselndes Atmen (S. 195)

10. Liegestütz (S. 183 oder 184)

12. Entspannung auf dem Stuhl (S. 208)

Yoga für Senioren

1. Vollständiger Atemzug (S. 14)

5. Baucheinziehen (S. 20)

2. Dehnen des Brustkorbs (S. 25)

6. Beinheben (S. 22)

3. Schulterblätter zusammenpressen (S. 26)

7. Hüften und Knie Aufwärmen (S. 38)

4. Bauchheben Aufwärmen (S. 19)

8. Hals Beugen und Strecken (S. 86, 87)

9. Halber Schulterstand mit Stuhl (S. 104)

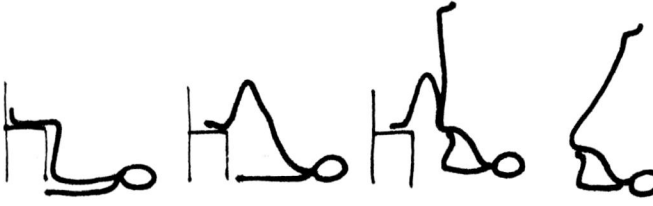

11. Vorbeugen (S. 148)

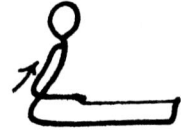

10. Bootstellung (S. 112)

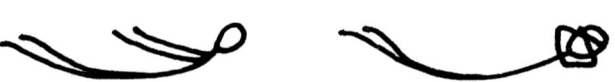

12. Abwechselndes Atmen (S. 195)

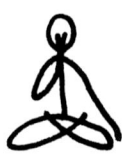

26 Spezielle Yoga-Übungen

Diese Yoga-Übungen sind unverbindliche Empfehlungen und sollten nie an die Stelle ärztlicher Behandlung treten. Wenden Sie sich an Ihren Arzt um Rat, wenn Sie Fragen hinsichtlich der Wirkung der folgenden Übungsprogramme haben. Erfahrungsgemäß empfehlen viele Ärzte ihren Patienten Übungen dieser Art.

Hatha Yoga ist ein ausgezeichnetes Training für Sportler. Die Yoga-Atmung ist eine gute Ergänzung jedes sportlichen Trainingsprogramms. Die ständige Wiederholung anstrengender Bewegungen, die die meisten Sportarten erfordern, führen häufig zur Überentwicklung einer Seite oder Partie des Körpers und damit zu gravierender Unausgewogenheit. Die Geschmeidigkeit, die sich durch die Yoga-Übungen einstellt, macht diese zu guten Lockerungs- und Aufwärmübungen und wirkt einseitigen Belastungen durch bestimmte Sportarten entgegen.

Auf den folgenden Seiten gehe ich auf einige der Schwachstellen ein, die bei manchen Schülern für bestimmte Sportarten eines zusätzlichen Trainings bedürfen. Denken Sie daran, daß Hatha Yoga die Blutzirkulation auch der benachbarten Partien des Körperteils fördert, der gerade trainiert wird; wenn es also keine spezielle Übung für Ihre Schwachstelle gibt, dann machen Sie diejenigen, die dieser Stelle am nächsten liegen. Sportarten, für die Hatha Yoga eine besonders günstige Ergänzung darstellt, sind Gymnastik, Eishokkey, Fußball, Golf, Schifahren und Tennis, um nur einige wenige zu nennen. Aber welchen Sport Sie auch praktizieren, Hatha Yoga kann Ihnen beim Aufwärmen, beim Spiel und bei der Entspannung nach dem Spiel helfen.

223

Yoga für Schwachstellen

Unterleib

1. Bauchheben Aufwärmen (S. 19, 20)

7. Kopfstand Varianten (S. 78)

2. Zeltstellung (S. 42)

8. Pflugstellung (S. 98)

3. Scherenschwung (S. 56)

9. Schulterstand Varianten (S. 108)

4. Beine seitlich schwingen (S. 60)

10. Hydrantenstellung (S. 131)

5. Gleichgewichtsübung im Sitzen (S. 66)

11. Gleichgewichtsübung mit gespreizten Beinen (S. 174)

6. Aufsetzen (S. 68, 69)

12. Bauchheben (S. 198)

Füße und Fußgelenke

1. Zehen und Kniescheiben heben (S. 7, 8)	**6. Kniende Stellung** (S. 136)
2. Pflugstellung (S. 98)	**7. Vorbeugen** (S. 150)
3. Geschlossener Bogen (S. 122)	**8. Gleichgewichtsübungen in der Hocke** (S. 177)
4. Nußknacker (S. 128)	**9. Flamingostellung** (S. 179)
5. Kamelstellung (S. 135)	**10. Lotus Aufwärmen** (S. 202)

Arme und Schultern

1. Dehnen des Brustkorbs (S. 25)	**2. Schulterblätter zusammenpressen** (S. 26)

3. Schulterstreckübungen (S. 28)

4. Streckübungen im Stehen (S. 30)

5. Beine und Rücken strecken (S. 36)

6. Zeltstellung (S. 42)

7. Skorpion (S. 80)

8. Embryonalstellung (S. 82)

9. Kobradrehung (S. 116)

10. Radstellung (S. 139)

11. Alle Drehübungen der Wirbelsäule (S. 140)

12. Seitlich Beugen im Sitzen (S. 157)

13. Gleichgewichtsübungen für die Arme (S. 180)

Rücken- und Wirbelsäule

1. Siehe «Lernen Sie Ihren Körper kennen» (S. 6)	
2. Das ganze Kapitel über Unterleib + Becken (S. 16)	
3. Streckübungen im Stehen mit Stützen (S. 33)	**8. Schulterstand** (S. 106)
4. Hüften und Knie Aufwärmen (S. 38)	**9. Bootstellung** (S. 112)
5. Aufsetzen (S. 69)	**10. Das ganze Kapitel Drehungen des Rückgrats** (S. 140)
6. Schulterbrücke (S. 88)	**11. Das ganze Kapitel Vorbeugen** (S. 146)
7. Pflugstellung (S. 98)	**12. Das ganze Kapitel Gleichgewichtsübungen im Stehen** (S. 158)

Beine, Hüften und Schenkel

1. Hüften und Knie Aufwärmen (S. 38)

7. Vogel Strauß (S. 101)

2. Beine und Rücken Strecken (S. 36)

8. Schulterstand Varianten (S. 108)

3. Zeltstellung (S. 42)

9. Heuschreckenstellung (S. 118)

4. Beinheben für mächtig Fortgeschrittene (S. 50)

10. Hydrantenstellung (S. 131)

5. Kopfstand Varianten (S. 78)

11. Taubenstellung (S. 129)

6. Brückenverlängerung (S. 92)

12. Schraubstock (S. 137)

13. Vorbeugen (S. 150)

14. Beugeübung aus der Grätsche (S. 160)

15. Lotus Aufwärmen (S. 202)

16. Lotusstellung (S. 204)

Hals und Kinn

1. Dehnen des Brustkorbs (S. 25)

2. Kopfstand (S. 76)

3. Embryonalstellung (S. 82)

4. Halsbeugen (S. 86)

5. Halsstrecken (S. 87)

6. Kopfbrücke (S. 90)

7. Vorbeugen Ausfallstellung (S. 126)

8. Froschstellung (S. 133)

9. Fisch (S. 134)

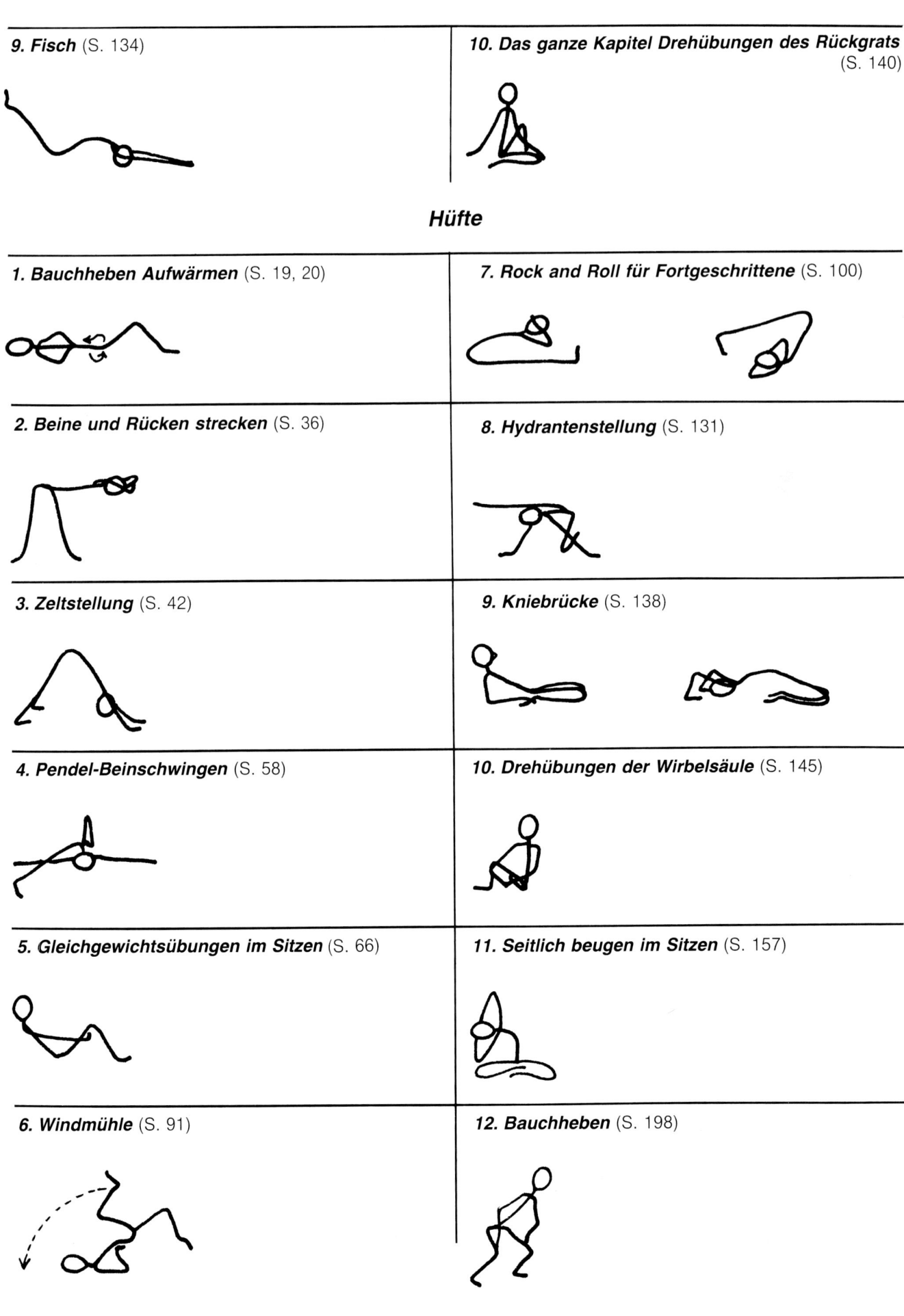

10. Das ganze Kapitel Drehübungen des Rückgrats
(S. 140)

Hüfte

1. Bauchheben Aufwärmen (S. 19, 20)

7. Rock and Roll für Fortgeschrittene (S. 100)

2. Beine und Rücken strecken (S. 36)

8. Hydrantenstellung (S. 131)

3. Zeltstellung (S. 42)

9. Kniebrücke (S. 138)

4. Pendel-Beinschwingen (S. 58)

10. Drehübungen der Wirbelsäule (S. 145)

5. Gleichgewichtsübungen im Sitzen (S. 66)

11. Seitlich beugen im Sitzen (S. 157)

6. Windmühle (S. 91)

12. Bauchheben (S. 198)

Yoga gegen Müdigkeit und Verspannung

1. Vollständiges Atmen (S. 14)	**7. Halber Schulterstand** (S. 103)
2. Bauchheben Aufwärmen (S. 19, 20)	**8. Rock and Roll** (S. 94)
3. Beinheben (S. 22)	**9. Froschstellung** (S. 133)
4. Dehnen des Brustkorbs (S. 25)	**10. Drehübungen mit Wand** (S. 141)
5. Streckübungen im Stehen mit Stütze (S. 33)	**11. Embryonalstellung** (S. 82)
6. Hals beugen und strecken (S. 86, 87)	**12. Abwechselndes Atmen und Entspannen** (S. 195, 208)

Arthritis

1. Dehnen des Brustkorbs (S. 25)

7. Rock and Roll (S. 94)

2. Zusammenpressen der Schulterblätter (S. 26)

8. Geschlossener Bogen (S. 122)

3. Schulterstreckübungen (S. 28)

9. Froschstellung (S. 133)

4. Hüften und Knie Aufwärmen (S. 38)

10. Drehübungen Aufwärmen mit Wand (S. 140)

5. Embryonalstellung (S. 82)

11. Gleichgewichtsübungen in der Hocke (S. 177)

6. Schulterbrücke (S. 88)

12. Lotus Aufwärmen (S. 202)

Rückenschmerzen

1. Bauchheben Aufwärmen (S. 19, 20)	**7. Pflugstellung** (S. 98)
2. Beinheben (S. 22)	**8. Bootstellung** (S. 112)
3. Streckübungen im Stehen mit Stütze (S. 33)	**9. Embryonalstellung** (S. 82)
4. Hüften und Knie Aufwärmen (S. 38)	**10. Vorbeugen** (S. 148)
5. Hüften Gleichgewichtsübungen (S. 54)	**11. Bauchheben** (S. 198)
6. Gleichgewichtsübungen im Sitzen (S. 66)	**12. Entspannung** (S. 208)

Verstopfung

1. Bauchheben Aufwärmen (S. 19, 20)

2. Hüften und Knie Aufwärmen (S. 38)

3. Gruß an die Sonne (S. 71)

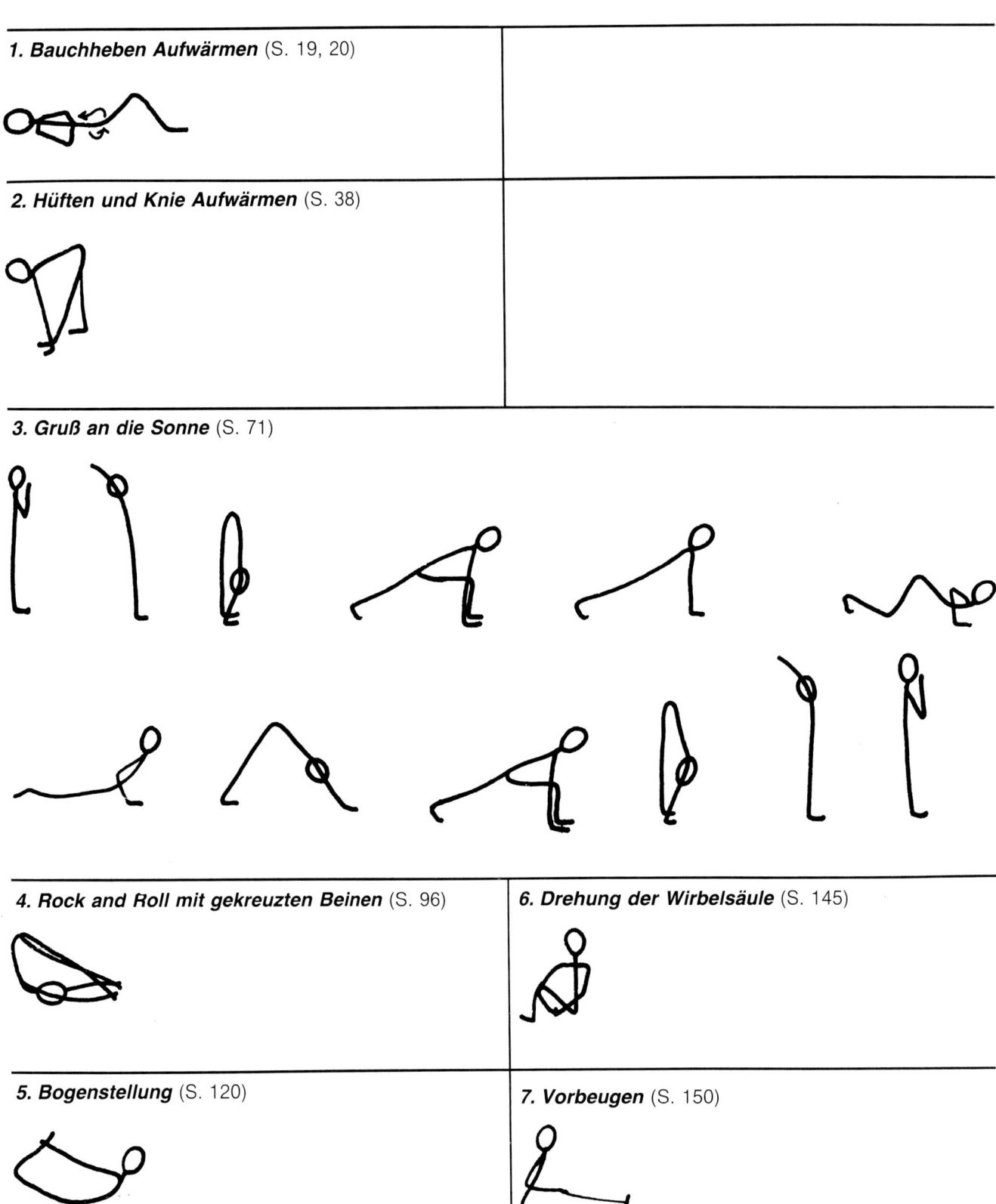

4. Rock and Roll mit gekreuzten Beinen (S. 96)

6. Drehung der Wirbelsäule (S. 145)

5. Bogenstellung (S. 120)

7. Vorbeugen (S. 150)

8. Balanceübung in der Hocke (S. 177)

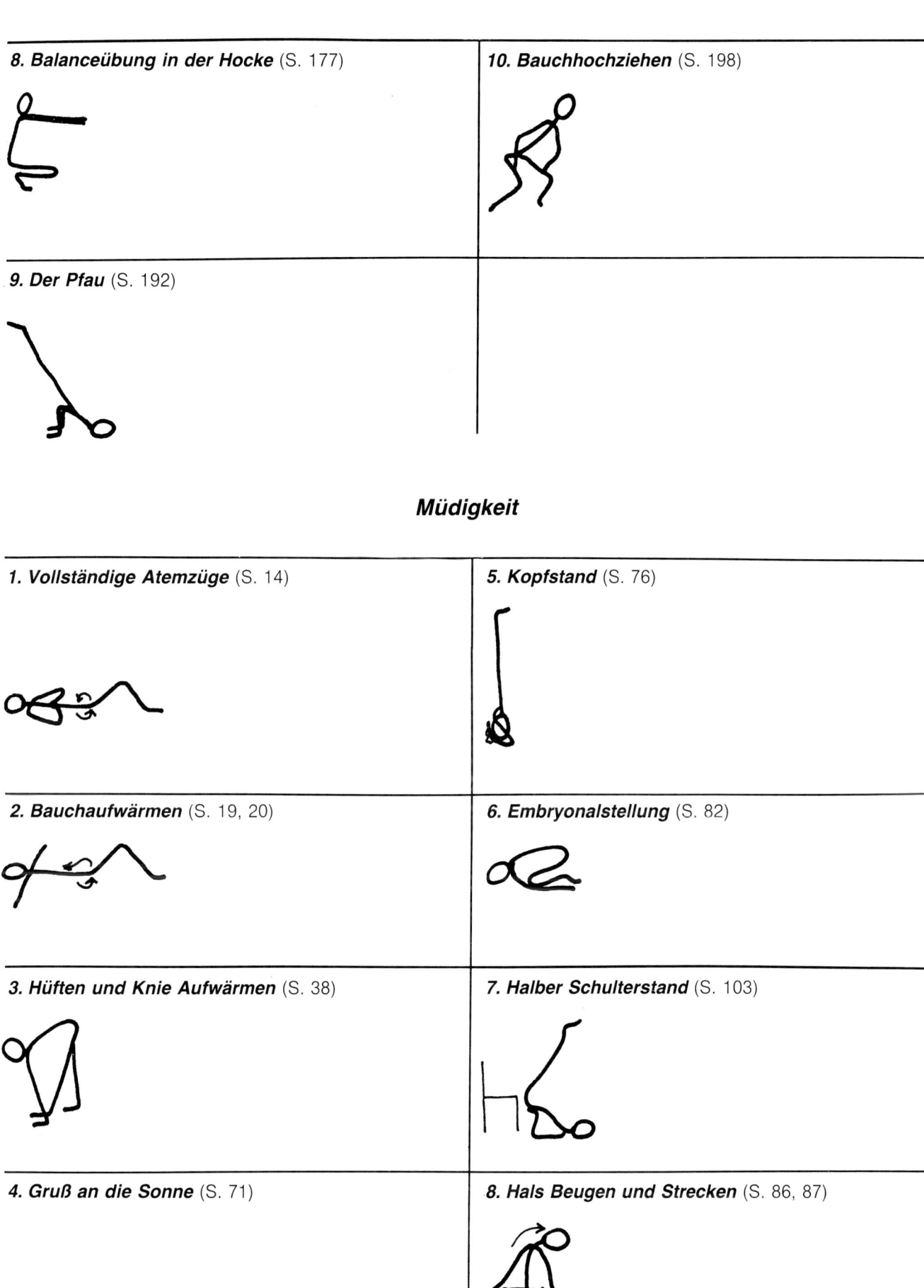

10. Bauchhochziehen (S. 198)

9. Der Pfau (S. 192)

Müdigkeit

1. Vollständige Atemzüge (S. 14)

5. Kopfstand (S. 76)

2. Bauchaufwärmen (S. 19, 20)

6. Embryonalstellung (S. 82)

3. Hüften und Knie Aufwärmen (S. 38)

7. Halber Schulterstand (S. 103)

4. Gruß an die Sonne (S. 71)

8. Hals Beugen und Strecken (S. 86, 87)

9. Gesamte Atemtechnik (S. 193)

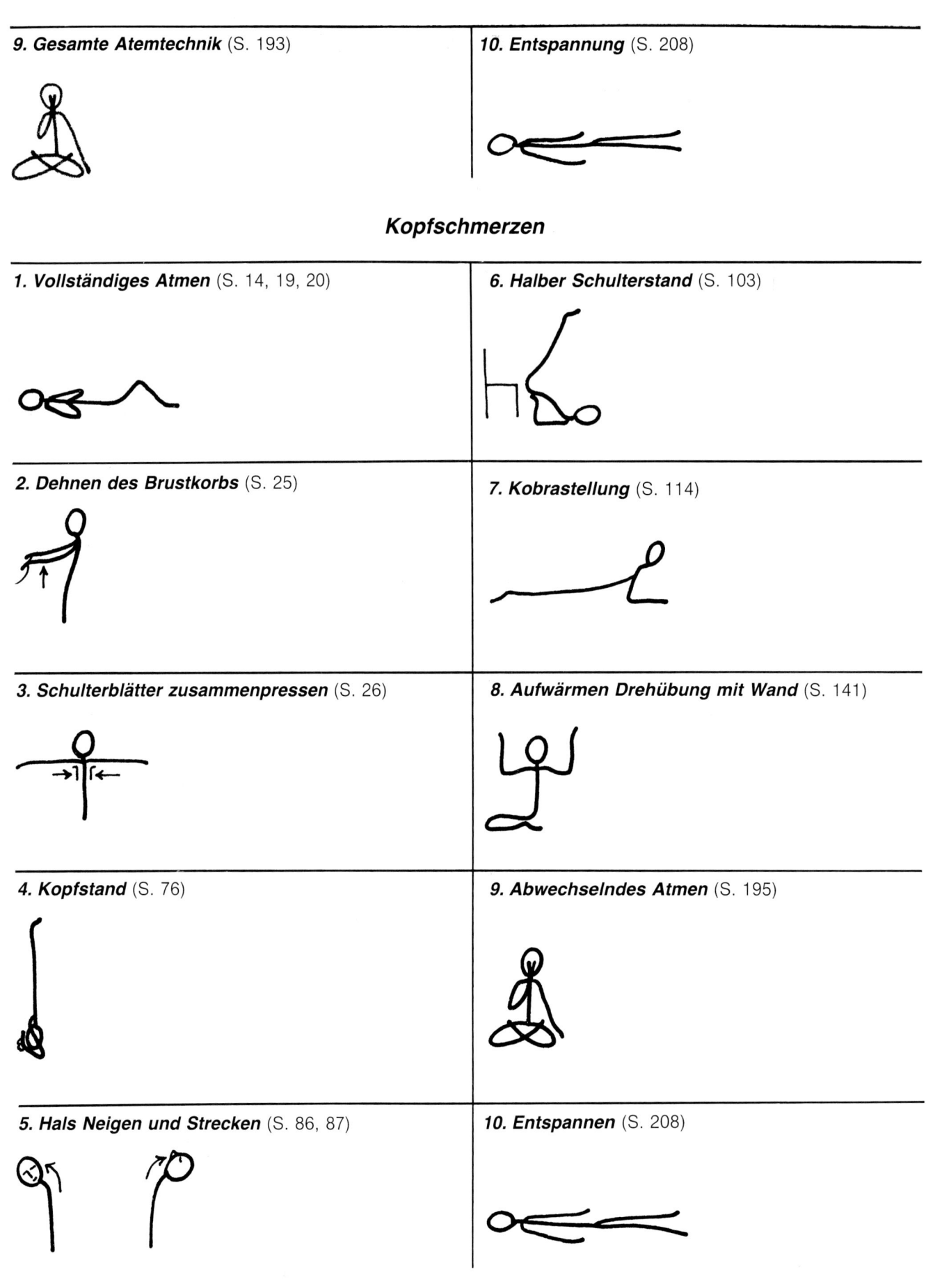

10. Entspannung (S. 208)

Kopfschmerzen

1. Vollständiges Atmen (S. 14, 19, 20)

6. Halber Schulterstand (S. 103)

2. Dehnen des Brustkorbs (S. 25)

7. Kobrastellung (S. 114)

3. Schulterblätter zusammenpressen (S. 26)

8. Aufwärmen Drehübung mit Wand (S. 141)

4. Kopfstand (S. 76)

9. Abwechselndes Atmen (S. 195)

5. Hals Neigen und Strecken (S. 86, 87)

10. Entspannen (S. 208)

236

Schlaflosigkeit

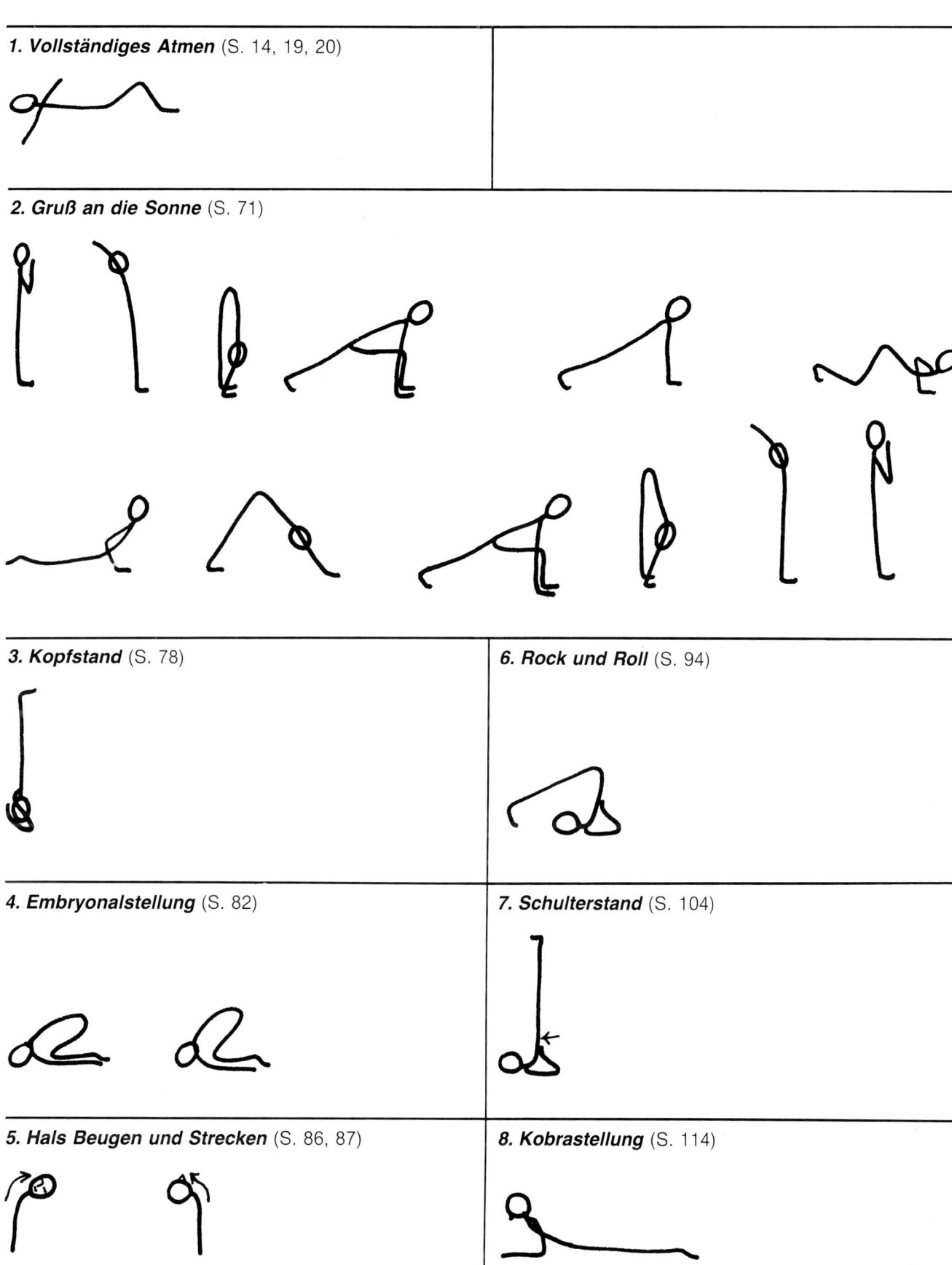

1. Vollständiges Atmen (S. 14, 19, 20)

2. Gruß an die Sonne (S. 71)

3. Kopfstand (S. 78)

6. Rock und Roll (S. 94)

4. Embryonalstellung (S. 82)

7. Schulterstand (S. 104)

5. Hals Beugen und Strecken (S. 86, 87)

8. Kobrastellung (S. 114)

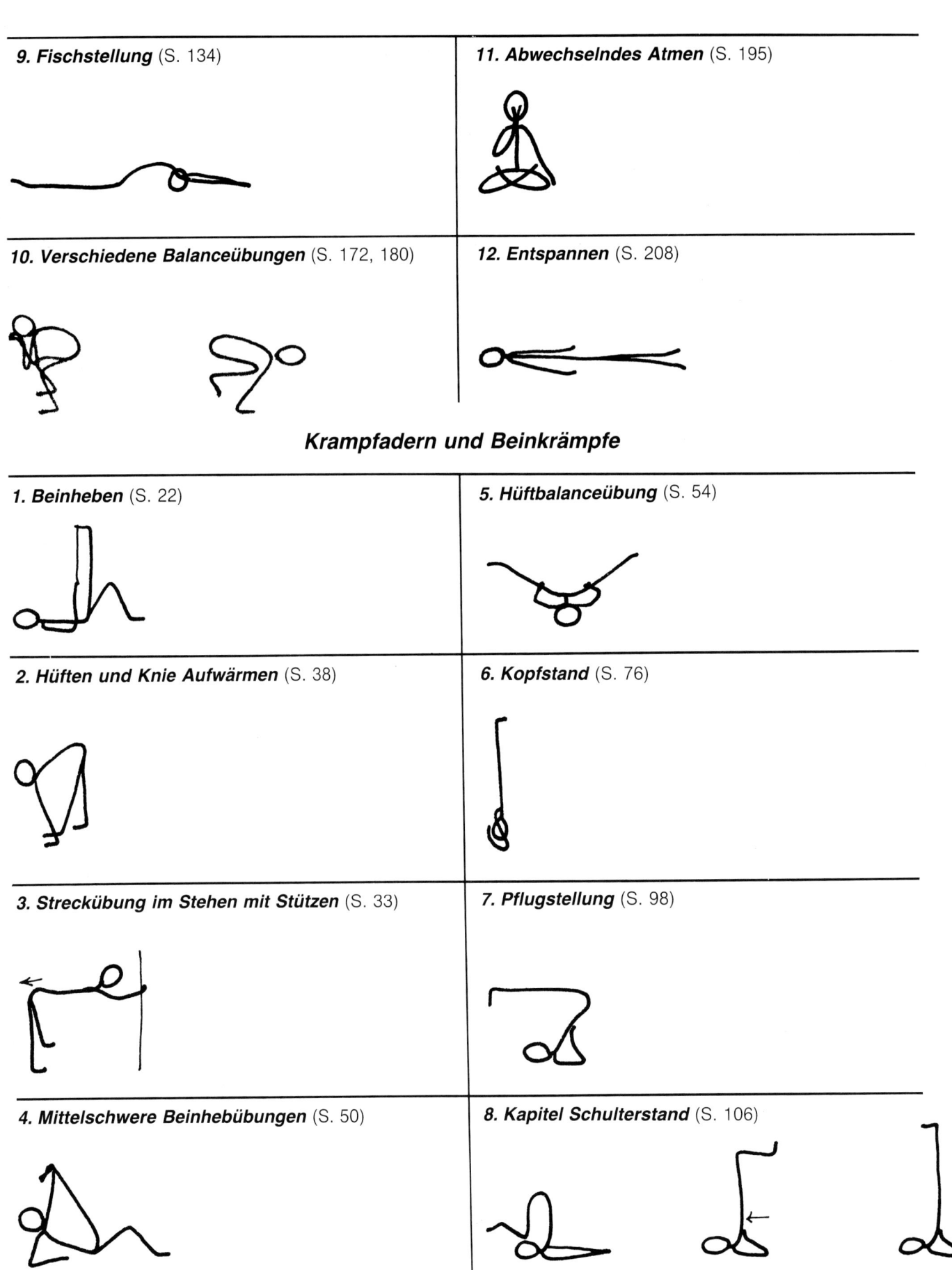

9. Fischstellung (S. 134)

11. Abwechselndes Atmen (S. 195)

10. Verschiedene Balanceübungen (S. 172, 180)

12. Entspannen (S. 208)

Krampfadern und Beinkrämpfe

1. Beinheben (S. 22)

5. Hüftbalanceübung (S. 54)

2. Hüften und Knie Aufwärmen (S. 38)

6. Kopfstand (S. 76)

3. Streckübung im Stehen mit Stützen (S. 33)

7. Pflugstellung (S. 98)

4. Mittelschwere Beinhebübungen (S. 50)

8. Kapitel Schulterstand (S. 106)

9. Heuschrecke (S. 118)

11. Balanceübung in der Hocke (S. 177)

10. Vorbeugen (S. 150)

12. Entspannen (S. 208)

Gewichtskontrolle

1. Vollständiges Atmen (S. 14)

5. Zeltstellung (S. 42)

2. Baucheinziehen Aufwärmübung (S. 19, 20)

6. Scherenschwung (S. 56)

3. Seitlich Beugen im Stehen (S. 30)

7. Beine seitlich schwingen (S. 60)

4. Hüften und Knie Aufwärmen (S. 38)

8. Aufsetzen (S. 68, 69)

9. Kopfstand (S. 76)

11. Wirbelsäulen-Drehübung (S. 145)

10. Schulterstand (S. 106)

12. Bauchhochziehen (S. 198)

Yoga für Sportler

Aufwärmen

1. Vollständige Atemzüge (S. 14, 19, 20)

2. Gruß an die Sonne (S. 71)

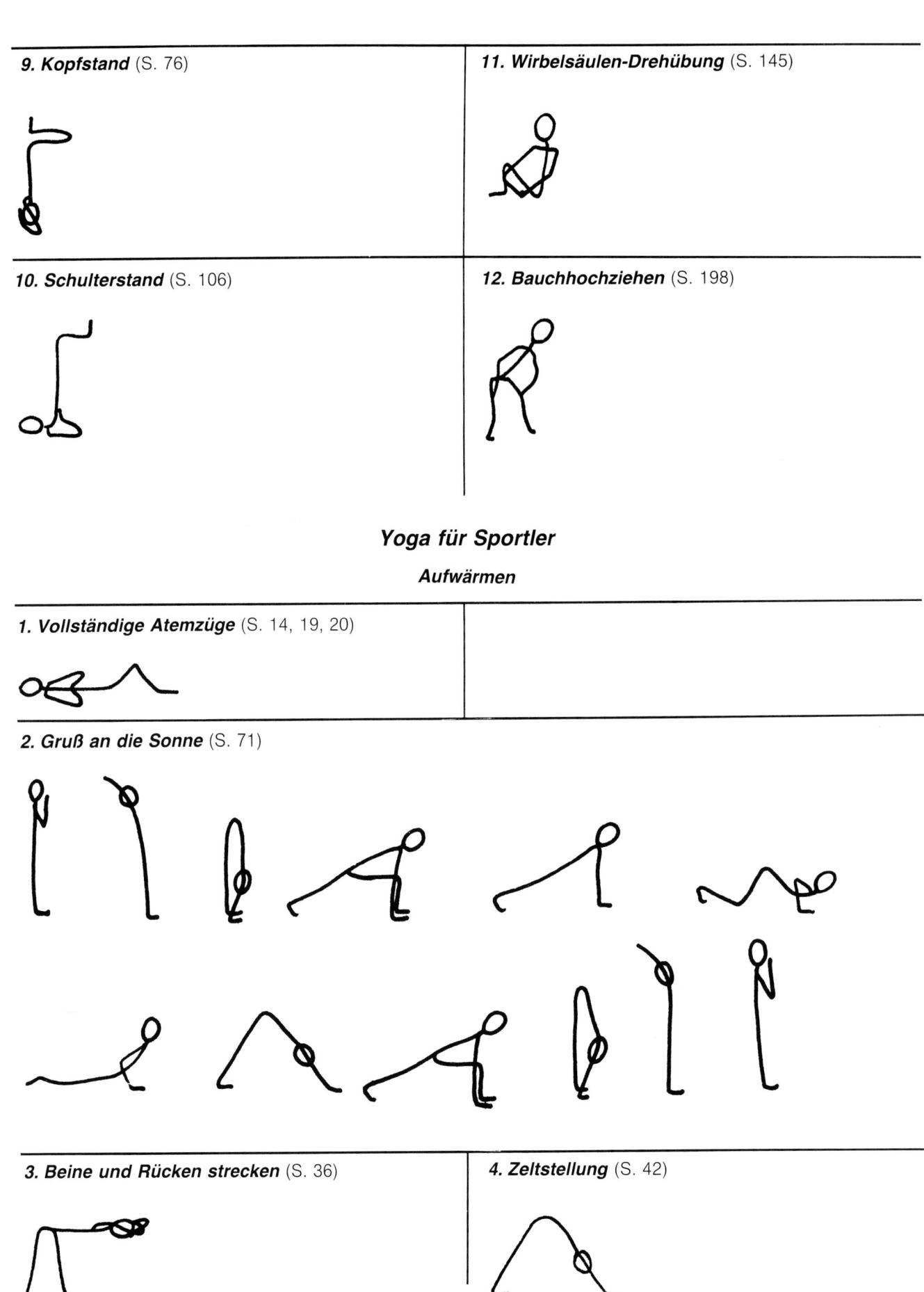

3. Beine und Rücken strecken (S. 36)

4. Zeltstellung (S. 42)

5. Vorbeugen im Stehen (S. 46)

11. Kobra-Drehübung (S. 116)

6. Beinheben für Fortgeschrittene (S. 52)

12. Radstellung (S. 139)

7. Rock and Roll mit Pflugstellung (S. 94, 98)

13. Vorbeugen für Fortgeschrittene (S. 154)

8. Aufsetzen (S. 68, 69)

14. Schildkrötenstellung (S. 156)

9. Skorpion (S. 80)

15. Alle Balanceübungen im Stehen (S. 158)

10. Ausfallübungen (S. 124)

16. Liegestütze (S. 194)

17. Schiefe Ebene (S. 188)

19. Entspannen (S. 108)

18. Lotus Aufwärmübungen (S. 202)

Hockey und Fußball

1. Vollständiges Atmen (S. 14, 19, 20)

5. Beinheben, mittelschwere Übungen (S. 50)

2. Dehnen des Brustkorbs (S. 25)

6. Scherenschwung (S. 56)

3. Hüft- und Knie-Aufwärmen (S. 38)

7. Aufsetzen (S. 68, 69)

4. Zeltstellung (S. 42)

8. Kopfstand (S. 76)

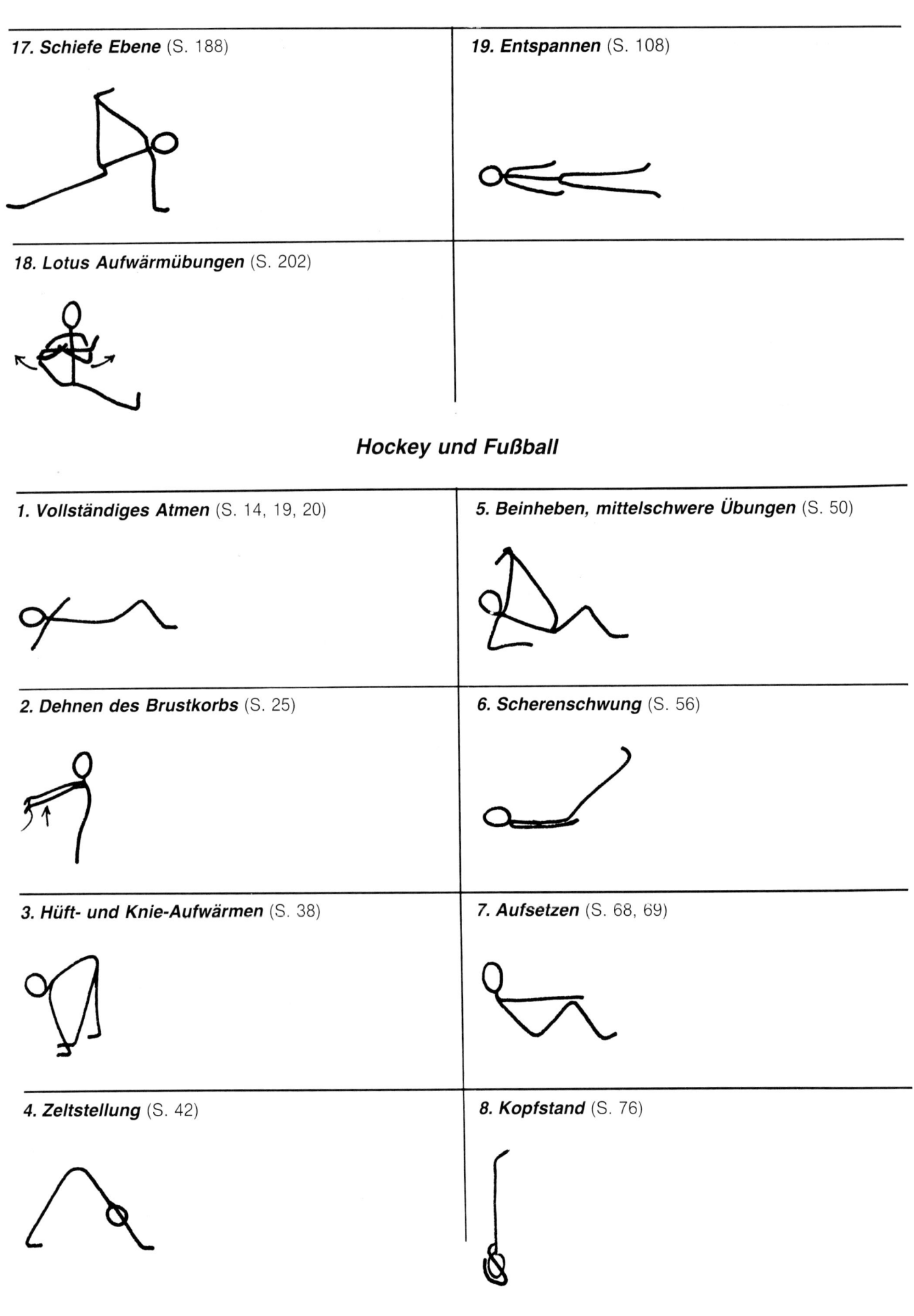

9. Hals Beugen und Strecken (S. 86, 87)

16. Vorbeugen (S. 150)

10. Rock and Roll für Fortgeschrittene (S. 100)

17. Balanceübung in der Hocke (S. 177)

11. Schulterstand (S. 106)

18. Liegestütze (S. 184)

12. Kobratwist (S. 116)

19. Schiefe Ebene (S. 196)

13. Kamelstellung (S. 135)

20. Lotus Aufwärmen (S. 202)

14. Schraubstock (S. 137)

21. Entspannen (S. 208)

15. Leichte Drehübung (Sp. 142)

243

1. Vollständiges Atmen (S. 14, 20)

7. Zeltstellung (S. 42)

2. Dehnen des Brustkorbs (S. 25)

8. Beinheben, mittelschwere Übungen (S. 50)

3. Schulterblätter zusammenpressen (S. 26)

9. Hüftbalance-Übungen (S. 54)

4. Seitwärtsbeugen im Stehen (S. 30)

10. Aufsetzen (S. 68, 69)

5. Hüft und Knie Aufwärmen (S. 38)

11. Hals Beugen und Strecken (S. 86, 87)

6. Pendelstellung (S. 40)

12. Rock and Roll (S. 94)

13. Bootstellung (S. 112)

18. Schiefe Ebene (S. 186)

14. Ausfallstellung (S. 124)

19. Liegestütz (S. 185)

15. Fischstellung (S. 133)

20. Lotus Aufwärmen (S. 202)

16. Vorbeugen (S. 150)

21. Entspannen (S. 208)

17. Balanceübung in der Hocke (S. 177)

Golf

1. Vollständiges Atmen (S. 14, 20)
(Atmen Sie beim Hochschwingen ein und beim Abschwingen aus)

2. Dehnen des Brustkorbs (S. 25)

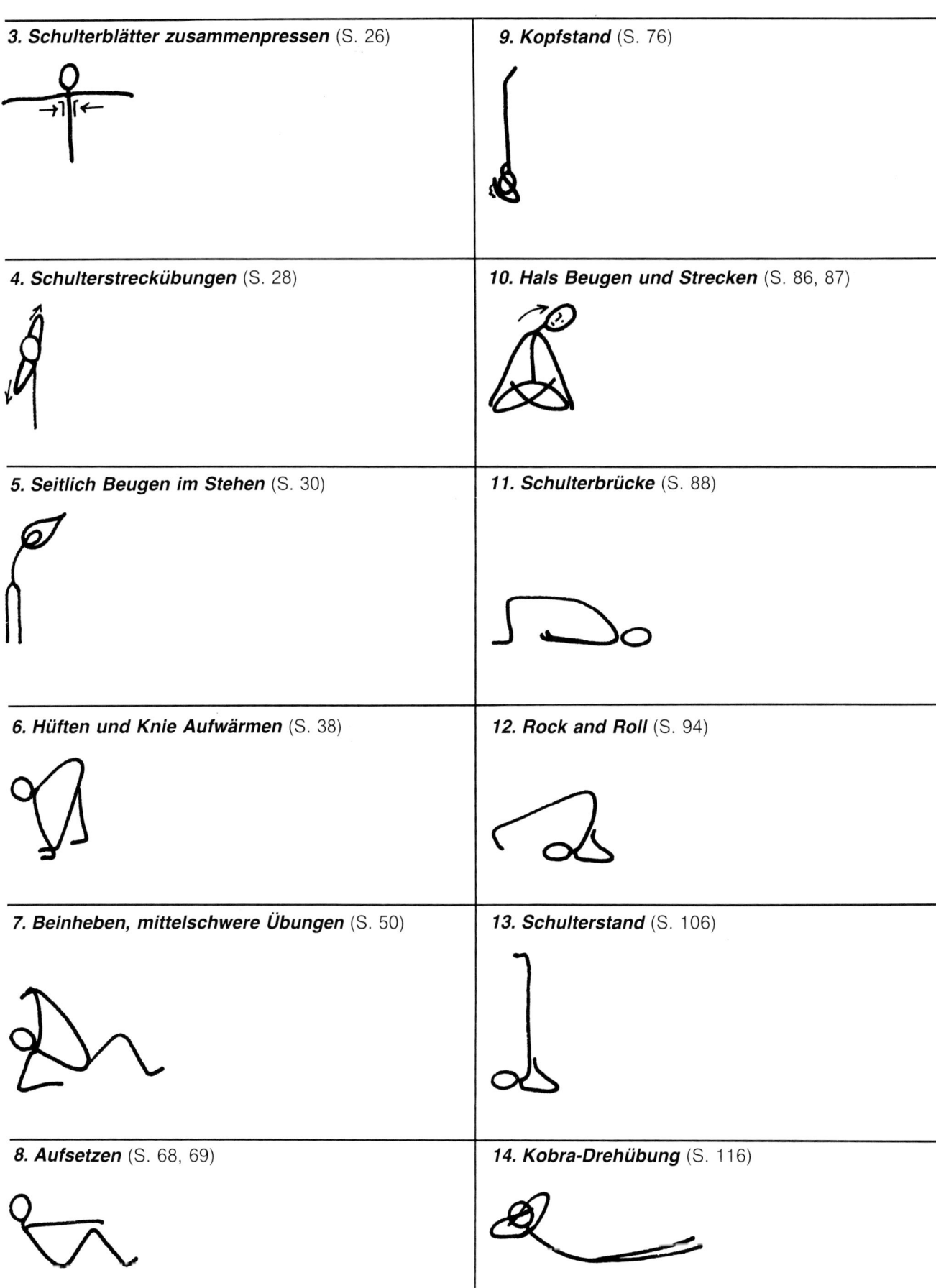

3. Schulterblätter zusammenpressen (S. 26)

9. Kopfstand (S. 76)

4. Schulterstreckübungen (S. 28)

10. Hals Beugen und Strecken (S. 86, 87)

5. Seitlich Beugen im Stehen (S. 30)

11. Schulterbrücke (S. 88)

6. Hüften und Knie Aufwärmen (S. 38)

12. Rock and Roll (S. 94)

7. Beinheben, mittelschwere Übungen (S. 50)

13. Schulterstand (S. 106)

8. Aufsetzen (S. 68, 69)

14. Kobra-Drehübung (S. 116)

15. Kobrasalut (S. 117)

18. Liegestütze (S. 185)

16. Kapitel Wirbelsäuledrehübungen (S. 140)

19. Entspannen (S. 208)

17. Vorbeugen (S. 150)

Skifahren

1. Vollständiges Atmen (S. 14, 19, 20)

4. Zeltstellung (S. 42)

2. Dehnen des Brustkorbs (S. 25)

5. Vorbeugen im Stehen (S. 46)

3. Streckübungen für Beine und Rücken (S. 36)

6. Beinheben für Fortgeschrittene (S. 52)

7. Hüftbalanceübungen (S. 54)

8. Scherenschwung (S. 56)

9. Aufsetzen (S. 68, 69)

10. Windmühle (S. 91)

11. Rock and Roll für Fortgeschrittene (S. 100)

12. Bootstellung (S. 112)

13. Kobra-Drehübung (S. 116)

14. Kamelstellung (S. 135)

15. Schraubstock (S. 137)

16. Wirbelsäule Drehübung (S. 145)

17. Vorbeugen für Fortgeschrittene (S. 154)

18. Alle Balanceübungen im Stehen (S. 158)

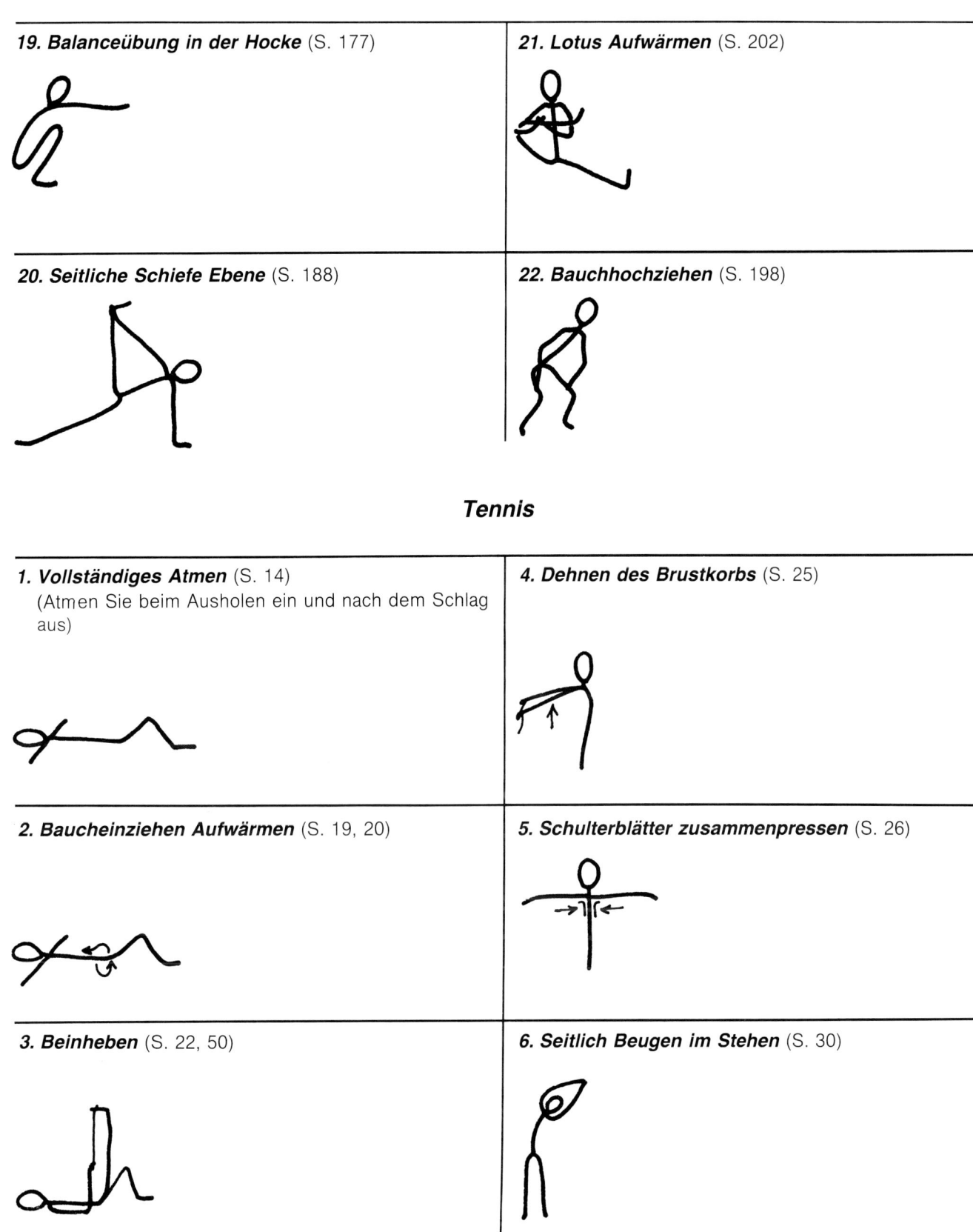

19. Balanceübung in der Hocke (S. 177)

20. Seitliche Schiefe Ebene (S. 188)

21. Lotus Aufwärmen (S. 202)

22. Bauchhochziehen (S. 198)

Tennis

1. Vollständiges Atmen (S. 14)
(Atmen Sie beim Ausholen ein und nach dem Schlag aus)

2. Baucheinziehen Aufwärmen (S. 19, 20)

3. Beinheben (S. 22, 50)

4. Dehnen des Brustkorbs (S. 25)

5. Schulterblätter zusammenpressen (S. 26)

6. Seitlich Beugen im Stehen (S. 30)

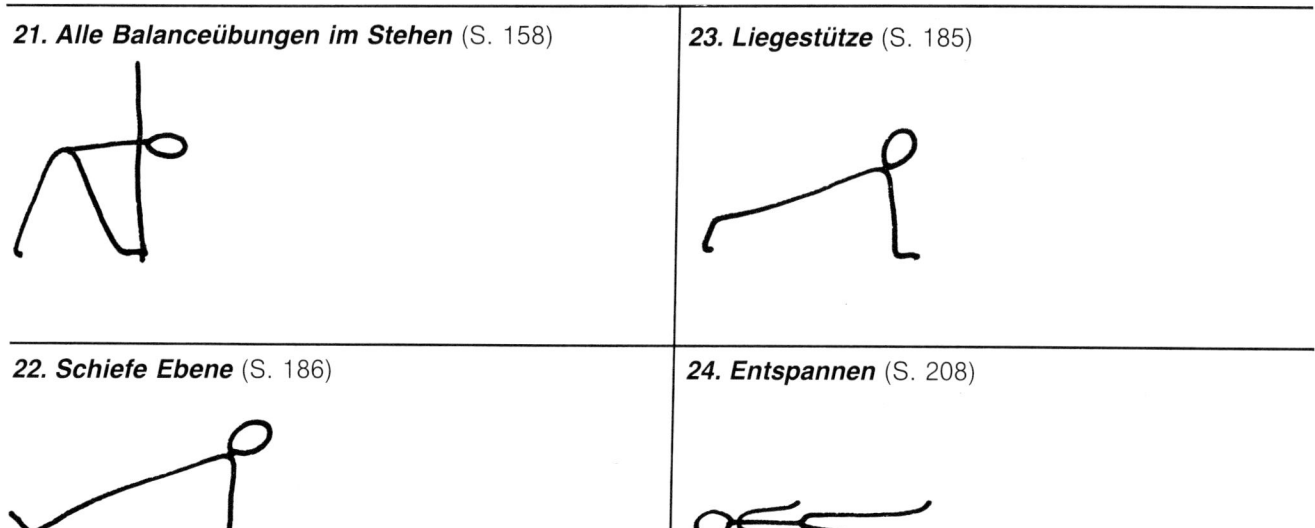

21. Alle Balanceübungen im Stehen (S. 158)

23. Liegestütze (S. 185)

22. Schiefe Ebene (S. 186)

24. Entspannen (S. 208)

Der entspannte Körper...

Lutz Bernau
Chinesische Atem- und Heilgymnastik
Alte Heilkunst – neu entdeckt.
108 Seiten. Pbck. DM 19,80.
ISBN 3-431-02553-6.

Mit ganz gezielt entwickelten Gymnastik-übungen.

Dirk Scheel / Lilo Palm-Scheel
Kinder brauchen Bewegung
Elternhilfe für Vorschulkinder.
140 Seiten. 134 Fotos. Pbck. DM 9,80.
ISBN 3-431-02072-0.

Gezielte Förderung des natürlichen Be-wegungsdranges der Kinder.

Mariann Kjellrup
Bewußt mit dem Körper leben
Spannungsausgleich durch Eutonie.
5. Auflage. 96 Seiten mit 100 Zeichnun-gen und einem ärztlichen Beitrag. Pbck.
DM 19,80.
ISBN 3-431-02145-X.

Eutonie bezeichnet »den Zustand größtmöglicher Ausgeglichenheit, den ein Mensch erreichen kann und in dem er mit sich und seiner Umwelt leben sollte«.

L. J. Frankel, B. B. Richard
Lebendig und beweglich bis ins hohe Alter
216 Seiten mit 275 Fotos. Pbck. DM 24,—.
ISBN 3-431-02737-7.

Anweisungen für ein bekömmliches Le-ben in alten Tagen und ein gut durch-dachtes Trainingsprogramm (50 leicht zu erlernende Übungen) vor allem für solche Menschen, die über Monate und Jahre keine körperlichen Übungen mehr ge-macht haben. Alle Bewegungen werden genau und verständlich (in Großschrift!) erläutert. 275 Fotos begleiten jede Übungs-Phase.

Hiltrud Lodes
Atme richtig
Der Schlüssel zu Gesundheit und Aus-geglichenheit.
3. Auflage. 140 Seiten mit zahlreichen Zeichnungen. Pbck. DM 19,80.
ISBN 3-431-02554-4.

Die erfahrene Sportpädagogin mit Heilpraktikerausbildung hilft anhand vieler illustrierter Übungsbeispiele, die gestörten oder vernachlässigten Atemfunktionen wieder zu beleben.

Preisänderungen vorbehalten.

Ehrenwirth Verlag München